Astrid Neuy-Lobkowicz

ADHS kompakt

Diagnostik und Therapie für Klinik und ambulante Praxis

Klett-Cotta

Die digitalen Zusatzmaterialen haben wir zum Download auf www.klett-cotta.de bereitgestellt. Geben Sie im Suchfeld auf unserer Homepage den folgenden Such-Code ein: **OM98874**

Besonderer Hinweis
Die Medizin unterliegt einem fortwährenden Entwicklungsprozess, sodass alle Angaben, insbesondere zu diagnostischen und therapeutischen Verfahren, immer nur dem Wissensstand zum Zeitpunkt der Drucklegung des Buches entsprechen können. Hinsichtlich der angegebenen Empfehlungen zur Therapie und der Auswahl sowie Dosierung von Medikamenten wurde die größtmögliche Sorgfalt beachtet. Gleichwohl werden die Benutzer aufgefordert, die Beipackzettel und Fachinformationen der Hersteller zur Kontrolle heranzuziehen und im Zweifelsfall einen Spezialisten zu konsultieren. Fragliche Unstimmigkeiten sollten bitte im allgemeinen Interesse dem Verlag mitgeteilt werden. Der Benutzer selbst bleibt verantwortlich für jede diagnostische oder therapeutische Applikation, Medikation und Dosierung. In diesem Buch sind eingetragene Warenzeichen (geschützte Warennamen) nicht besonders kenntlich gemacht. Es kann also aus dem Fehlen eines entsprechenden Hinweises nicht geschlossen werden, dass es sich um einen freien Warennamen handelt.

MIX
Papier | Fördert gute Waldnutzung
FSC www.fsc.org FSC® C014889

Klett-Cotta
www.klett-cotta.de
J. G. Cotta'sche Buchhandlung Nachfolger GmbH
Rotebühlstraße 77, 70178 Stuttgart
Fragen zur Produktsicherheit: produktsicherheit@klett-cotta.de

Cover: Bettina Herrmann, Stuttgart
unter Verwendung einer Abbildung von ChaoticMind/Adobe Stock
Gesetzt von Dörlemann Satz, Lemförde
Gedruckt und gebunden von Friedrich Pustet GmbH & Co. KG, Regensburg
ISBN 978-3-608-98874-1
E-Book ISBN 978-3-608-12423-1
PDF-E-Book ISBN 978-3-608-20746-0

1. Nachdruck, 2025

Bibliografische Information der Deutschen Nationalbibliothek
Die Deutsche Nationalbibliothek verzeichnet diese Publikation in der Deutschen Nationalbibliografie; detaillierte bibliografische Daten sind im Internet über http://dnb.d-nb.de abrufbar.

Inhaltsverzeichnis

Vorwort: Ist ADHS eine Modekrankheit?

Soziale Medien befeuern das Wissen und die Auseinandersetzung mit dem Thema ADHS. Aber ist es deshalb eine Modediagnose? Noch vor einigen Jahren kamen die meisten Patienten zu uns, weil die Diagnose bei ihren Kindern gestellt wurde, und in der Auseinandersetzung mit den ADHS-Symptomen ihrer Kinder stellten sie dann fest, dass sie ebenfalls betroffen sind.

Heute erzählen mir viele Patienten, dass sie stundenlang Videos im Internet angeklickt haben und dann seien ihnen ADHS-Videos angeboten worden. Viele haben beim Anschauen zum ersten Mal das Gefühl gehabt, wirklich treffend beschrieben worden zu sein. Endlich eine Erklärung für ihr Erleben, immer anders als andere Menschen zu sein. Mit dieser Erkenntnis fangen die Probleme der Betroffenen allerdings erst an, denn jetzt wo sie zum ersten Mal das Gefühl haben, dass ihnen die Beschreibung des ADHS aus der Seele spricht und sie eine Erklärung für so viele ihrer lebenslangen Probleme bekommen, geht es nicht weiter. Sie finden keinen Facharzt oder Psychotherapeuten, der eine ADHS-Diagnostik und eine leitliniengerechte Behandlung anbietet.

Natürlich hat nicht jeder ADHS, der sich gerade selbst diagnostiziert hat, aber es sind viele, denn ADHS kommt häufig vor! Die Prävalenz ist nach dem neuesten Review bei 4,6 % (Varianz 3,1–8 %) und damit mindestens viermal häufiger als Schizophrenie. Und das bedeutet, mehr als vier Millionen Menschen in Deutschland sind betroffen.[1] Libutzki stellte 2019 anhand von Krankenhausdaten fest, dass nur etwa 0,2 der erwachsenen ADHS-Patienten diagnostiziert werden.[2] Warum wird ADHS aber immer noch von Fachärzten und Psychotherapeuten so wenig wahrgenommen, und warum finden ADHS-Betroffene nur selten Diagnostik und Behandlung? Dieser Frage wird sich dieses Buch intensiv widmen.

Das Wissen über ADHS ist alt. Bereits 1844 veröffentlichte der erste Ordinarius der Kinder- und Jugendpsychiatrie Heinrich Hoffmann die eindrucksvolle Darstellung der hyperaktiven ADHS mit der Figur des »Zappelphilipps« im »Struwwelpeter«, und mit der Geschichte von »Hans Guck in die Luft« gelang ihm sogar die Beschreibung der ADHS des unaufmerksamen Typs. Paul Wender beschrieb 1973 erstmals die Symptome der adulten ADHS in einer Monographie.[3] 1998 erfolgte die erste deutschsprachige Übersetzung von Drs. Krause, und 2003 veröffentlichten sie ihr Standardwerk »ADHS im Erwachsenenalter«[4].

Die Leitlinie zur Behandlung der adulten ADHS wurde 2003 auf der Basis eines Expertenkonsenses erstellt. Die aktuelle S3-Leitlinie für die Diagnostik und Behandlung der adulten ADHS wird zurzeit überarbeitet. Es ist nicht davon auszugehen, dass sich in der Diagnostik und Behandlung etwas grundlegend verändert.[5]

Auch wenn die aktuellen Zahlen höher sind, müssen wir davon ausgehen, dass ein Großteil der von ADHS-Betroffenen nicht diagnostiziert und behandelt wird.

Dabei unternehmen Patienten große Anstrengungen, um Hilfe bezüglich ihrer ADHS-Symptome zu finden. Oft sind sie sehr verzweifelt, weil sie schon eine lange Odyssee von Therapien, zahlreichen medikamentösen Behandlungsversuchen oder Klinikaufenthalten hinter sich haben. Oft sind Patienten völlig frustriert und resigniert, sie geben sich die Schuld dafür, dass sie auch mit so vielen Behandlungen nicht weitergekommen sind. Aber welche Verzweiflung, wenn das alles immer noch nichts genutzt hat und man weiterhin unter Konzentrationsstörungen, Vergesslichkeit, Impulsivität oder schnellen Stimmungsschwankungen leidet und sein Leben nicht gut organisieren kann. Betroffene Patienten erleben sich als Therapieversager, und ihr schlechtes Selbstwertgefühl wird weiterhin genährt von Schuld- und Versagensgefühlen. Dabei haben nicht sie versagt, sondern die behandelnden Therapeuten, die immer weiter das innere Kind oder eine Traumasituation im Fokus hatten und ADHS schlicht übersehen und damit eine wichtige und sehr gute Behandlungsoption vergeben haben.

Darum dieses Buch. Bei einer Prävalenz von mindestens 4% können wir diese Patienten nicht den ADHS-Ambulanzen an Unikliniken überlassen, die völlig überlaufen sind und ihre Wartelisten zum Teil geschlossen haben. ADHS geht uns alle an und jeder, der im Fachbereich Psychiatrie, Psychosomatik oder als Psychotherapeut oder auf einer Beratungsstelle arbeitet, auch in der Sozialpädagogik und sozialer Arbeit, sollte wissen, was ADHS ist und wie man es diagnostiziert und behandelt.

Dieses Buch soll sie kompakt, schnell und pragmatisch in die Lage versetzen, ADHS-Patienten in ihrer Besonderheit zu erkennen und zu verstehen, ADHS zu diagnostizieren und störungsspezifisch zu behandeln. Dabei wird besonderer Wert darauf gelegt, dass Sie dies in der ambulanten Arbeit unter den Bedingungen der gesetzlichen Krankenkassen umsetzen können.

Sie werden entdecken, dass eine ADHS-Behandlung dann einfach ist, wenn Sie

ADHS erkennen und wissen, was die Besonderheiten der ADHS-Patienten ausmacht. Es ist so wie überall, wir erkennen nur das, worüber wir etwas wissen. Ohne Kenntnis der ADHS werden Betroffene häufig in eine andere diagnostische Schublade gesteckt und damit falsch behandelt. Oder aber es werden nur die Begleiterkrankungen erfasst und die darunterliegende ADHS übersehen. So können leider auch die Begleiterkrankungen wie z.B Sucht, Depression und Angststörungen nur unzureichend behandelt werden, weil die Symptome der ADHS immer wieder diese Begleiterkrankungen triggern.

Das Buch soll ihnen helfen, ein Verständnis für ADHS-Betroffene zu entwickeln. Sie haben diese Patienten bereits in der Praxis: Jeder fünfte bis siebte Patient in einer psychiatrischen Praxis leidet unter ADHS[6] und diesen können Sie schnell und gut helfen. Sie werden die Erfahrung machen, die ich bereits in meiner Arbeit seit 25 Jahren gemacht habe: ADHS ist das dankbarste Krankheitsbild in der Psychiatrie, und es macht Freude zu sehen, wie ADHS-Patienten mit richtiger Diagnose und Behandlung sich selbst besser verstehen und erfolgreich sein können.

Ich wünsche Ihnen viel Spaß dabei, ADHS zu entdecken, und ich bin mir sicher, dass sie mit Ihren neuen Erfahrungen vielen Patienten helfen können. Sie werden sehen, dass dies gar nicht so schwierig ist.

Und noch etwas:

ADHS-Patienten sind ganz besondere Patienten. Sie haben die schillerndsten Lebensläufe und sind oft wahre Lebenskünstler und Stehaufmännchen. Niemand kann kreativer und origineller sein, und sie sind häufig eine Quelle von Inspiration und Originalität. Neben der Produktion von gesammelten Lebenskatastrophen können sie auch erstaunliche Leistungen erbringen und haben eine ungeheure Bandbreite an Fähigkeiten, deren Nutzung ihnen leider oft nur kurzfristig gelingt. Sie werden sehen, dass ihnen die Psychotherapie bei ADHS nie langweilig wird. Die ADHS-Betroffenen fordern uns heraus. Es gilt diese Herausforderung anzunehmen und zusammen mit ADHS-Betroffenen Strategien für ihre Schwächen zu erarbeiten und ihnen zu helfen, ihr Potential zu entwickeln und zu entfalten.

Aschaffenburg und München, im Februar 2025
Dr. Astrid Neuy-Lobkowicz

Einleitung

Es gibt viele und gute wissenschaftliche Bücher zu ADHS. Mein Anliegen ist, nicht, eine weitere wissenschaftliche Abhandlung darüber zu schreiben, sondern Sie zu befähigen sich schnell und pragmatisch in dieses Thema einzuarbeiten. Ich bin selbst seit über 30 Jahren niedergelassene Fachärztin in einer Kassenarztpraxis, und ich kenne sehr gut die Gegebenheiten, Vorgaben und Zwänge, denen man in diesem System unterliegt.

Wir alle haben keine Zeit und zu viele Patienten. Auch das mag ein Grund sein, warum sich so wenige auch noch mit ADHS beschäftigen wollen.

Mein Bemühen ist, ihnen knapp und kompakt das zu vermitteln, was Sie zur Diagnostik und Behandlung bei ADHS wissen müssen. Mein besonderes Augenmerk liegt auf einer verständlichen Vermittlung der ADHS-Besonderheiten auch gegenüber unseren Patienten. Der Stellenwert der Psychoedukation ist gerade bei ADHS sehr hoch. Es ist für Betroffene so entlastend, die Besonderheiten und das »Anderssein« erklärt zu bekommen, es kann in Minuten jahrelange Selbstzweifel und Selbstvorwürfe zerstäuben, wenn Betroffene das Gefühl haben, wirklich verstanden worden zu sein und sie anfangen können, sich auch mit der eigenen Biografie besser zu verstehen.

Seien Sie sich nicht zu schade, dies immer wieder zu erklären. Die Patienten sind unendlich dankbar dafür, sie wollen sich ja selbst besser verstehen, denn genau das führt zu einer deutlichen Steigerung der Selbstakzeptanz. Es hilft Betroffenen auch, ihre Besonderheiten gegenüber nahen Angehörigen zu erklären, und es befähigt sie dann auch, eine Art Gebrauchsanweisung zu vermitteln. Natürlich darf ADHS nicht als Ausrede aller ADHS-bedingten Versäumnisse gelten, aber eine Erklärung kann schon viel angestauten Frust und Groll in so manchen Familien deutlich vermindern. Voraussetzung ist natürlich, dass der ADHS-ler weiter an seinen ADHS-Problemen arbeitet.

Sie können sich, wenn Sie dieses Buch lesen, zunächst einmal einen umfassenden und kompakten Eindruck über die Diagnostik und Behandlung der ADHS bei Erwachsenen verschaffen. Sie können einzelne Kernsymptome auch immer wieder nachlesen und sich einzelne Therapievorschläge heraussuchen, die Ihnen sinnvoll erscheinen, um sie in ihr therapeutisches Setting zu integrieren.

Ich werde in den Kapiteln und Themen kurz die wissenschaftlichen Erkenntnisse herausarbeiten und daran jeweils Informationen zur Praxis anschließen. Im letzten Teil zeige ich, wie Sie die Informationen verständlich an die ADHS-Patienten weitergeben können.

Im ersten Teil werden wir uns mit der Kernsymptomatik von ADHS beschäftigen. In Teil 2 werde ich näher auf die ADHS-Diagnostik und -Therapie und deren Umsetzung auch in der ambulanten Praxis eingehen. Im dritten Teil werde ich ausführlich die Begleiterkrankungen bei ADHS beschreiben, denn über 80 % der ADHS-Betroffenen zeigen mindestens eine dieser Begleiterkrankungen. Diese können oft nicht ausreichend behandelt werden, wenn die darunterliegende ADHS nicht erkannt und richtig behandelt wird. In Teil 4 werde ich ihnen mein ADHS-Modul vorstellen, welches sowohl in der Gruppentherapie als auch in der Einzeltherapie als Ganzes oder individuell zusammengestellt werden kann. Es ist immer sinnvoll, störungsspezifisch auf die einzelnen ADHS-Symptome einzugehen. Dabei ist zu beachten, dass die Ausprägung der Kernsymptome sehr unterschiedlich sein kann. Das Gruppentherapiemodul kann im klinischen Bereich wie auch im ambulanten Setting umgesetzt werden.

Ich wünsche Ihnen, dass Sie das Thema spannend finden und immer mal wieder diese Lichtblitze haben, wo Sie Patienten mit der geschilderten Symptomatik entdecken.

Ich kann Ihnen versprechen, dass Sie ADHS-Patienten danach viel häufiger sehen werden, weil Sie diese jetzt erkennen und fortan wissen, wie Sie ihnen helfen können.

TEIL 1

ADHS – Symptomatik, Ätiologie und therapeutische Herausforderungen

1.1 Symptome, die verschiedenen Typen, ADHS im Alltagsleben

Fangen wir gleich mit der falschen Nomenklatur an, denn diese ist widersinnig. Der Oberbegriff lautet ADHS (Aufmerksamkeitshyperaktivitätsstörung), aber nicht jeder ADHS-ler ist hyperaktiv. Eigentlich müsste der Oberbegriff ADS heißen, ADHS wäre dann ein Subtyp der ADS. Also müssen wir sinnig die unaufmerksamen ADHS – Patienten, die hypoaktiven, als ADHS – H, also minus H, bezeichnen = Aufmerksamkeitshyperaktivitätssyndrom ohne Hyperaktivität. Diese Vorbemerkung nur, damit Sie nicht durcheinanderkommen.

Die ADHS-Typen

Der hyperaktive Typ

Jeder kennt den klassischen Zappelphilipp, der nicht sitzen und sich nicht an Regeln halten kann. Im Erwachsenenalter sehen wir dieses Kernsymptom der motorischen Unruhe viel diskreter. Erwachsene haben gelernt, ihre innere Unruhe zu verbergen. Obwohl die innere Unruhe und Getriebenheit immer noch vorhanden sind, zeigt sich das im Kontakt oft nicht. Lassen Sie sich nicht täuschen, wenn ein Patient ruhig wirkt. Wir entdecken ADHS oft nicht, weil wir nicht die richtigen Fragen stellen. Patienten berichten uns nicht freiwillig über ihre innere Unruhe, denn sie haben diese ständig, und sie erleben diese ich-synton. Fragen Sie nach innerer Unruhe, sich getrieben fühlen, nicht abschalten können. Sie werden oft deutliches Kopfnicken ernten, obwohl Sie das nicht vermutet hätten. Die Hyperaktivität lässt sich oft auch am Wippen der Füße oder an Fingern, die ständig in Bewegung sind und an irgendetwas herumspielen, erkennen. Hyperaktive Erwachsene müssen häufig herumlaufen, weil sie Ruhe nicht aushalten. Warten zu müssen oder im Stau zu stehen, fällt ihnen richtig schwer. Sie kritzeln oder malen, wenn ihnen langweilig wird oder brauchen etwas zum Spielen, um ihre nervöse Unruhe zu verbergen. Viele leiden unter nächtlichem Zähneknirschen, weil sie auch im Schlaf immer noch viel Anspannung haben. Manche kauen Fingernägel, reißen sich die Haare heraus oder müssen dauernd Pickel ausdrücken. All das ist Ausdruck ihrer inneren Anspannung. Im Kindes- und Jugendalter ist die hyperaktive ADHS bei Jungen deutlich häufiger. Weil er für Mitmenschen auffälliger ist, wird dieser Typ auch öfter diagnostiziert.

ADHS des unaufmerksamen Typs

Weniger bekannt und deutlich unauffälliger ist der unaufmerksame, der hypoaktive Typ, der in der Kindheit und Adoleszenz eher bei Frauen auftritt. Er wird oft nicht erkannt, mit weitreichenden Folgen für die Betroffenen. Unaufmerksamkeit, erhöhte Ablenkbarkeit und Antriebsstörungen sind unauffällig. Die Betroffenen wirken verträumt, uninteressiert und erschöpft. Oft sind sie auch langsam und schlecht organisiert. Sie brauchen lange, um Aufgaben anzufangen oder zu Ende zu bringen.

Sie driften mit ihrer Aufmerksamkeit ab, ihre Gedanken wandern, sie verlieren sich in Tagträumen, leben in der Welt von Fantasy, gelesenen Büchern oder Serien und scheinen manchmal nicht so richtig hier auf dieser Welt zu sein. Es fällt ihnen schwer, Entscheidungen zu treffen und am liebsten entscheiden sie gar nichts. Das alles beeinträchtigt deutlich ihre Aufnahmefähigkeit, ihre Konzentration und Leistungsfähigkeit. In der Schule werden sie oft nicht erfasst, weil sie leise, brav und schüchtern sind. Man übersieht sie oder man traut ihnen nichts zu. Es fällt ihnen schwer, sich zu behaupten oder zur Wehr zu setzen, weil ihnen das, was sie gerne gesagt hätten, viel zu spät einfällt, und schon ist die Situation vorbei. So können sie auch schnell zu Mobbingopfern werden. Ihre Leistungen sind oft schlechter, als es ihrem Potenzial entspricht. Sie haben eine erhöhte Vulnerabilität mit schnellem Rückzug und einer Neigung zur Resignation. Im Laufe des Lebens ist ihr Risiko für die Entwicklung von Depressionen und Ängsten besonders hoch. Der unaufmerksame Typ hat eine hohe Relevanz, weil er eher unbekannt ist und nicht so eindeutig erkannt wird wie der hyperaktive Typ. Da er vermehrt Frauen betrifft, werden Frauen deutlich seltener auf ADHS diagnostiziert, wodurch ihnen eine wertvolle Therapieoption entgeht.[7] Im Erwachsenenalter fallen diese Frauen oft durch Depressionen oder Angststörungen auf – das darunterliegende ADHS wird dann weder erkannt noch richtig behandelt.

Der Mischtyp

Im Erwachsenenalter sehen wir am häufigsten den Mischtyp aus hyperaktivem und unaufmerksamem Verhalten. Jeder ADHS-Betroffene hat sein ganz individuelles

ADHS. Der eine hat mehr Probleme mit der motorischen Unruhe, der nächste mit Impulsivität, ein anderer mit Unaufmerksamkeit. Die jeweilige Ausprägung der Kernsymptomatik des ADHS ist höchst verschieden und kann im Laufe des Lebens auch wechseln. So kann ein hyperaktiver ADHS-ler im späteren Leben durchaus vorwiegend ein ADHS des unaufmerksamen Typs haben und umgekehrt. Warum das so ist, ist unbekannt.

Bei Erwachsenen wurde eine geschlechtsunabhängige Häufigkeitsverteilung der Subtypen gefunden:

- Mischtyp ADHS: 56 % bis 62 %
- hyperaktives ADHS: 31 % bis 37 %
- unaufmerksames ADHS: 2 % bis 7 %

> Wichtig: Der Typ kann im Laufe des Lebens wechseln, besonders in der Pubertät. Mädchen haben in der Kindheit häufiger ein ADHS des unaufmerksamen Typs, Jungen eher ein hyperaktives ADHS.
> Im Erwachsenenalter überwiegt der Mischtyp.

Die ADHS-Symptome

Der Forscher R. Barkley hat ADHS beschrieben als eine Störung der Exekutivfunktionen (siehe auch unten unter »Mangelnder Selbstdisziplin«). ADHS – Betroffene haben Problem damit, ihr Verhalten zu steuern, sich zu motivieren und auf ein Ziel gerichtet zu handeln und ihre Gefühle zu regulieren.

Wir sehen im Erwachsenenalter bei ADHS weitere Probleme mit hoher Relevanz. Um die Lebenssituation der ADHS-ler verstehen zu können, müssen wir mehr von ihren Schwierigkeiten verstehen, die sich im Laufe ihres Lebens entwickeln und wiederholen:

Aufmerksamkeits- und Konzentrationsstörung

ADHS-Betroffene können sich nur schwer auf Dinge konzentrieren, die eine langandauernde Aufmerksamkeit benötigen. Das gilt besonders für Routineaufgaben und tägliche Pflichten. Besonders schwierig ist es für sie, sich mit langweiligen Aufgaben zu beschäftigen. Sie brauchen Spaß an der Arbeit und sofortige Belohnung. Das ist natürlich im Erwachsenenleben nicht immer zu haben. Stellen Sie sich einfach bildlich vor, dass ADHS-Betroffene den Scheinwerfer ihrer Aufmerksamkeit nicht lange auf etwas richten können, was sie nicht wirklich fesselt. Dieser Scheinwerfer ist, bildlich gesprochen, auf einem wackeligen Kugelgelenk montiert, und bei der kleinsten Ablenkung bewegt er sich in Richtung des neuen Reizes. Wir nennen das auch Reizoffenheit. Jeder neue Reiz der Außenwelt, sei er auch noch so unwichtig, führt zu einer sofortigen Ablenkung, die meist von den Betroffenen gar nicht registriert wird.

Tätigkeiten werden so immer wieder unterbrochen und oft nicht zu Ende geführt. Gedanken springen hin und her. Manche haben das Gefühl, nicht klar denken zu können, weil sie im Kopf ein neuronales Schneegestöber haben, und die Gedanken herumwirbeln ohne Ordnung und Richtung. Chaos im Kopf, nennen das viele. ADHS-ler werden von äußeren Reizen, aber auch von ihren eigenen sprunghaften Gedanken abgelenkt. Das führt zu Vergesslichkeit, Sprunghaftigkeit und Zerstreutheit und damit zu unnötigen Flüchtigkeitsfehlern. Selbst wenn sie einen guten Gedanken haben, kann dieser sofort von einem neuen, auch unwichtigen Gedanken verdrängt werden, und es gelingt ADHS-Betroffenen dann oft nicht mehr, sich an den wichtigen Gedanken zu erinnern.

Im Erwachsenenalter führt das auch meist zu erheblichen Problemen am Arbeitsplatz. Trotz guter Intelligenz können ADHS-Betroffene so deutlich schlechtere Arbeitsleistungen zeigen.[8] Man kann auch sagen, dass sie an den Kleinigkeiten des Lebens scheitern. Sie vergessen Termine, arbeiten unzuverlässig, liefern Aufgaben zu spät ab, so verscherzt man sich die Sympathien der Chefs und Kollegen. Manche ADHS-ler wähnen sich überall gemobbt. Dabei kommt ihnen nicht in den Sinn, dass sie mit ihrer oberflächlichen und unkonzentrierten Arbeitsweise auch die Kollegen und ihre Arbeitsqualität belasten und damit auch sehr angreifbar sind. Es werden oft deutlich schlechtere Schulabschlüsse erzielt, als dies mit ihrer Intelligenz möglich gewesen wäre. Manchmal wird nicht einmal ein Schulabschluss erreicht, was die Lebenskarriere maßgeblich beeinträchtigt. Es fällt den Betroffenen schwer, Wissen gezielt abzurufen, und so bringen sie inkonstante Leistungen. Ihr Gehirn speichert nicht zuverlässig ab und gibt auch nicht zuverlässig gelerntes Wissen wieder preis.

Spontan können ADHS-Betroffene eindrucksvolle »Geistesblitze« und Erkenntnisse haben, aber auf Knopfdruck will das ADHS-Gehirn nicht arbeiten. Es reagiert anarchistisch und autonom und scheint so manchmal seinem Besitzer nicht so recht zu gehorchen. Schon gar nicht liebt es das ADHS-Gehirn, sich an Regeln zu halten oder Hierarchien zu akzeptieren. Auch damit macht man sich am Arbeitsplatz nicht immer Freunde. Die Stärke der ADHS-Gehirne liegt in der Spontaneität, die manchmal an Genialität grenzen kann – nur halt leider nicht immer dann, wenn es notwendig wäre.

Erstaunlich ist, wie hervorragend sich ADHS-Betroffene auf etwas konzentrieren können, wenn es sie interessiert oder aber wenn sie richtig Stress haben. Hier können sie oft Höchstleistungen zeigen, und so mancher fragt sich kopfschüttelnd, warum diese Leistungen nicht konstant erbracht werden können. Wenn ADHS-Betroffene etwas interessiert, dann können sie Berge versetzen, und wenn sie etwas langweilig finden, dann kann das ADHS-Gehirn sehr untertourig fahren.

ADHS-ler haben eine andere Art der Informations- und Reizverarbeitung. Ihre Wahrnehmung ist konkreter und unpriorisiert. Sie haben eine schlechte Reizfilterung. Sie nehmen alles gleichzeitig und gleich stark wahr. Das führt dazu, dass sie schnell von Reizen oder auch von Gefühlen überwältigt werden. Sie beschreiben das als Gehirnnebel und dass sie in solchen Momenten nicht klar denken können. Wenn zu viel um sie herum passiert und zu viele Eindrücke auf sie einströmen, fühlen sie sich schnell reizüberflutet. Das erhöht ihre innere Anspannung und sie können gereizt darauf reagieren. Meist wissen sie gar nicht, wie sehr Reizüberflutung sie stresst. Ein voller Supermarkt, ein gedrängter Weihnachtsmarkt oder Wohnen an einer Hauptverkehrsstraße kann sie extrem unter Spannung bringen und Stress verursachen.

Die typischen Kernsymptome von ADHS sind:
Unaufmerksamkeit, Ablenkbarkeit, Hyperaktivität, Impulsivität

Innere Unruhe und Getriebenheit

Auch im Erwachsenenalter ist das ein großes Thema. Immer auf dem Sprung und bereit, sich zur Wehr zu setzen, fällt es ihnen oft schwer zu entspannen und Ruhe zu finden. Oft haben sie Schlafstörungen, auch weil sie nicht abschalten können. All die vielen Eindrücke, die sie den Tag über wie ein Schwamm aufgesaugt haben, wirbeln nun durch ihren Kopf und verhindern Entspannung. Sie können sich das so vorstellen, als seien vier gleich laute Radiosender gleichzeitig an, und sie wissen nicht, welchem Sender sie zuhören sollen. ADHS-Betroffene sehnen sich oft nach Ruhe, aber sie können die verschiedenen Radiosender nicht abstellen. Das geht meist erst mit Medikation.

Besonders die Hyperaktiven unter ihnen brauchen auch viel Action und Bewegung. Nichts hassen sie mehr als Langeweile, weil sie dann unterstimuliert sind und diese Unterstimulation aversiv erleben. Sie spüren dann ihre innere Unruhe, ihre Unzufriedenheit und ihre Überreiztheit, finden aber kaum Möglichkeiten sie abzustellen.

Ungeduld

ADHS-Betroffene können oft schlecht warten. Sie werden unruhig und ungeduldig, wenn nicht alles nach ihrem Plan läuft. Sie haben oft eine drängende Ungeduld, sei es, weil ein »aggressiver Langsamfahrer« die Straßenverkehrsordnung in einer Tempo-30 – Zone einhält, sie im Stau stehen müssen oder aber ihnen die Erfüllung ihrer Wünsche nicht sofort gelingt. Sie streben nach sofortiger Bedürfnisbefriedigung, und ihre Laune kann schnell in den Keller gehen, wenn etwas nicht nach ihren Wünschen läuft. Sie haben eine geringe Frustrationstoleranz, Bedürfnisse aufschieben kann für sie eine große Herausforderung sein. Viele ADHS-ler wollen »jetzt sofort und immer alles«, und das kann besonders in Beziehungen auch unreifes und forderndes Verhalten bedingen.

Impulsivität und schnelle Stimmungswechsel

ADHS-Betroffene handeln meist heftig, impulsiv und überschießend, oft nach dem Motto: erst gemacht dann gedacht. Geradezu reflexhaft können sie sich angegriffen oder verletzt fühlen, und sie reagieren darauf mit großer Heftigkeit. Sie nehmen Angriff und Kränkung meist schneller wahr als ihre Mitmenschen, aber ihre Alarmanlage ist hier nicht zuverlässig.

Oft müssen sie sich eingestehen, dass sie zu schnell die Flucht angetreten oder aber überreagiert haben. Ihre überschießenden Gefühle können zu Verletzungen ihrer Mitmenschen führen. Ich nenne das immer: »Mimose mit einer Holzkeule« sein.[9]

ADHS-Betroffene können also extrem kränkbar und superempfindlich sein und auf vermeintliche Verletzungen oder Angriffe mit großer Heftigkeit und Härte reagieren. Wenn sie ihre Gefühle abreagiert haben, dann haben sie ihre Reaktionen auch ganz schnell wieder vergessen und sie verstehen die Welt nicht, warum andere Menschen so nachtragend sind. Das ist nichts anderes als ihre emotionale Dysregulation, welche Beziehungen sehr belasten kann. Dieses Verhalten stürzt so manche Angehörige in Abgründe und das führt häufig auch zu Unverständnis und Ablehnung. Hinterher bedauern sie oft ihr Verhalten, weil sie erst dann sehen, dass sie andere ohne Absicht tief verletzt haben. Ihre heftigen Gefühle entstehen aus ihrer Wahrnehmung heraus.

Sie fühlen sich gekränkt, verletzt, angegriffen, missachtet oder zu kurz gekommen. Und sie bekommen in diesem Augenblick ihre heftigen, überschießenden Gefühle nicht unter Kontrolle. Es fehlt ihnen die Handbremse (Inhibition), mit der sie ihr Fühlen und Handeln regulieren und angemessen und sozialverträglich abbremsen könnten.

Stattdessen können sie oft weder Gefühle noch Handlungen steuern. Sie handeln spontan und ohne nachzudenken. Sie leben im Hier und Jetzt und bedenken oft weder die Konsequenzen ihrer Handlungen in der Zukunft, noch können sie negative Erfahrungen gut auswerten und daraus lernen.[10]

Angehörige erzählen uns oft, dass der ADHS-Partner zwei Gesichter hat. Einerseits kann er gut gelaunt versorgend, einfühlsam und unterstützend sein. Wenn ihm aber, und das ist für Angehörige oft gar nicht nachvollziehbar, irgendetwas querkommt, dann kann er in Sekunden zur Wutbombe mutieren oder einfach davonlaufen und ratlose Mitmenschen zurücklassen. Wenn sie unter Druck oder Stress stehen, wird die Impulsivität meist schlimmer. ADHS-Betroffene können also explosive Tretminen sein, die, für ihre Mitmenschen völlig unerwartet, mit einem lauten Knall explodieren. Sie haben ein extremes Gefühlsleben, nicht selten im Ausnahmezustand. Schwarz-weiß und nichts dazwischen. Ich vergleiche das gerne mit einem herkömmlichen Lichtschalter: ADHS-ler können nur das Licht ein- oder ausschalten. Es fehlt ihnen der Dimmer, um ihr Verhalten mehr in der Mitte zu regulieren. Man kann sagen, dass viele ADHS-ler hypersensibel und hyperreagibel sind.[11]

Mangelnde Selbstdisziplin und mangelnde Zuverlässigkeit

ADHS ist eine Störung der Exekutivfunktion (Planungsfunktion). Die Selbststeuerung ist oft erheblich beeinträchtigt, und es fällt auch schwer Ziele zu planen und Handlungen adäquat auf ihre Ziele abzustimmen. Barkley sagt dazu, dass ADHS – Betroffene Probleme damit haben, ihr Handeln in der Zukunft vorauszudenken und in der Vergangenheit aus der Erfahrung zu lernen.[12] ADHS-Betroffene können sich auch nur schwer anstrengen, um eine langandauernde und unangenehme Arbeit zu Ende zu bringen. Selbstdisziplin lernen sie oft nur ansatzweise. Beharrlichkeit und Durchhaltevermögen sind nicht ihre Kernkompetenzen. Das kostet sie oft den Erfolg, weil Beharrlichkeit, Durchhaltevermögen und Ausdauer wichtige Tools für ein erfolgreiches Leben sind.

ADHS-Betroffene sind mehr als neurotypische Menschen auf sofortige Belohnungen angewiesen. Ihr Belohnungssystem braucht schnellere und stärkere Belohnungen. Sie lenken sich gerne ab, spielen z. B. lieber Videospiele als an ihrem beruflichen Weiterkommen zu arbeiten. Sie sind schnell zu triggern für kurzfristige Belohnungen, und das mühsame Erarbeiten von Fähigkeiten oder einem anspruchsvollen Lernstoff bereitet ihnen oft große Mühe. Alles, was Spaß macht geht, aber alles was keinen Spaß macht, kann bei ADHS-Betroffenen Unmut, Dysphorie und Widerstand auslösen.

Chaos und schlechte Planung

ADHS-ler können sich nur schwer selbst eine Struktur geben und diese auch nur schwer beibehalten. Wie von Zauberhand verwandelt sich die mühsam erstellte Ordnung wieder in ein Chaos. ADHS haben, bedeutet einen lebenslangen Kampf gegen das eigene Chaos. ADHS-ler verlieren einfach immer wieder ihre sich selbst gegebene Struktur, weil sie ihre Ordnungssysteme vergessen und weil sie so sprunghaft handeln. Sie neigen auch dazu, lieber alles aufzuheben statt wegzuwerfen, weil sie sich oft einfach nicht entscheiden können, ob der Gegenstand wichtig oder unwichtig ist. Also heben sie ihn entschlossen auf, nach dem Motto: »Ich könnte ihn ja noch mal gebrauchen«. Aber selbst, wenn das der Fall sein sollte, finden sie ihn dann nicht. Sie kapitulieren vor ihren eigenen angesammelten Häufchen: Papierhäufchen, Wäschehaufen, Abfallhaufen usw. Sie bekommen das tägliche Abarbeiten von Routinetätigkeiten einfach nicht in den Griff. Dabei schwanken sie nicht selten zwischen Chaos und Perfektion, zwischen ganz oder gar nicht, schwarz oder weiß. Sie können beim Aufräumen eine Spur der Verwüstung hinterlassen. Dann aber wieder, wenn sie drohen, im Chaos zu versinken, kann der Perfektionismus ausbrechen, und die T-Shirts werden nach der Farbe sortiert und die Teppichfransen werden gekämmt – nur, um Stunden später wieder vor sich auftürmenden Bergen von Wäsche, vollen Mülleimern und Niemandslandschreibtischen zu kapitulieren. Chaos und Perfektionismus können sogar nebeneinander bestehen, etwa wenn der ADHS-ler für sich selbst Perfektionszonen absteckt, in denen er von seinen Mitmenschen zwanghaft kleinliche Ordnung einfordert. Einen Meter daneben kann es dann sein, dass man von dem Inhalt einer sich öffnenden Schranktür fast erschlagen wird, weil so viel hineingestopft wurde. ADHS-ler bringen es fertig, Discounterprospekte vom vorletzten Jahr aufzuheben, aber wichtige Prüfungsunterlagen ihrer Universität aus Versehen wegzuwerfen. Sie können im Inneren ihres Autos die Situation eines fahrenden Mülleimers haben, aber außen sich um jeden kleinsten Kratzer liebevoll kümmern. Sie können große spannende Projekte vollenden und dabei Höchstleistungen erbringen und gleichzeitig Routinetätigkeiten völlig vernachlässigen. In dem immer wiederkehrenden Chaos finden sie wichtige Sachen nicht, übersehen Rechnungen, vergessen sich für eine Prüfung anzumelden oder sie verlegen ständig wichtige Sachen wie Schlüssel oder Handy.

Vergesslichkeit

Leider ist für ADHS-Betroffene ihr Gedächtnis auch kein zuverlässiger Begleiter. Manchmal gleicht das ADHS-Gehirn einem Gully, in dem gute Gedanken, Vorsätze und Aufgaben einfach verschwinden. Das passiert anderen auch mal, bei ADHS ist das aber eher der Dauerzustand. ADHS-ler wollen in den Keller, um etwas zu holen, machen irgendwo zwischendurch Halt, weil ihnen eine neue Idee gekommen ist, und wenn sie im Keller ankommen, ist ihnen nicht mehr in Erinnerung, was sie dort wollten. Manche machen dreimal den Anlauf in den Keller. Dann wieder können sich ADHS-ler klar und präzise erinnern. Es zermürbt so manche ADHS-Betroffene, das sie sich auf ihr Gehirn einfach nicht verlassen können. Mancher ADHS-ler kommt zu der Erkenntnis, dass die größte Unbekannte in seinem Leben er selbst ist. Das stresst nicht nur andere, sondern auch den Betroffenen. Geistesblitze und gute Einfälle verschwinden im Dschungel der vielen Gedanken, wenn sie nicht sofort umgesetzt und aufgeschrieben werden. Die Vergesslichkeit ist Betroffenen oft selbst sehr peinlich. Sie erleben es als schamhaft, wenn sie erneut eingestehen müssen, dass sie etwas einfach wieder verbummelt oder vergessen haben.

Motivationsstörung

Die Störung der Motivation ist oft gar nicht bekannt. Dabei ist sie so spezifisch für ADHS, denn die Ausprägung der Prokrastination (Aufschieberitis) zeigt sich derart ausgeprägt bei keinem anderen Krankheitsbild. Es ist die Unfähigkeit, mit unliebsamen Aufgaben anzufangen, die keinen Spaß und keine Spannung verheißen. ADHS-Betroffene wissen genau, dass sie diese Aufgabe erledigen müssen, aber sie erleben das wie unsichtbare Ketten oder Fesseln, die sie am Anfangen hindern. Sie haben kein Erkenntnis – sondern ein Umsetzungsproblem, dergestalt, dass sie ihre Vorhaben nicht in eine sinnvolle Tätigkeit umsetzen können. Oft zermürben und bestrafen sie sich selbst für ihre »Faulheit«. Sie kennen diese Vorwürfe seit ihrer Kindheit: »Streng dich einfach mal an, mach doch einfach, was du tun sollst!« Es ist sehr ungerecht, ADHS-lern zu unterstellen, sie seien faul und ambitionslos. Sie leiden sehr darunter, aber sie haben keine Idee, wie sie es bewerkstelligen könnten, einfach anzufangen. Es ist so, als würde man einem Fehlsichtigen sagen: »Schau doch einfach mal genau hin.« Würde er ja gern, geht aber nicht! Das Selbstwertgefühl der ADHS-ler leidet immens, wenn sie es wieder nicht geschafft haben, die Wohnung aufzuräumen oder die Steuererklärung anzufangen. Es ist oft eine Chronologie des Scheiterns an sich selbst. So als würde einem Motor das Getriebe fehlen: All die Kraft wird nicht auf die Räder übersetzt, der Motor heult auf, das Auto bleibt stehen. Ganz wichtig: ADHS-ler sind nicht faul, sondern sie können mit ihrer Dopaminmangel-bedingten Motivationsstörung ihre Vorhaben nicht ausreichend steuern und umsetzen. Wir müssen diese Prokrastination als neurobiologisches Dopaminmangelproblem verstehen und nicht als unbewussten Widerstand gegen Erfolg oder reine Bequemlichkeit.

Weiter ist es ein großes Problem für ADHS-ler, angefangene Arbeit zu Ende zu bringen. Es fehlt ihnen an Durchhaltevermögen, und ihre Sprunghaftigkeit führt immer wieder dazu, dass sie andere Aufgaben oder Tätigkeiten beginnen, statt die alten fertigzustellen. Auch das kostet sie viel Erfolg, denn nicht fertig gemachte Aufgaben schaffen viel Ärger. So kann es passieren, dass der Putzeimer eine Woche im Wohnzimmer steht und müffelt, oder nasse Wäsche einfach nicht aufgehängt wird.

Oder die Bachelorarbeit einfach kein Ende findet und damit auch das Studium nicht abgeschlossen werden kann. Prokrastination und Arbeiten nicht fertigstellen zu können sind Erfolgskiller, und sie lösen häufig Unmut bei den Partnern und Arbeitskollegen aus. Sie verstehen nicht, warum alles auf den letzten Drücker erledigt werden muss.

Das ist also tatsächlich etwas sehr ADHS-typisches, dieser letzte Drücker. Prokrastination sollte Sie immer an ADHS denken lassen. Erst wenn die Hütte brennt, kommen ADHS-Betroffene in die Gänge. Sie können sich vorher einfach nicht aufraffen bzw. haben sie keinen Antrieb, um diese Aufgaben zu erledigen. Es braucht erst ganz viel Stresshormone (Adrenalin), um die Prokrastination zu überwinden. ADHS-ler sind deshalb wahre Deadline-Surfer. Leider wird auf den letzten Drücker der Erfolg lange nicht so groß sein, als hätte man die Arbeiten rechtzeitig angefangen.

Priorisierungsprobleme

Wir wissen, dass das ADHS-Gehirn alles als gleich wichtig wahrnimmt. Das ist einerseits ein Vorteil, weil sie Reize wahrnehmen können, die andere gar nicht bemerken, aber andererseits erleben sie schnell die besagte Reizüberflutung. Wenn man aber nicht priorisieren kann, dann ist es auch schwer zu entscheiden, mit welcher Aufgabe man anfangen muss. Überhaupt sind Entscheidungen schwer, wenn sie nicht wissen, was das Hauptkriterium ihrer Entscheidung sein soll.

Mangelndes Zeitgefühl und Unpünktlichkeit

Zeit ist für ADHS-ler ein dehnbarer und relativer Begriff, in jedem Fall haben sie kein zuverlässiges Zeitgefühl, auf das sie sich verlassen könnten. Sie können nicht planen, wie lange etwas dauert, und so packen sie noch schnell in 10 Minuten Tätigkeiten, die mehr als eine halbe Stunde brauchen, und schon sind sie wieder zu spät. ADHS-ler kommen auch nicht zu spät in die Psychotherapiestunde, weil sie einen inneren Widerstand haben, sondern weil ihr innerer Zeitmesser wieder die Zeit nicht richtig eingeschätzt hat. Sie können Zeit sehr langsam erleben und dann ist gestern damals. Dann wieder kann Zeit zusammenschrumpfen oder einfach verschwinden und sie wissen dann nicht, wo sie ihre Zeit verloren haben. Es kann ein lebenslanges Ringen mit der Zeit sein. Das gilt auch für Erinnerungen. Es fällt ihnen schwer, Ereignisse richtig auf dem Zeitstrang ihrer Lebenszeit einzuordnen.

Instabiles Selbstwertgefühl und Selbstzweifel

Viele ADHS-Betroffene haben ein instabiles Selbstwertgefühl. Das erstaunt nicht, bei all den Niederlagen und Misserfolgen, die sie durchmachen. Sie erleben im Laufe ihres Lebens mehr Kritik und Ablehnung als andere und scheitern auch häufiger, leider meist selbstverschuldet. Ihre Selbstwirksamkeit ist dadurch erheblich beeinträchtigt.

Jeder Mensch braucht zur Entwicklung eines gesunden Selbstwertgefühls Erfolg, den er sich selbst erarbeiten muss. Viele Erfolgserlebnisse machen glücklich und schaffen Selbstvertrauen und Selbstbewusstsein. Genau daran mangelt es ADHS-Betroffenen. Ihr häufigeres Scheitern macht sie unglücklich, und genau das schürt Selbstzweifel bis hin zu Selbsthass. Das sehen wir bei ADHS-lern leider sehr oft. Sie entwerten sich selbst und sind häufig voller Schamgefühle, weil sie schon wieder Aufgaben nicht abgearbeitet haben, Termine vergessen haben etc. ADHS-Betroffene führen häufig einen täglichen Kampf gegen sich selbst. Mit ihrer Ablenkbarkeit und ihrer Motivationsstörung verlieren sie ihre Ziele aus den Augen, müssen so immer wieder die gleichen Aufgaben anfangen und schaffen es dann wieder nicht, sie zu Ende zu bringen. Das Quälende ist, dass sie genau wissen, was sie tun sollten, aber genau das schaffen sie einfach nicht zu tun.

Hoher Gerechtigkeitssinn

Das ist einerseits eine liebenswerte, aber auch anstrengende Eigenschaft der ADHS – Betroffenen. Sie können wahre Gerechtigkeitsfanatiker sein, die sofort in den Kampf ziehen, wenn sie etwas als ungerecht erleben. Dabei können sie mutig und selbstlos sein und sich auch für andere einsetzen, wenn diese ungerecht behandelt werden. Sie können aber auch Prinzipienreiter für Ungerechtigkeiten sein, sich an vermeintlichen Ungerechtigkeiten und Regelübertretungen anderer festbeißen und sich in Endlosdiskussionen über Recht und Unrecht verzetteln. Sie können sich an Regeln abarbeiten, die sie als ungerechtfertigt erleben. Wenn sie etwas als ungerecht erleben, dann können sie stur und unbeweglich sein oder auch sehr ärgerlich und streitsüchtig werden. Ihr Gerechtigkeitssinn gilt allerdings häufiger der Bewertung ihrer Mitmenschen. So manche ADHS-Betroffene haben auch zwei Gesetzbücher: das kleine, strenge für ihre Mitmenschen und für sich selbst das dickere, mit den vielen Ausnahmen, die nur für sie selbst gelten.

Risikobereitschaft

ADHS-ler, besonders die Hyperaktiven, suchen häufig den Kick, um sich dadurch selbst zu aktivieren. Sie brauchen den Stress, den Druck, die Aufregung, weil es ihnen damit gelingt, in die Gänge zu kommen und aktiv zu werden. Dazu müssen sie sich allerdings in Gefahr begeben, und diese suchen sie auch in Form von z. B. Risikosportarten, riskanten Überholmanövern, sexuellen Abenteuern, exzessivem Sport usw. Nach dem Motto: »Besser Action als Langeweile und Monotonie, können sie bereit sein, ihr Leben zu riskieren. Sie entkommen damit der für sie so unerträglichen Langeweile und Monotonie. Dieses Risikoverhalten ist problematisch. ADHS – Betroffene verunfallen viermal häufiger als ihre Vergleichsgruppe und haben damit auch eine deutlich höhere Sterblichkeit. Wir nennen dieses Verhalten Sensationseeking: die Suche nach Aufregung. Dahinter steht der – unbewusste – Wunsch, die Stresshormonachse anzukurbeln. Besonders Adrenalin hat, wie auch die Stimulanzienbehandlung bei ADHS-lern, einen paradoxen Effekt: Adrenalin kickt, macht kurzfristig euphorisch und hilft bei der Aktivierung. Adrenalin wird nur produziert, wenn man sich in äußerster Gefahr befindet oder unter großem Druck steht.[13]

Schwierigkeiten mit Mitmenschen, soziale Interaktion

Da ADHS-Betroffene häufiger Probleme mit der Selbstdisziplin, dem Durchhaltevermögen und dem Einhalten von Regeln haben, kann sie das zu schwierigen Zeitgenossen machen. Erstaunlich ist auch immer wieder, dass sie die »ungeschriebenen Gesetze des Lebens« zu wenig erfassen bzw. befolgen. Sie fallen z. B. anderen ins Wort, weil sie sowieso schon wissen, was er sagen will, oder sie drängeln sich vor, weil sie nicht warten können usw. Ihre Leistungen sind oft unzuverlässig, ihre Stimmungen unberechenbar und ihre Zuverlässigkeit kann eingeschränkt sein. Es fehlt oft auch an Ausdauer, Durchhaltevermögen und einer gleichbleibenden Sorgfalt. Das belastet natürlich soziale Beziehungen und schränkt die Leistungsfähigkeit am Arbeitsplatz ein. Nicht selten erkranken auch Partner und Angehörige an Depressionen und psychosomatischen Erkrankungen, weil es so belastend ist, mit den täglichen Stimmungsschwankungen und dem Chaos umzugehen. Scheidungen sind häufiger, wenn ein Familienmitglied von ADHS betroffen ist.[14] Studien konnten zeigen, dass ADHS-Betroffene soziale Interaktionen ihrer Mitmenschen viel feindseliger interpretieren als neurotypische Menschen. Diese negativen Interpretationen zusammen mit der scharfgestellten Alarmanlage ergeben natürlich ein anderes Bild auf die Welt. ADHS-Betroffene sehen sich selbst und die Welt nachweislich negativer als neurotypische Menschen. Vermutlich bedingt das auch die für ADHS-Betroffene so typische Hypersensitivität. Die Hypersensitivität war zur Zeit der Jäger und

Sammler wichtig und richtig. Heute kann sie auch Vorteile haben, weil hypersensitive Menschen sensibler für die Zwischentöne in der Kommunikation sein können. Leider kann es auch belastend sein, ständig die Stimmungen der Mitmenschen auf dem Schirm zu haben und selbst subtile Wahrnehmungen verarbeiten zu müssen. Und, wie gesagt, die Wahrnehmungen und Interpretation des Verhaltens ihrer Mitmenschen sind nicht immer richtig.

Diese Interpretation hilft ADHS-lern oft, sich selbst mit ihren heftigen und schnellen Stimmungsschwankungen und Gefühlsreaktionen zu verstehen. Besonders in der Therapie kann man sehr gut mit der scharf gestellten Alarmanlage arbeiten, und Patienten lehren, diese erst einmal zu überprüfen, statt sofort davon auszugehen, dass sie richtig funktioniert.

Dazu kommt die hohe Erblichkeit: Oft ist zusätzlich ein Kind betroffen, was die Probleme potenziert. Außerdem entwickeln im Erwachsenenalter mehr als 80 Prozent der ADHS-Betroffenen eine seelische Begleiterkrankung, oft noch zusätzlich eine körperliche Erkrankung, was eine weitere Herausforderung darstellt.

Begleiterscheinung Erschöpfung

ADHS ist anstrengend, nicht nur für Betroffene, sondern auch für Angehörige und Kollegen. ADHS-ler merken ihren Stress häufig lange nicht, weil sie es nicht anders kennen. Für sie sind Reizüberflutung, Impulsivität und schnelle Stimmungsschwankungen normal. Aber Vieles ist auch anstrengend, z.B. ihre motorische Unruhe zu verbergen. Sie haben als Kinder oft die Rückmeldung bekommen, dass sie mit ihrer Unruhe nerven und andere nervös machen. Sie haben gelernt, sich zusammenzunehmen, diese Unruhe nicht nach außen zu tragen. Was sie dabei nicht spüren, ist, wie viel Kraft dies täglich kostet. Es ist der innere Zappelphilipp, der Betroffenen so viele Probleme bereitet.

Weiterhin ist es für ADHS-ler viel anstrengender, fokussiert zu bleiben. Sie sind ständig abgelenkt und brauchen viel mehr Anstrengung, um zu ihrer Aufgabe zurückzukehren. Stellen Sie sich vor, Sie sind fehlsichtig und bräuchten eigentlich eine Brille. Sie nehmen alles nur undeutlich und verschwommen wahr und versuchen trotzdem, mit Ihrem Leben zurechtzukommen. Niemand wird Ihre Anstrengung bemerken. Sie selbst fragen sich dann, warum alle anderen die gleiche Arbeit mit so viel mehr Leichtigkeit schaffen und Sie abends erschöpft ins Bett fallen. Auch die Affektkontrolle kann sehr anstrengend sein. Ich habe bereits beschrieben, dass die Hypersensibilität und Hyperreagibilität diese emotionale Dysregulation bedingen. Ständig intensive Gefühle zu spüren, von ihnen abgelenkt zu werden und zu versuchen, darüber wieder die Kontrolle zu erlangen, kann sehr anstrengend sein.

Auch die Prokrastination kostet Kraft. die niemand bemerkt. ADHS-ler des unaufmerksamen Typs zeigen häufiger und früher Erschöpfungssymptome als ihre Vergleichsgruppe. Sie arbeiten oft zu langsam und brauchen viel mehr Zeit für das Erledigen von Aufgaben. Sie arbeiten oft auch heimlich, damit ihre Langsamkeit nicht bemerkt wird. Dann fehlt ihnen wiederum die Zeit, in der sie sich ausreichend erholen und auftanken könnten. Leider werden diese Erschöpfungssymptome schnell als Burn-out abgetan. Fachärzte und Psychologen fragen sich viel zu wenig, warum diese Menschen so erschöpft sind und was sie so ausbrennt.

Die Erschöpfung zeigt sich darin, dass sich ADHS-Betroffene oft nach einem Arbeitstag völlig ausgebrannt fühlen und keine Energie mehr haben, ihre Freizeit planen zu können. Sie fühlen sich müde, träge und kraftlos und fragen sich, woher andere ihre Energie nehmen.

Kernprobleme der adulten ADHS

Störung der Aufmerksamkeit

1. Ablenkbar
2. Viele Flüchtigkeitsfehler
3. Schlechte Selbstorganisation
4. Können Aufgaben nicht anfangen
5. Bringen Aufgaben nicht zu Ende
6. Vergessen Aufgaben, Termine,
7. Brainfog, Nebelgefühl

Hyperaktivität

1. Unruhe, Getriebensein
2. Kann nicht still sitzen und nicht zuhören
3. Müssen ständig in Bewegung sein
4. Halten Langeweile schlecht aus
5. Suchen den Kick und haben Angst, etwas zu versäumen

Impulsivität

1. Gefühlsausbrüche
2. Partnerschaftsprobleme
3. Probleme mit Kollegen und am Arbeitsplatz
4. Hören nicht zu
5. Impulsives Kaufen
6. Schnell frustriert und dysphosich
7. Rastlos, ungeduldig
8. Rücksichtslos, risikobereit

Konzentrationsstörung und extreme Konzentration können nebeneinanderstehen

ADHS-Betroffene können sich aber auch unglaublich gut auf Tätigkeiten konzentrieren, die ihnen Spaß machen oder die sehr spannend sind. Wenn sie motiviert sind, geht alles wie von selbst. Ein ADHS-Kind kann tagelang hochkonzentriert Lego nach Gebrauchsanweisung bauen, wenn das Ziel spannend ist und das Ergebnis eine große Belohnung darstellt. Es kann aber eventuell in der Schule nicht einmal die Aufgabe 2+2=4 rechnen, weil das langweilig ist und nirgendwo anders hinführt als zur Zahl 4. Wer braucht denn eine 4?

Die pauschale Behauptung, dass ADHS-ler eine Konzentrationsstörung haben, stimmt daher nicht. Die Konzentration ist nur dann gestört, wenn eine Tätigkeit nicht ausreichend interessant oder belohnend ist. Schwierig wird es bei Routineaufgaben oder bei Reizüberflutung. ADHS-Betroffene haben ein Problem mit der gerichteten Aufmerksamkeit, die sie selbst nicht gut steuern können. Das zeigt sich oft schon in den Schulzeugnissen, in denen von großen Aufmerksamkeitsschwankungen die Rede ist oder dass sie sich gut konzentrieren können, wenn sie etwas interessiert. Aber sie können es eben nicht, wenn der Reiz zu schwach oder zu wenig belohnend ist.

Der Flow

Die Hyperfokussierung (Flow) kann sehr gut genutzt werden. Im Hyperfokus zu sein, sich ganz auf etwas konzentrieren zu können, ist ein Flow-Zustand, in dem der Betroffene kreativ und produktiv ist. Allerdings kann dieser Hyperfokus oft nur bei Aufgaben erreicht werden, die ganz im Interesse der ADHS-Betroffenen liegen. Er kann leider meist nicht willentlich aktiviert werden. Sind Betroffene aber erst einmal in einem Flow-Hyperfokus-Zustand, können sie Berge versetzen und einfach genial sein. Sie können dabei aber auch Routinen vergessen, wie auf die Toilette zu gehen, und oft nehmen sie nicht einmal Hunger oder Durst wahr. Hier zeigt sich ein »ganz oder gar nicht Modus«: entweder alles wahrnehmen und dies gleich wichtig, oder aber hyperfokussiert sein und alles andere in der Umgebung nicht mehr mitbekommen. Das kann in vielen Bereichen, auch in Beziehungen zu Spannungen führen.

Ich nenne den Hyperfokus den ›Jagdmodus‹, weil er eine Art Fernrohrblick ist, der nur noch das Ziel oder die Beute im Auge hat und alles außerhalb davon nur peripher wahrnimmt.

Es gibt aber auch den negativen Fokus, der für ADHS-Betroffene sehr belastend sein kann. Dann haben sie nur noch im Blick, wo sie versagt haben oder wer sie gekränkt oder wütend gemacht hat. Es kann ihnen dann schwerfallen, aus diesem Hyperfokus wieder herauszukommen. In Form von Gedankenschleifen und ständigem Grübeln hängen sie dann an den Themen Versagen, Insuffizienz, Ablehnung oder Verletztheit fest. Es kann auch sein, dass der Hyperfokus sich auf das Ausdrücken eines Pickels fixiert (skin picking-Syndrom) oder auf das Hängenbleiben bei Serien oder Videospielen.

Entscheidungsschwäche

Sie könnten wahrscheinlich auch nur ganz schwer Entscheidungen treffen, wenn Sie keine priorisierten Entscheidungskriterien hätten. Stellen Sie sich vor, dass Sie in einem großen Supermarkt z. B Butter kaufen wollen. Wenn Sie nicht wissen, was ihnen bei der Kaufentscheidung wichtig ist (öko, regionales Produkt, gesalzen, ungesalzen, bio, billig, goldenes Papier oder silbernes usw.), dann werden sie Minuten vor der Theke stehen und irgendwann irgendeine Butter nehmen und in ihrer Kaufentscheidung sehr unsicher sein. Genau das passiert ADHS-lern oft mehrfach am Tag. Denn schon die Entscheidung: Womit fange ich an, was ist meinem Chef am wichtigsten, was soll ich heute genau für die Familie erledigen?, kann sie überfordern. Und dann kommen noch diese sprunghaften Gedanken, diese neuen Ideen, die so schwer sortiert werden können. Dies ist auch ein Grund, warum ADHS-ler in Gesprächen und Erzählungen so ausschweifend sein können. Sie wollen etwas erzählen, und dabei fällt ihnen dies und das noch ein, und sie verheddern sich in Nebensächlichkeiten, die sie dann ganz ausführlich darstellen wollen. Oft wissen sie am Ende gar nicht mehr, was sie eigentlich erzählen wollten. Dies wird ihnen in der Therapie mit ADHS-Betroffenen immer wieder begegnen, und es ist wichtig, besonders in Gruppen diese ausufernden Gedanken auch zu stoppen, weil andere sonst kaum noch zuhören können, und auch ADHS-ler nicht davon profitieren, immer weiter abzuschweifen.[15]

> ADHS-Betroffene sind hypersensitiver und hyperreagibler als andere Menschen und interpretieren soziale Interaktionen aufgrund ihrer sensitiven Wahrnehmung oft feindseliger und negativer.
> ADHS-ler sind schneller durch neue Reize abgelenkt und auch schneller gefühlsmäßig ausgelenkt!

ADHS im Alltagsleben

ADHS-Betroffene haben Probleme damit:

- zu planen
- ihr Verhalten auf ein in die Zukunft liegendes Ziel abzustellen
- aus Erfahrungen zu lernen
- die Konsequenzen ihrer Handlungen zu bedenken
- stringent mit Übersicht und Priorisierung zu arbeiten
- rechtzeitig und vollständig Aufgaben zu erledigen
- richtige Schlüsse aus dem Verhalten anderer zu ziehen
- Wahrscheinlichkeiten realistisch einzuschätzen
- sich selbst eine Struktur zu geben.

Die Zeit der ADHS-ler ist auf das Hier und Jetzt gerichtet. Barkley nennt das sogar Zukunftsblindheit. Es ist schwierig für sie, Verhaltensschritte genau zu planen, um ihre selbst gesteckten Ziele zu erreichen. Sie handeln mehr aus dem Bauch heraus oder sie fangen planlos irgendwann, irgendwie, irgendwo an. Aber ADHS-ler haben auch Probleme damit, aus Niederlagen und missglückten Situationen zu lernen und so aus Erfahrung klug zu werden. Man könnte das auch Erfahrungsblindheit nennen. Und so ist für ihre Mitmenschen oft schwer nachvollziehbar, warum ADHS-ler häufig immer wieder die gleichen Fehler machen und diese Erfahrungen einfach nicht auszuwerten scheinen. Kaum ist eine Situation vorbei, ist sie schon vergessen.

ADHS-ler vergessen auch ihre Ordnungssysteme. Sie räumen nach einem bestimmten Ordnungssystem auf und sind sich sicher, dass sie das System erinnern und beibehalten können. Wie von Geisterhand wird aber dieses von ihnen entworfene System auf der Festplatte wieder unmerklich gelöscht, und so erinnern sie sich nicht mehr daran. Und schon nimmt das Chaos wieder seinen Lauf.

Sie werden damit auch in der Psychotherapie immer wieder Schwierigkeiten haben, denn das Implementieren von guten Gewohnheiten und Erkenntnissen ist bei ADHS-Betroffenen schwieriger, weil sie einerseits sehr vergesslich sind, aber auch ihre guten Gewohnheiten häufig wieder verlorengehen. Das kann die Psychotherapie mühsam machen, und auch für die Menschen mit ADHS ist es ein Frust, wenn sie erleben müssen, dass sie das alles schon mal gewusst und besser gemacht haben, aber all ihre Vorsätze und Veränderungen dann doch auf der Strecke geblieben sind.

Zeit kann nicht zuverlässig erfasst werden

Vielen ADHS-lern ist es sehr peinlich, dass sie immer wieder zu spät kommen oder sich mit der Zeit schon wieder vertan haben. Sie kommen morgens nicht aus dem Bett und sie fahren zu spät los. Sie schätzen die ihnen zur Verfügung stehende Zeit oft falsch ein und schon wieder haben sie eine Tätigkeit angefangen, die viel länger gedauert hat, als sie das geplant haben. Ihr Zeiterleben ist nicht zuverlässig. Man könnte auch sagen, dass ihr Zeitmesser nicht gut funktioniert. So können sie Zeit endlos gedehnt erleben, und dann kann schon gestern damals sein. Oder aber sie können Zeit einfach verlieren, weil sie z.B auf Videogames hyperfokussierten. Sie können auch einfach Zeit totschlagen, weil ihre Gedanken sich in ihrem Gedankennebel verirren oder ihre Gedanken hin und herumhüpfen, ohne dass sie sie hinterher erinnern. Auch das Einschätzen von Ereignissen auf dem Zeitstrang ihres Lebens kann schwierig sein. War das vor einem Jahr oder vor vier Jahren? Es ist heutzutage wichtig, dass wir uns unsere Zeit einteilen können, pünktlich sind, Erfahrungen auch auf der Zeitachse richtig abspeichern können und uns genau an Vorfälle erinnern können. Der Jäger brauchte keine Zeit. Der ADHS-ler hat meist sein ganzes Leben lang damit Probleme. Kein gutes Zeitgefühl zu haben, führt aber zu desorganisiertem, chaotischem Verhalten in der Arbeit und in Beziehungen. Neurotypische Menschen bewerten das häufig als Nachlässigkeit, Unzuverlässigkeit und auch Respektlosigkeit. Im Arbeitsbereich kann dieses Verhalten auf Dauer die Sympathien der Mitmenschen kosten.

Folgendes sollten Sie als Therapeut bei ADHS-Patienten bedenken und erklären

- ADHS ist eine besondere Art zu sein und man kommt damit zur Welt
- Benennen Sie klar und einfach, was bei ADHS anders ist
- Äußern Sie Verständnis dafür, dass es für Menschen mit ADHS oft mit schmerzhaften Erfahrungen verbunden ist, anders zu sein
- Die hohe Empfindlichkeit und Verletzlichkeit verstärkt Insuffizienz und Versagensgefühle
- Versuchen Sie, ADHS griffig, kompakt und mit Bildern zu erklären, denn ADHS-Betroffene können sich das besser merken
- Es ist eine heilsame Erfahrung: »Ich habe ADHS und ich habe es bisher nicht gewusst« und »Niemand hat Schuld daran«
- Was ADHS-Patienten am meisten und zuerst brauchen, ist Verständnis und Erklärungen für ihr Anderssein. Nehmen Sie sich dafür Zeit, denn das ist für sie wirklich wichtig
- Sie werden viele dankbare Patienten haben, die sich wie erlöst fühlen, wenn sie verstehen, was und warum ihr Leben bisher so schwer war. Das ist oft sogar wichtiger als eine Psychotherapie
- Es hilft ADHS-Betroffenen so sehr, sich zu verstehen, sich anzunehmen und sich selbst zu akzeptieren

1.2 ADHS: eine besondere Art zu sein – Neurodiversität oder Erkrankung?

ADHS ist zunächst eine Normvariante menschlichen Seins. ADHS-Betroffene sind neurodivers. In der neuen ICD-11 wird die Krankheit den neuronalen Entwicklungsstörungen zugeordnet. Als neurodivers bezeichnet man neurobiologische Abweichungen von der breiten »Norm«. So betrachtet ist ADHS ebenso wie z.B. Autismus eine natürliche Form menschlicher Diversität, also menschlichen Andersseins.

Autismus- und ADHS-Betroffene haben charakterliche und neurobiologische Besonderheiten, und damit andere Stärke- und Schwächeprofile als neurotypische Menschen. Neurodiverse Menschen sind weder besser noch schlechter als andere Menschen, und es ist evolutionsbiologisch sinnvoll, dass wir nicht alle gleich ticken. Interessant ist es, dass sich dieses »Anderssein« bei ADHS in fast allen Lebensbereichen zeigt, denn ADHS-ler verarbeiten Reize anders, nehmen anders wahr, reagieren und denken anders, empfinden und erleben anders, haben ein anderes Tempo, ein anderes Zeiterleben und eine andere Art sich zu organisieren.[16]

Wichtig ist es zu verstehen, dass ADHS eine neuronale Entwicklungsstörung ist (ICD-11) und in über 60 % im gesamten Leben persistiert. Im Erwachsenenalter zeigen sich vorwiegend Mischformen. Dabei ist zu betonen, dass jeder von ADHS-Betroffene ein individuelles Bild mit der jeweiligen Ausprägung dieser Symptome zeigt. So kann bei einem Patienten mehr die Impulsivität im Vordergrund stehen und bei dem nächsten z. B. eher desorganisierte Verhaltensweisen usw.

Dazu gibt es spannende Theorien des Journalisten und Autors Thom Hartmann. Er stellt die schlüssige Hypothese auf, dass ADHS eine uralte genetische Besonderheit ist. Es hat die Evolution deshalb überlebt, weil es nützlich war und teilweise bis heute nützlich ist. Denkt man auf Hartmanns Linie weiter, lassen sich damit fast alle ADHS-Symptome erklären.[17] Ich finde seine Erklärungen sehr praxistauglich. Denken Sie bitte an Psychoedukation und dass es hierfür wichtig ist, unseren Patienten ein schlüssiges Erklärungsmodell ihres Andersseins zu vermitteln. Ich benutze diese Erklärung von Thom Hartmann immer wieder gerne, und viele Patienten können sich gut und trostreich darin wiederfinden.

Bedenken Sie bitte auch, dass ADHS-ler sehr vergesslich sind und häufig stark visuell denken. Insofern ist eine knappe, schlüssige und bildliche Erklärung hilfreich, weil sie dies besser abspeichern können. Eine hilfreiche einfache Erklärung für Patienten: Die Zeitreise.

Ich schicke meine Patienten hierfür auf eine Zeitreise 15.000 Jahre zurück in die Wiege der Menschheit in die Savanne Afrikas.
Damals: Die Umgebungs- und Überlebensbedingungen waren völlig anders als heute. Der Jäger lebte in einer feindlichen Umgebung, sein Leben war ständig bedroht.
Er war sozusagen in ständiger Alarmbereitschaft. Er musste jagen und sammeln, um sein Überleben zu sichern. Die Savanne Afrikas war einsam und gefährlich.

Den ganzen Tag geschah fast nichts. Der Jäger lag dösend im Gras. Seine besondere Art der Aufmerksamkeit ermöglichte es ihm, selbst beim Dösen alle Reize seiner Umgebung wahrzunehmen. Seine Aufmerksamkeit war *reizoffen*. Sein Gehirn war so programmiert, dass er jeden noch so leisen und scheinbar unbedeutenden Reiz sofort wahrnahm. Sie können sich das wie einen Radar vorstellen, der ständig im Kreis rotiert, um alles, aber auch wirklich alles um sich herum wahrzunehmen. Der Jäger musste förmlich das Gras wachsen hören, und wenn mehrere hundert Meter hinter ihm ein Grashalm geknickt wurde, konnte das eine Antilope sein, die er erjagen wollte, denn er hatte Hunger. Es konnte aber auch ein Löwe oder ein Feind sein, der ihm nach dem Leben trachtet. So war der damalige Jäger im ständigen Flucht- oder Angriffsmodus, und er musste sich blitzschnell zwischen den beiden Möglichkeiten entscheiden. Es war also überlebensentscheidend, jedes Geräusch wahrzunehmen und augenblicklich richtig zu verarbeiten.

Heute: Das Gehirn eines ADHS-lers arbeitet heute immer noch in diesem reizoffenen Modus. Die Reiz- und Informationsverarbeitung ist heute immer noch der unserer Vorfahren ähnlich. Viele Betroffene leben im »Pirsch- oder Hab-Acht-Modus«: Sie nehmen ohne Priorisierung alles auf und reagieren auf alles. Das kann auch das Ticken einer Uhr oder der vorbeifahrende LKW sein. Reize werden nicht priorisiert. Das ADHS-Gehirn verarbeitet die aufgenommenen Informationen, ohne zu analysieren, ob sie wichtig oder unwichtig sind.

Es gibt bei ADHS noch einen weiteren Aufmerksamkeitsmodus: den Jagdmodus oder die Hyperfokussierung.

Damals: Hatte der Jäger ein spannendes Objekt erspäht, etwa eine Antilope, dann konnte er in einen sogenannten Tunnelblick schalten, also hyperfokussieren. Dieser Modus erlaubt maximale Konzentration auf das Objekt, alles andere ist ausgeblendet. Das war bei der Jagd in der Steinzeit notwendig, denn die Nomaden mussten Beutetiere damals oft tagelang verfolgen, um sie zu erlegen. Nur wenn sie ihre Beute immer im Blick hatten und sich von nichts anderem ablenken ließen, waren sie bei der Jagd erfolgreich.

Der Jäger war aber auch Sammler. Der Hunger zwang ihn, auch hier auf das zu fokussieren, was er sammeln musste, um es zu essen. Vermutlich hatten überwiegend Frauen die Rolle der Sammlerinnen inne. Ihren biologischen »Aufgaben« der Schwangerschaft und Kinderversorgung konnten sie als Sammlerin sicher eher gerecht werden als auf der Jagd.

Und heute: Der Hyperfokus kann im positiven Fall eine Art Flow erzeugen, denn wenn ADHS-ler etwas interessiert, dann können sie Berge versetzen und beeindruckende Leistungen zeigen. Es gibt auch einen negativen Hyperfokus, wenn sie z. B. an einer flapsigen Bemerkung oder einer vermeintlichen Kränkung hängenbleiben und sich tagelang darüber grämen oder auch aufregen können.

Hyperreaktivität war sinnvoll

Damals: Impulsivität und Gefühlsschwankungen sind Kernsymptome der ADHS. Das Leben des Jägers, der Sammlerin und ihres Nachwuchses war immer bedroht. An keinem Ort konnten sie sich immer sicher und wohl fühlen. Deshalb mussten sie in ständiger Alarmbereitschaft sein und Gefahr antizipieren. Sie brauchten also ein sehr scharf gestelltes Frühwarnsystem. Die Grundhaltung des Steinzeitjägers musste misstrauisch und angespannt sein, denn seine Umgebung war feindselig, und es ging immer ums Überleben. Je schneller er Flucht oder Angriff begann, je heftiger er auf eine Gefahr reagierte, desto besser waren seine Erfolgs- und Überlebenschancen. Auf jedes Geräusch musste er sofort und vehement reagieren können. Entspannung hatte da keinen Platz.
Die Sammlerinnen mussten langsam ihre Umgebung beobachten und genau hinschauen, wo sie essbare Nahrung finden konnten. Sie mussten ein sehr gutes räumliches Vorstellungsvermögen entwickeln und abspeichern, wo sie etwas zu essen gefunden hatten. Sie mussten aber auch sehr vorsichtig sein, immer auf Rückzug bedacht. Sie waren wenig wehrhaft gegenüber ihren natürlichen Feinden, und sie mussten ihre Kinder schützen und versorgen. Ängstlich, hyperreaktiv und misstrauisch zu sein, war hier sicherlich ein Überlebensvorteil.
Heute: Diese scharf gestellte Alarmanlage besitzen viele ADHS-Betroffene heute noch. Sie ist für die heutige Zeit viel zu scharf eingestellt und gibt häufiger Alarm als nötig. Wegen dieser scharf gestellten Alarmanlage speichern sie auch mehr Angriffe, Verletzungen, Feindseligkeit und negative Erfahrungen ab. Ich erkläre das später noch ausführlicher, denn es ist für das Verständnis von ADHS-Betroffenen bedeutend.

Planung und Zeitgefühl waren nicht wichtig

Damals: Der Jäger lebte wahrscheinlich ganz im Hier und Jetzt, er musste genau im passenden Moment präsent sein. Weder konnte er vorhersehen, wann eine Antilope vorbeikam, noch wann ihm der Löwe oder auch ein Rivale an die Gurgel ging. Sein Planungsradius betrug nur wenige Stunden; seine Planung selbst wurde dominiert vom Hungergefühl und dem Ziel, Nahrung herbeizuschaffen. Zeit war unwichtig. Hätte ein Steinzeitjäger im Frühjahr etwas gesät, hätte er vermutlich im Herbst nicht mehr gewusst, dass und vor allem wo er das getan hatte.

Steinzeitjäger streiften als Nomaden durch die Savanne Afrikas, immer den Tierherden, also der Nahrung nach. Jäger und Sammler hatten wohl nicht einmal einen konkreten Begriff von Zeit. Und Aufräumen mussten sie auch nicht, denn sie waren wahrscheinlich nur mit Pfeil und Bogen bewaffnet, und als Nomaden hatten sie leichtes Gepäck.
Heute ist unsere Welt komplex, reizüberflutet, erfordert Multitasking, und die Anforderungen an den Menschen werden immer größer. Es geht darum, einen Plan zu verfolgen, Termine einzuhalten, ständige Eventualitäten vorwegzusehen, umzuplanen, Teamwork und Kommunikation zu gewährleisten und dies in einer völlig reizüberfluteten Umwelt. Dafür ist der ADHS-ler nicht gut ausgestattet.
Als die Menschen sesshaft wurden, schafften sie sich völlig andere Lebensbedingungen. Sie waren nicht mehr dauernder Gefahr ausgesetzt, weil Hütten oder Häuser sie besser schützen konnten, sie konnten Vorratshaltung betreiben und waren so nicht mehr gezwungen, jeden Tag jagen oder sammeln zu müssen. Durch die Auswertung von Erfahrungen lernten Menschen besser zu überleben. Sie entwickelten eine Vorstellung von Zeit: Wann musste man säen, wann ernten, wie musste die Ernte gelagert werden, damit sie haltbar blieb? Die Menschen mussten ihre Umgebungsbedingungen genau beobachten und Strategien entwickeln, um ihre Überlebenschancen zu verbessern. Sie mussten aus Missernten lernen und herausfinden, wie man Schimmelpilze, andere Schädlinge und Krankheiten der Pflanzen verhindert. Sie lernten Erfahrungen auszuwerten und vorausschauend zu planen.

Neurodiversität in der heutigen Zeit: Reizoffenheit kann völlig überfordern

Es gibt also diverse Eigenschaften, die unseren steinzeitlichen Vorfahren genützt haben und die uns Menschen auch heute noch nützen. Für die Anforderungen, die unsere Gesellschaft in der heutigen Zeit stellt, ist der ADHS-ler jedoch nicht immer gut gerüstet. Dennoch hat das ADHS-Gen überlebt, weil es besondere Fähigkeiten hat.

Wichtig ist besonders das Thema Reizoffenheit zu erklären. Viele ADHS-Betroffene verstehen nicht, was sie nervös und angespannt macht. Die Savanne Afrikas war einsam und reizarm. Damals war es sinnvoll und überlebenswichtig, alle Reize aus der Umgebung wahrzunehmen. Jeder neue Reiz konnte gefährlich sein. Deshalb reagiert das ADHS-Gehirn auch auf jeden neuen Reiz, es muss nachgeschaut werden, ob Gefahr besteht. Das führt zu permanenter Ablenkung und – ganz wichtig – diese ständigen Ablenkungen werden von ADHS-lern meist gar nicht wahrgenommen. Sie sind so zur Welt gekommen, sie kennen es nicht anders.

Wir leben alle in einer Zeit der Reizüberflutung. Unsere Welt ist voller Signale. In den Städten werden wir begleitet von Motorengeräuschen, Autohupen, Handygesprächen, Lichtsignalen, Schaufenstern und vielen, vielen Menschen. Auf den Dörfern geht es zwar durchaus ruhiger zu, doch der Steinzeitmensch würde auch eine dörfliche Umgebung der heutigen Zeit nicht als reizarm bezeichnen. Stellen Sie sich doch einfach vor, dass ihr Gehirn jeden Impuls und Reiz gleich wichtig wahrnehmen würde. Ich nenne diese Reizoffenheit immer den Pirsch- oder den Hab-Acht-Modus.

Um sich besser hineinzudenken, stellen Sie sich einen Weihnachtsmarkt vor. Sie registrieren jedes Geräusch, jede Musik, jedes Licht, die Gerüche um sie herum genauso, und dann rücken ihnen Menschen auch noch ganz nah auf die Pelle. Die Folge: Anspannung, innere Unruhe, Getriebenheit und Überforderung. Man könnte es als Datencrash auf der Gehirnfestplatte beschreiben. So viele einströmende Reize kann das ADHS-Gehirn oft nicht verarbeiten. Und jeder neue Reiz führt wieder zu einer Ablenkung, weil das ADHS-Gehirn instinktiv die aktuelle Tätigkeit unterbricht, um zu schauen, ob etwas spannend oder gefährlich ist. Die Folge ist ständige Dekonzentration. Da das ADHS – Gehirn auch ganz subtile Reize wahrnimmt, genügt ein fernes Hupen und schon geht die Aufmerksamkeit dorthin. Jeder Student, der sich in der Vorlesung die Nase putzt, den Stift fallen lässt oder gerade mit seinem Nachbarn schwätzt, kann den ADHS-ler aus dem Tritt bringen. Die Faustformel: Je mehr Reize, desto mehr Ablenkung und desto weniger Konzentration. Das gilt natürlich auch für neurotypische Menschen, aber bei ADHS-lern ist es viel ausgeprägter.

1.3 Tritt ADHS heute häufiger auf?

Wir erkennen nur das, was wir wissen, und bis heute sind nur 0,2 % der Bevölkerung diagnostiziert, obwohl wir wissen, dass die aktuelle Prävalenz ca. 2,5 % – 4 % beträgt.[18] Insofern gibt es natürlich keine Vergleichsdaten zu früheren Zeiten. Sicher ist aber, dass sich unsere Umgebungsbedingungen fundamental verändert haben und dies nicht zu Gunsten der ADHS-Betroffenen. Nehmen wir beispielsweise ein Dorf in Oberbayern vor 100 Jahren.

Die Menschen, die von ADHS betroffen waren, hatten damals ganz andere Lebensbedingungen. Sie lebten in einer Dorfgemeinschaft und wahrscheinlich auch in einer Großfamilie. Sie betreuten Kinder gemeinsam mit anderen Familienmitgliedern und arbeiteten gemeinsam auf dem Feld. Kinder wurden vom ganzen Dorf miterzogen. Vieles spielte sich draußen ab, auf dem Feld, die Kinder spielten auf der Straße, und nach der schweren körperlichen Arbeit war man abends müde und ging früh zu Bett. Die Schule stellte keine großen Ansprüche. Es gab weder Fernseher noch irgendwelche digitalen Endgeräte. Es gab kaum Ablenkung und Reizüberflutung, dafür aber viel Struktur, soziale Kontrolle und Bewegung.

Unter diesen Bedingungen konnten wahrscheinlich die meisten ADHS-ler einen guten Platz in der Gemeinschaft finden. Ihre Aufgaben waren notwendigerweise streng getaktet: Feldarbeit, Kindererziehung, Kochen, Waschen, Kirchgang. Die dörfliche Gemeinschaft hatte ihre strengen Regeln, der gemeinschaftlichen Arbeit konnte man sich nicht entziehen. Dafür gab es kein Multitasking, keine Radios, Fernseher und Mobiltelefone. Auch heute rate ich vielen ADHS-lern, lieber aufs Land zu ziehen statt in einer turbulenten, rastlosen, reizüberfluteten Großstadt zu wohnen. Tatsächlich berichten mir viele Menschen mit ADHS, dass es ihnen in einer reizarmen, naturnahen Umgebung deutlich besser ergeht und dass sie nicht mehr so angespannt sind.

Es ist also unser heutiges Leben, das ADHS-Betroffene in Schwierigkeiten bringt. Konzentriertes, oft langweiliges Arbeiten, zu wenig Bewegung, Homeoffice, den ganzen Tag in sitzender Haltung auf einen Bildschirm schauen: Das alles geht gegen die Natur des steinzeitlichen Jägers und der Sammlerin. Das Internet, in dem man sich mit einem Klick in ein anderes Thema oder sogar in eine andere Welt versetzen kann, verführt ADHS – Betroffene zusätzlich, und zwar noch schneller als andere, sich abzulenken und andere Tätigkeiten zu unterbrechen.

Wir überschauen noch gar nicht die Folgen von TikTok, Instagram und Co, die unsere Kinder Stunden am Tag bespaßen. Die schnelle Frequenz von wechselnden Inhalten, die Algorithmen, die immer mehr Spannung erzeugen, sind gerade für ADHS-ler der perfekte Dopaminkick und häufig ein Einstieg in eine Internet- oder Spielesucht, die bei ADHS deutlich häufiger auftritt. Statt Konzentration zu üben, werden unsere Kinder über soziale Medien und Videospiele systematisch und vorsätzlich dekonzentriert. Sie sind nicht mehr in Vereinen, haben zu wenig Bewegung, abnehmende Realkontakte bei sinkender sozialer Kompetenz. Ob das im Erwachsenenalter überhaupt aufzuholen ist, sehe ich eher kritisch.

1.4 Warum wird ADHS so selten diagnostiziert und behandelt?

Wir müssen uns eingestehen, dass wir als Therapeuten nur das erkennen, was wir kennen und wissen. Wenn uns die Kernsymptome des ADHS nicht präsent sind und wir daher nicht nach ihnen fragen, dann werden die Symptome der ADHS-ler in andere Diagnoseschubladen gepresst, die das Störungsbild oft nur unzureichend erklären, z. B. bipolare Erkrankung oder Borderline-Persönlichkeitsstörung. Mit dem Übersehen von ADHS erleiden Patienten oft empfindliche Nachteile.

Leider findet immer noch das Thema ADHS in der Ausbildung der Psychologen, Mediziner, Sozialpädagogen und Sozialarbeiter immer noch zu wenig Beachtung. Es erstaunt schon, warum das Wissen über ADHS, dass sehr gut wissenschaftlich abgesichert ist, nicht ausreichend in Lehre und Behandlung umgesetzt wird.

Ich habe noch gelernt, dass Magengeschwüre psychosomatisch seien, und tatsächlich wurden in meiner Ausbildungszeit Menschen mit Magengeschwüren psychotherapeutisch behandelt. Etwa zur gleichen Zeit wie die Erstpublikationen von ADHS bei Erwachsenen wurde der Helicobacter pylori entdeckt. Das ist das Bakterium, das Magengeschwüre verursacht. Es wäre heute undenkbar und ein wahrer Kunstfehler, Magenschwüre ausschließlich mit Psychotherapie zu behandeln statt mit den notwendigen Antibiotika. Aber bei dem Thema ADHS hat sich in der gleichen Zeit wenig verändert, und bis heute erlebe ich es nahezu täglich, dass ich Patienten sehe, die sich bei klarer ADHS-Symptomatik jahrelang mit Psychotherapie und ihren unbewussten Konflikten beschäftigt haben.

1.5 Ätiologie der ADHS

Ich möchte dieses Kapitel knapp halten und Ihnen nur die wichtigsten Informationen geben, weil es dazu sehr gute Fachbücher gibt, insbesondere die Bücher von Barkley oder Krause.[19] Die Ätiologie der ADHS ist komplex und bisher nicht vollständig verstanden.

Verschiedene Forschungsgebiete leisten aktuell einen Beitrag zum verbesserten Verständnis der ADHS. *Genetische Ursachen* spielen in der Ätiologie der ADHS eine große Rolle. Sowohl die Zwillingsuntersuchungen wie auch genomweite Assoziationsstudien zeigen dies deutlich.[20] Die Prävalenzraten in Familien mit ADHS-Betroffenen zeigen ein deutlich erhöhtes Risiko für Familienmitglieder. Verwandte ersten Grades haben ein zwei- bis achtfach erhöhtes Risiko, an ADHS zu erkranken. Geschwister und Eltern sind in 10-35 % der Fälle ebenfalls betroffen, wenn ein Kind eine ADHS-Diagnose hat. In diesen Familien zeigen sich aber auch häufiger andere psychiatrische Erkrankungen wie Depressionen, Angststörungen, Suchterkrankungen etc. Auch in Adoptivstudien konnte gezeigt werden, dass die biologischen Eltern deutlich häufiger von ADHS betroffen waren als die Adoptiveltern. Bei eineiigen Zwillingen zeigte sich eine Konkordanz von über 80 % gegenüber zweieiigen Zwillingen mit ca. 25 %.[21]

ADHS und Autismus sind die Erkrankungen, bei denen die Heredität die größte Rolle spielt. Natürlich zeigt sich wie bei allen anderen psychiatrischen Erkrankungen auch eine komplexe Interaktion zwischen Umwelt, Vererbung, life events und protektiven sowie belastenden Faktoren. Die hohe Heritabilität der ADHS wird wohl durch viele Gene vermittelt.

Exkurs zur Genetik

Familienstammbäume zeigen heterogene Kandidatengene, die wohl jeweils nur einen geringen Einfluss auf die ADHS-Symptomatik haben. Hier spielen bei der dopaminergen Signalübertragung die Gene (DRD4, DRD5) eine Rolle. Bei der Vermittlung der dopaminergen und noradrenergen Signalübertragung (DAT, NAT). Bei der serotonergen Signalübertragung spielt 5HTT/SLC6A4 und 5HTR1 eine Rolle, sowie SNAP25 und SYT4 bei der synaptischen Signalübertragung. Weiterhin fand man Hinweise auf die chromosomalen Bereiche 5p13, 11q22, 16q 21, SNAP 25 usw. All diese Gene haben aber nur kleine Effekte. Man fand auch chromosomale Überschneidungen für Autismus, Legasthenie, Bipolare Störung, Schizophrenie, aggressivem und antisozialem Verhalten. Die Liste ist nicht vollständig und wird ständig erweitert.[22]

Bei ADHS handelt es sich um einen polygenetischen Vererbungsmechanismus, aber keines der gefundenen Gene kann für eine Diagnostik herangezogen werden. Bei der Entstehung sind wohl verschiedene Gengruppen involviert, die Neuronenbildung, Neurotransmitter und Neuritenwachstum beeinflussen. Es ist davon auszugehen, dass die ADHS-Symptomatik ein Kontinuum darstellt und additive genetische Effekte den Schweregrad bestimmen.

Seit längerem wird angenommen, dass einige genetische Risikovarianten keine spezielle Prädisposition nur für ADHS bedingen, sondern an der Entstehung weiterer psychiatrischer Erkrankungen beteiligt sind (Pleiotropie). Das bedeutet, dass gleiche Gene mehrere phänotypische Merkmale ausbilden und so unterschiedliche Erkrankungen auslösen können, die ebenfalls von Umwelt und life events beeinflusst werden.

In epigenetischen Studien konnte gezeigt werden, dass die Methylierung der DNA bei ADHS-Symptomen verändert sein könnte. Diskutiert wird in diesem Zusammenhang, ob pränataler Stress, Stress der Mutter, Nikotin oder Alkoholkonsum der Mutter in der Schwangerschaft das fetale Immunsystem verändert und dadurch eine erhöhte Anfälligkeit für chronisch systematische Entzündungsprozesse bedingen, die sowohl die Gehirnentwicklung wie auch das Darm-Mikrobiom beeinflussen können. Dies könnte auch das Bindeglied für die erhöhte Rate an somatischen Erkrankungen bei ADHS sein, besonders Autoimmunerkrankungen und chronisch entzündliche Erkrankungen, wie auch weitere somatische Erkrankungen.

Weiterhin zeigen sich pathophysiologisch Störungen der verschiedenen Areale im präfrontalen Cortex und ein vermindertes Volumen der Basalganglien, des anterioren singulären Cortex und des Kleinhirns. Das Hirnvolumen ist um 3-5 % vermindert. Je ausgeprägter die ADHS-Symptomatik, desto größer die Volumenminderung.[23]

Die kortikale Reifung ist ebenfalls vermindert, das bedeutet, dass ADHS-Betroffene oft 3-4 Jahre später reifen. Das hat nichts mit der Intelligenz zu tun, sondern mit der reifen Abwägung von Entscheidungen bzw. einer guten Entwicklung der Exekutivfunktionen.

Menschen mit ADHS mit ihrer verspäteten Hirnreifung können ihre Begabung daher oft nicht ausreichend nutzen, und ihre mangelnde Affektkontrolle führt zu Frustration und Stress. Die Frustration führt aber auch wieder zu vermehrtem aggressiven Verhalten, Depression oder Angst, wie auch zu Suchtverhalten. ADHS spielt natürlich auch eine Rolle bei dem Zusammenspiel der verschiedenen Netzwerke in unserem Gehirn. Bei ADHS zeigt sich eine geringere Konnektivität in den Netzwerken der Exekutivfunktionen, des Belohnungsnetzwerks und Aktivitätsnetzwerks.

Das *Mikrobiom:* Unsere Darmbakterien erfüllen eine wichtige Funktion. Die Zusammensetzung der Darmbakterien beeinflusst die Funktion unseres Gehirns, unser Wohlbefinden und unsere körperliche und seelische Gesundheit (Darm-Gehirn-Achse). Bis heute wissen wir allerdings nicht, wie eine gesunde Darmbakterienbesiedelung quantifizierbar ist und wie genau diese beeinflusst werden kann. Es zeigt sich aber in Studien, dass die mikrobielle Diversität bei ADHS anders ist. Da das Mikrobiom auch von unserer Ernährung, Diäten und Umwelteinflüssen abhängig ist, kann noch nicht genau beurteilt werden, wie Genetik, Ernährung und Lebensführung in Zusammenhang stehen.[24]

Es gibt weitere Risikofaktoren für ADHS. Nikotin- und Alkoholkonsum der Mutter während der Schwangerschaft ist ein gesicherter Risikofaktor. Durch hohen Alkoholkonsum während der Schwangerschaft kann sich ein fetales Alkoholsyndrom (FAS) entwickeln, das ein dreifach erhöhtes Risiko für ADHS bedingt. Auch Frühgeburten und Mangelgeburten bedingen ein höheres Risiko für ADHS.

Ungünstige psychosoziale Bedingungen und familiäre Konflikte, ebenso wie niedriges Einkommen und/oder Suchterkrankungen in der Familie können den Verlauf von ADHS verschlimmern. Umgekehrt können günstige Einflüsse wie ein unterstützendes und fürsorgliches Elternhaus mit guten finanziellen Ressourcen, Leben auf dem Land und Intelligenz den Verlauf von ADHS günstig beeinflussen.

Betont werden muss auch, dass die Beziehung zwischen Mutter und Kind durch die ADHS-Symptome des Kindes beeinflusst werden. Eine Mutter mit einem schwer betroffenen ADHS-Kind, das ständig unruhig ist, nicht schläft und ein oppositionelles Verhalten zeigt, wird deutlich gestresster sein und schneller an ihre Grenzen kommen als eine Mutter mit einem fröhlichen und ausgeglichenen Kind, das gut mit ihr korrespondiert und freundliches Verhalten zeigt. Auch das Kind prägt natürlich die Eltern-Kind-Interaktion mit.

Wie bei allen anderen seelischen Störungen und Erkrankungen gibt es für ADHS keine diagnostischen Blutuntersuchungen und keine diagnostischen bildgebenden Verfahren. ADHS ist immer eine klinische Diagnose. Das Wichtigste bei der Diagnostik von ADHS ist immer die ausführliche Erhebung der Lebensgeschichte und der aktuellen Symptome und Schwierigkeiten.

Zusammenfassung

- ADHS ist eine Störung der mentalen und neuronalen Entwicklung und wird als Strukturstörung eingeordnet.
- ADHS ist eine besondere Art zu sein und mit der Persönlichkeit der Betroffenen untrennbar verbunden.
- Menschen mit ADHS zeigen ein anderes Stärke- und Schwächeprofil als neurotypische Menschen.
- ADHS ist ein komplexes Zusammenspiel verschiedener Genvarianten, die häufig in der Allgemeinbevölkerung vorkommen und die jeweils geringe Effekte haben. Je mehr diese Gene kumulieren, desto stärker die Ausprägung der ADHS.
- ADHS ist somit ein Symptomkomplex mit unterschiedlicher Ausprägung, die vorwiegend genetisch bestimmt wird.
- Die Symptome zeigen sich in Defiziten der Exekutivfunktionen, der Verhaltenskontrolle, des Belohnungssystems und der Konzentration.
- Zahlreiche genetische Risikofaktoren können verschiedene Erkrankungen hervorrufen und diese interagieren mit Umweltfaktoren, life events und sozialen Faktoren.
- Es zeigt sich eine Interaktion zwischen Genetik, Umwelt und Epigenetik.

1.6 Was ist bei ADHS anders (als bei anderen psychischen Erkrankungen)?

In den letzten Jahren ist das Thema Neurodiversität bei ADHS durch soziale Medien in den Mittelpunkt gerückt. Einerseits definieren sich ADHS-Betroffene gerne als neurodivers, einfach anders und verlangen, dass die Umwelt auf ihre Besonderheiten Rücksicht nimmt. Das ist für viele ein hilfreiches Konzept. Wichtig ist es aber zu betonen, dass ADHS eine Spektrumerkrankung ist. Wir haben ADHS-Betroffene, die zwar deutlich ADHS-Symptome haben, aber damit gut zurechtkommen, und dann ist es eben nur eine besondere Art zu sein. Aber es geht ja um all die Menschen, die gerade mit den Schwierigkeiten ihrer Emotionsregulation und mit den Problemen ihrer eingeschränkten Exekutivfunktionen nicht zurechtkommen und die zusätzliche Begleiterkrankungen entwickeln. Durch die hohe Rate an Begleiterkrankungen leiden diese Betroffenen oft an mehreren Erkrankungen, die behandelt werden müssen. Und deutlich ausgeprägte ADHS-Symptome haben einen hohen Krankheitswert mit einem enormen Leidensdruck und einer deutlichen Einschränkung der Lebensqualität der davon Betroffenen.

Noch einmal zur Wiederholung:

Die Entstehung der ADHS ist zwar multikausal, überwiegend ist diese jedoch als genetisch bedingt anzusehen und als eine primär neurobiologische Auffälligkeit, die komplex mit sozialen Faktoren, Umweltfaktoren und life events interagiert.[25]

Die medikamentöse Behandlung, die im Erwachsenenalter bei Vorliegen einer ADHS neben der Psychoedukation bei allen Schweregraden empfohlen wird, hat eine hohe Effektivität, was wahrscheinlich die ausgeprägte neurobiologische Komponente widerspiegelt.[26]

Anders als dies bei anderen psychischen Erkrankungen gesehen wird, stehen somit im Hinblick auf die Entstehung der ADHS weniger prägende Erlebnisse in der Kindheit und der Jugend im Vordergrund. Natürlich spielen auch im weiteren Verlauf der ADHS die Primarfamilie, Bindungen und Bezugspersonen eine Rolle, Aber ADHS wird zunächst als vorwiegend genetische Besonderheit gesehen, und der Verlauf von ADHS wird durch protektiv und schädliche Lebensfaktoren natürlich wie alle anderen seelischen Erkrankungen auch beeinflusst. Natürlich spielen auch die Komorbiditäten im weiteren Lebenslauf, ebenso wie die richtigen und falschen Behandlungen, eine Rolle. Die medikamentöse Behandlung ist, gerade bei Verbesserung der Kernsymptomatik, deutlich der psychotherapeutischen Behandlung überlegen. Diese hat zwar bei Menschen mit ADHS aufgrund der häufigen Selbstwertprobleme und Begleiterkrankungen einen hohen Stellenwert, ist jedoch deutlich weniger wirksam, wenn es um die Verbesserung der ADHS-Symptomatik im Erwachsenenalter geht. Zudem sollte der Psychotherapeut sehr gute Kenntnisse über ADHS haben, um diesen Anteil ausreichend berücksichtigen und einbeziehen zu können.

Immer wieder begegnet mir auf meinen Fortbildungen zum Thema adulte ADHS eine ausgeprägte Skepsis an der Diagnose selbst. Therapeutisch wird der Schwerpunkt auf die psychotherapeutische Behandlung gelegt und die Wirksamkeit oder Notwendigkeit einer spezifischen Medikation wird angezweifelt. Hier muss eindeutig festgehalten werden, dass ADHS eben nicht durch eine deprivierte Kindheit, auch nicht durch Bindungsstörungen oder Traumata primär entsteht. Da sich aber die ursächlichen Symptome der ADHS oft schon im frühen Kindesalter zeigen und überdies oft mindestens ein Elternteil ebenfalls von ADHS betroffen ist, können sich daraus schon früh schwierige Familiendynamiken entwickeln, und auch die Wahrscheinlichkeit für traumatisierende Erfahrungen steigt deutlich an. Diese sind jedoch als eine mögliche Folge der Erkrankung und der Entwicklungsbedingungen zu sehen. Ferner haben ADHS-Kinder und deren häufig auch betroffene Elternteile es schwer, die Familienatmosphäre ausgleichend zu gestalten, so dass sich hier teilweise sehr intensive Dynamiken entwickeln, die wiederum sich ungünstig auf die weitere Entwicklung der Betroffenen auswirken können.

Das ist ein Paradigmenwechsel in den P-Fächern:

- ADHS ist überwiegend genetisch bedingt.
- ADHS und Autismus sind deshalb als neuronale Entwicklungsstörungen im ICD-11 kategorisiert.
- ADHS und Autismus können nicht durch Behandlungen wegtherapiert werden, sondern sie bestehen meist ein ganzes Leben lang, und es geht darum, dass Betroffene damit einen guten Weg finden.

Besonders in Deutschland haben wir aufgrund unserer grauenvollen Vergangenheit zu Zeiten des Nationalsozialismus, in der so viele angeblich »genetisch minderwertige« Menschen ermordet wurden, einen hohen Widerstand gegen jegliche Vorstellung von genetisch bedingtem Anderssein. Es bestehen jedoch wenig Zweifel, dass ADHS eine neurobiologische Besonderheit ist, die das ganze Leben bestehen bleibt und auch im Alter noch eine Rolle spielt.

Als Fachärztin für Psychosomatik und Psychotherapie finde ich es schade, dass die Psychotherapie bei der ADHS so viel weniger wirksam ist als eine Medikation. Das Aufarbeiten von Kindheitserlebnissen kann aber meist nicht zu einer Verbesserung der ADHS-Symptome führen, diese bleiben bestehen. Ohne Kenntnis der Symptomatik werden Symptome einer falschen Ätiologie zugeordnet. Hier nur ein Beispiel von vielen:

> Ich habe kürzlich einen Patienten gesehen, der anamnestisch schon als Kind deutlich das Bild des unaufmerksamen Typs der ADHS zeigte. Sein Spitzname als Kind war »lahme Ente«. Seine Eltern erfassten, dass er begabt war. Mit guter Förderung machte er sein Abitur und schloss dann ein Studium ab. Er zeigte jetzt mit Mitte 30 ein schweres Erschöpfungssyndrom mit ausgeprägten Selbstzweifeln und depressiver Verstimmung. Er konnte sich kaum organisieren und notwendige Aufgaben nicht anfangen. Er hatte bereits vor Jahren in der ADHS-Ambulanz einer Universitätsklinik die Diagnose ADHS bekommen. Er wurde dort aber nicht medikamentös eingestellt. Eine bekannte psychosomatische Klinik, in der er zuletzt stationär behandelt wurde, hatte trotz Vorlage der Diagnose die ADHS überhaupt nicht beachtet. Im Arztbrief ist zu lesen, dass seine Mutter überehrgeizig und emotional missbrauchend gewesen sei. Das sei der Grund seiner jetzigen Depression und Erschöpfung.
> Ich erwähne dieses Beispiel hier um zu zeigen, wie Ursache und Entwicklungs- bzw. Folgebedingungen verwechselt werden, bzw. die zugrundeliegende ADHS trotz der erheblichen Auswirkungen überhaupt nicht ausreichend therapeutisch gewürdigt wurde. Die Ursachenzuschreibung, dass die Mutter an seiner Erkrankung »schuld gewesen« sein sollte, hätte einen schweren Keil in die Herkunftsfamilie treiben können. Der Patient berichtete mir zudem, dass er sehr liebevolle und unterstützende Eltern gehabt habe. Und erfahrungsgemäß hätte der Patient nicht ohne hartnäckige Unterstützung seiner Eltern überhaupt ein Abitur oder Studium machen können. Diese haben seine Begabung erkannt und ihn gefördert, und dies ist ein liebevoller, oft nervenaufreibender Einsatz. Es ist geradezu widersinnig, die Mutter als missbrauchend dazustellen. Nach medikamentöser Einstellung geht es ihm jetzt deutlich besser. Er ist nicht mehr erschöpft, bewältigt seinen Alltag deutlich besser, und er kann organisiert und konzentriert arbeiten. Seine Depression ist deutlich gebessert, weil er jetzt wieder eine Selbstwirksamkeit hat und erfolgreich sein kann. Das Wissen über ADHS hat ihm auch sehr geholfen, seine lebenslang bestehenden Schwierigkeiten zu verstehen und sich selbst besser damit zu akzeptieren.

Das Beispiel zeigt, dass durch eine »Deutungshoheit« einzelner Therapeuten unserer Berufsgruppe die leitliniengerechte Behandlung etablierter Krankheitsbilder verunmöglicht wurde.

Diagnostic overshadowing und adulte ADHS

ADHS wird oft übersehen, weil Therapeuten nicht die richtigen Fragen stellen. Vielfach werden daher im Erwachsenenalter nur Komorbiditäten diagnostiziert, da diese die ADHS-Symptomatik »überschatten«. Eine unzureichend diagnostizierte und somit auch unzureichend behandelte darunterliegende ADHS ist jedoch für viele Komorbiditäten ein aufrechterhaltender Faktor und sollte unbedingt therapeutisch beachtet werden.[27]

Viel zu viele ADHS – Betroffene sind lange in Psychotherapie, ohne dass die Diagnose gestellt wird. ADHS ist eine Erkrankung aus unserem Fachgebiet. Aufgrund des heutigen Erkenntnisstandes kann kein Psychiater oder Psychotherapeut, der sich wie vorgeschrieben fortgebildet hat, behaupten, dass er ADHS nicht diagnostizieren und behandeln könne. Zuerst sollten Sie die Patienten diagnostizieren, die bereits in Ihren Praxen sind, und sie werden sich wundern, wie viele sie davon haben, denn es ist jeder fünfte bis siebte Patient.[28] Ich möchte alle Kollegen:innen dazu ermutigen, sich mit diesem Thema zu beschäftigen. Sie werden bei richtiger Diagnose und Behandlung nirgends schneller Erfolge in ihrem Fachgebiet sehen, und sie werden viel Leid und Scheitern verhindern, wenn sie sich mit ADHS auseinandersetzen.

Nach heutigem Wissensstand kann es als Kunstfehler angesehen werden, ADHS nicht zu erkennen. Der Schaden des fehlerhaft nicht erkannten betroffenen Patienten kann groß sein. ADHS-Patienten haben ein Recht darauf, leitliniengerecht diagnostiziert und behandelt zu werden. Es obliegt uns nicht, wichtige Krankheitsbilder aus unserem Fach einfach auszublenden oder aber uns dafür nicht zuständig zu erklären. Nicht die ADHS – Ambulanzen sind zuständig, sondern jeder aus unserem Fachgebiet. ADHS-Ambulanzen sollten schwierige Fälle vorbehalten bleiben, denn sie haben nur wenig Kapazitäten.

Wann sollten wir an ADHS denken?

- Wenn ein Patient seine Arbeitsstelle verliert, weil er unzuverlässig arbeitet.
- Wenn er sein Studium abbrechen muss, obwohl seine Begabung mehr als ausreichend ist.
- Wenn seine Beziehung scheitert, weil es der Partner nicht mehr aushält.
- Wenn eine intelligente Frau im Studium einfach ihr Leben nicht mehr organisieren kann.

Von den Krankenkassen ist zu fordern, dass sie angemessene Zuschläge für die Behandlung von ADHS-Patienten bezahlen. Dies ist schon wegen der Komorbidität gerechtfertigt, und es könnte den Krankenkassen hohe Folgekosten ersparen.

Ist ADHS anders als andere seelische Erkrankungen?

Dass ADHS vorwiegend genetisch bedingt ist, bedeutet für viele Therapeuten ein Umdenken. Wir wissen zwar, dass der genetische Anteil an psychischen Störungen auch bei anderen Erkrankungen eine Rolle spielt. Bei ADHS und Autismus aber eben eine besonders große.

Bei der Behandlung der ADHS besteht die Empfehlung als first line Therapie in einer medikamentösen Therapie mit Stimulanzien.[29] Damit ist ADHS das einzige Krankheitsbild in unserem Fachgebiet, dass nicht Psychotherapie als Mittel der ersten Wahl vorsieht.

Es scheint sehr schwer zu sein, gelernte Konzepte durch neue wissenschaftliche Erkenntnisse zu relativieren. Ich erlebe es immer noch, dass ich Gutachtern die Psychodynamik der ADHS erklären soll. Nein, es ist umgekehrt. ADHS entfaltet seine Psychodynamik. ADHS-Kinder sind reizoffen, impulsiv, oft oppositionell, konzentrationsgestört und emotional dysreguliert. Und das macht ihnen und auch den Eltern oft sehr früh schon erhebliche Probleme.

1.7 Woran Sie ADHS-Betroffene erkennen

Wenn man weiß, was die Besonderheiten der ADHS sind, dann erkennt man sie oft schon auf den ersten Blick, was uns natürlich nicht davon entbindet, eine fundierte Diagnostik zu machen.

Oft können die Mitarbeiterinnen im Sekretariat schon bei der Terminvergabe Hinweise geben. Es sind die Patienten, die sich für keinen Termin entscheiden können, die zum falschen Termin kommen, keine Versichertenkarte dabeihaben, endlose Telefongespräche mit den Mitarbeiterinnen führen und doch zu keinem Ende kommen. Diese Patienten füllen unsere Fragebögen öfter in der Praxis aus. Was sie nicht wissen ist, dass unsere Mitarbeiterinnen die Zeit messen, die sie dafür brauchen. Das gibt uns wertvolle Hinweise darauf, wie ihr Arbeitsverhalten ist. Neurotypische Menschen brauchen dafür zwischen 45 und 60 Minuten. Die Hyperaktiven unter ihnen füllen diese Bögen in unter 20 Minuten aus, übersehen dabei Seiten und beantworten Fragen äußerst knapp und dürftig, weil sie ungeduldig und gelangweilt sind. Die Unaufmerksamen sind durch die Anzahl der Fragen gequält. Sie können sich nicht entscheiden, denken lange nach, bleiben hängen, verbessern, sind unschlüssig, ändern wieder ihre Meinung, wie sie die Frage beantworten wollen. Wir haben schon ADHS-Patienten gehabt, die nach acht Stunden Fragebogen ausfüllen in der Praxis von unserer Putzfrau der Praxis verwiesen wurden. Das zeigt aber natürlich nur, welche Probleme sie im Alltag haben. Gerade die unaufmerksamen ADHS-ler sind oft ungeheuer langsam, unentschlossen, und es ist nachvollziehbar, dass sie damit große Probleme an ihrem Arbeitsplatz bekommen. Sie leiden oft darunter und schämen sich dafür. Manche arbeiten heimlich, damit das nicht auffällt.

Oft kann zeigen sich die typischen ADHS-Probleme schon im Erstkontakt. Sie kommen gehetzt, zu spät, sind sprunghaft, wollen alles auf einmal erzählen, wechseln ständig die Themen. So manchmal wird man als Therapeut von der schieren Fülle der Themen und Emotionen erschlagen. Wenn sie nach einem Erstgespräch das Bedürfnis nach einem Kaffee, Ruhe und Rückzug haben, denken sie auch an ADHS.

Die Patienten wirken oft auch ein bisschen wirr, die Frisur ist auf die Schnelle vielleicht nicht gekämmt. Ihr Aussehen ist oft bunt und unkonventionell, manchmal auch schlampig. Ich will damit nicht ADHS-Betroffene abwerten, sondern einfach nur den Blick darauf richten, dass es sich lohnt, auch den ersten Eindruck auf ADHS zu überprüfen. Lohnenswert kann auch der Blick in die viel zu große Handtasche von ADHS-Frauen sein, die deshalb so viel mit sich herumschleppen müssen, weil sie sich nicht entscheiden können, was sie alles zu dem Termin mitnehmen müssen. Sie nehmen dann lieber alles mit und finden nichts. Oft tragen sie chaotisch überfüllte Krimskrambeutel oder Rucksäcke mit sich, deren Inhalt nicht das Gewünschte zu Tage fördert. Das gibt ihnen schon mal einen Einblick in ihr tägliches Chaos.

Oft kommen sie als Notfall, und dann können sie ungeduldig, fordernd und anmaßend sein. Das kann für die Mitarbeiterinnen schwierig werden, weil sie beim Einfordern von Versichertenkarten oder dem Insistieren auf das Ausfüllen von Fragebogen schnell mit dem Unmut und der Impulsivität der ADHS-Betroffenen konfrontiert sein können.

Regeln werden so manchmal außer Kraft gesetzt, und mancher ADHS-ler ist fassungslos, dass er nicht einfach ein neues Rezept bekommt, wo er doch gerade zum dritten Mal sein Rezept verloren hat oder es einfach nicht findet.

Wenn Patienten schon mehrere Therapien hinter sich haben, denken Sie an ADHS und fragen Sie sich, warum diese nicht geholfen haben. Vielleicht wurde genau das ADHS übersehen. Wenn sie mit einem Patienten mit niedriger Frustrationstoleranz zu tun haben, denken sie nicht nur an Borderline oder Narzissmus, sondern auch an ADHS. In den Biografien sind Abbrüche und Trennungen häufig. Fragen Sie nach Schulabbrüchen, Schulwechseln, vielen Umzügen, Trennungen und Scheidungen, Berufswechsel und Kündigungen. Fragen Sie auch nach Unfällen und Risikoverhalten. Wichtig auch die Frage, wie sie Auto fahren, wie viele Punkte sie in Flensburg haben und ob sie schon einmal mit dem Gesetz in Konflikt gekommen sind.

Menschen mit ADHS brauchen auch in der Psychotherapie Struktur

ADHS-Betroffene brauchen auch in der Behandlung Grenzen und Struktur. Versuchen Sie zu definieren, an welchem Thema der Patient arbeiten will. Geben Sie eine Rückmeldung, wenn er weiter von einem Thema zum anderen springt und sagen Sie ihm, wann Sie sich von der Fülle der Informationen und Gedanken überfordert fühlen. Oft bemerken ADHS-Patienten das gar nicht, weil es für sie so normal ist. So denken und fühlen sie eben. Treffen Sie klare Regelungen am besten schriftlich und denken Sie daran, dass ADHS-Patienten ganz vieles wieder vergessen.

1.8 Therapeutische Besonderheiten und Herausforderungen

Wir müssen unseren Patienten die richtigen Fragen stellen, um herauszufinden, ob sie von ADHS betroffen sind. Die meisten Patienten sind vorbehandelt und haben weitere Komorbiditäten. Es ist von großer Bedeutung, dass ADHS erkannt, diagnostiziert und behandelt wird, weil sich daraus andere Behandlungsoptionen ergeben. Unbehandelt füttern die Symptome der ADHS weiter die Begleiterkrankungen.

Wir sehen so gut wie keine unbehandelten Patienten.[30] Sie haben meist schon mehrere Psychotherapien gemacht und oft bereits verschiedene Psychopharmaka ausprobiert. Die meisten von ihnen haben Antidepressiva eingenommen und damit

ADHS und Begleiterkrankungen / Komorbiditäten

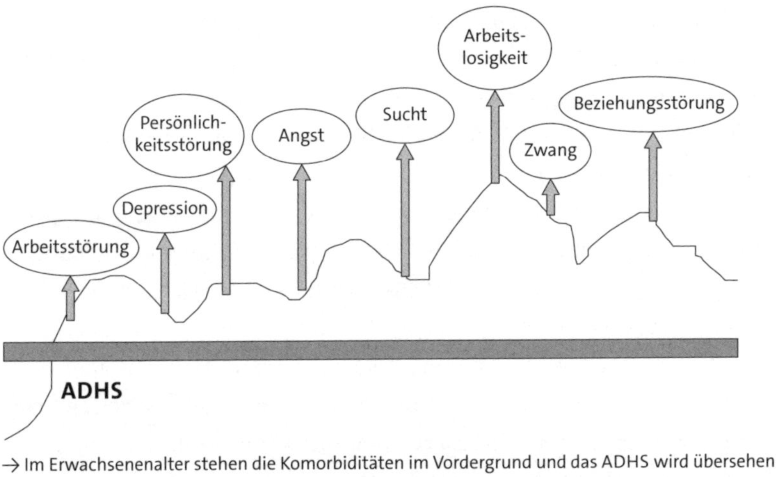

→ Im Erwachsenenalter stehen die Komorbiditäten im Vordergrund und das ADHS wird übersehen!

keine ausreichende Besserung erfahren. Sie geben sich oft selbst die Schuld, dass sie mit der therapeutischen Hilfe ihr Leben immer noch nicht im Griff haben. Dabei ist es ja nicht ihr Versagen, sondern – um es auf den Punkt zu bringen – das Versagen der Psychotherapeuten und Psychiater, die ADHS nicht erkannt und störungsspezifisch behandelt haben. Das ist der Grund, warum viele ADHS-Patienten schon resigniert und mit tiefen Selbstzweifeln in ihre Praxis kommen. Sie erleben sich als insuffizient, und oft schämen sie sich auch für ihr vermeintliches Therapieversagen. Sie sind der Überzeugung, dass nur sie erfolglos in der Psychotherapie sind, einfach unfähig, das dort Erarbeitete umzusetzen.

Die meisten haben mit ihrem inneren Kind gearbeitet, und die Ursachen ihrer Konzentrationsstörung oder des mangelnden Erfolgs dort verortet. Manchmal höre ich auch, dass Psychotherapeuten die Ursache ihrer Probleme in der Angst vor Erfolg sehen. Das ist besonders perfide, denn ADHS-Betroffene haben keine Angst vor Erfolg, sie würden sehr gern erfolgreich sein, aber es gelingt ihnen nicht. Andere Psychotherapeuten interpretieren die ADHS-Symptome als das Ergebnis der rigiden Erziehungsideale narzisstischer Mütter, die zu viel Leistung von ihrem Kind erwarteten, um sich selbst damit aufzuwerten. Da ADHS-Patienten schon mit ADHS auf die Welt gekommen sind, nehmen sie ihre Probleme ich-synton wahr. Sie haben es nie anders erlebt, als dass sie von kleinsten Reizen abgelenkt sind, ihre Gedanken hin und herspringen und sie unstrukturiert und chaotisch sind. Die meisten haben zwar ein diffuses Gefühl von Anderssein, aber sie können dies oft nicht konkretisieren oder an bestimmten Verhaltensweisen festmachen.

Sie sehen oft auch keinen Zusammenhang zwischen Überstimulation, Reizüberflutung und ihrer inneren Anspannung und zunehmenden Impulsivität. Sie haben keine Ahnung von ihrer scharfgestellten Alarmanlage, die sie so schnell überreagieren lässt. Deshalb erzählen sie uns auch nicht davon. Sie können wahrnehmen, dass sie plötzlich Angststörungen oder Depressionen entwickeln, denn sie haben die Erfahrung gemacht, dass sie sich früher leichter, freudvoller und unbelasteter erlebt haben und spüren die Veränderung.

Ihre Erinnerung an ihre Kindheit ist bruchstückhaft und ungenau. Das ist sehr typisch für ADHS-Betroffene. Oft sind die Erinnerungen durch ihre scharfgestellte Alarmanlage verzerrt worden, denn ADHS-Betroffene fühlen sich schneller gekränkt, abgelehnt und zu kurz gekommen. Sie erleben ihre Umwelt feindseliger. Wenn sie das erlebt haben, dann werden sie uns das so erzählen. Das muss aber nicht unbedingt immer so gewesen sein. Wir wissen auch, dass ADHS-Betroffene negative Erfahrung besser abspeichern als positive. Auch das kann zu einer verzerrten Erinnerung beitragen und ein negatives Selbstkonzept zementieren.

Häufig stimmt die Erinnerung auch, denn ADHS-Kinder sind meist sehr anstrengend und für die Eltern oft eine pädagogische Herausforderung. Eltern erleben einen ständigen Kampf ums Zähneputzen, Aufräumen, die Schulaufgaben und Mithilfe im Haushalt usw. Das kann sehr nervenaufreibend sein, und besonders wenn ein Elternteil ebenfalls von ADHS betroffen ist, kann es zu impulsiven elterlichen Affekthandlungen führen. Es gelingt dann auch den Eltern nicht, ihre Affekte zu regulieren, und oft triggern sich dann Eltern und Kinder in ihrer Emotionalität gegenseitig. Dann sind Impulsivität und Gefühlsexplosionen an der Tagesordnung. Eltern können impulsive Reaktionen an sich selbst erleben, die sie nie für möglich gehalten haben. So manche Eltern entdecken das Monster in sich, weil die Provokation und das oppositionelle Verhalten ihrer Kinder sie auf die Palme bringen und sie unkontrolliert und impulsiv reagieren. Es kann auch sein, dass Eltern in ihrem Stress Botschaften geben, die für ADHS-Kinder sehr kränkend und verletzend sein können wie z.B: »Warum habe ich überhaupt Kinder in die Welt gesetzt, wenn ich damit nur Stress habe«. ADHS-Kinder schlafen oft schlecht, können impulsiv, missmutig, hyperaktiv und dysreguliert sein, oft sind sie Schreibabys gewesen, die nicht zu beruhigen waren. Die daraus resultierende Schlafstörung stresst Eltern zusätzlich, und ihre Geduld kann zunehmend an ihre Grenzen kommen.

Die Hyperaktiven sind oft oppositionell. Haare waschen und Nägel schneiden können so zum Familiendrama werden, und ständige Kämpfe um das Erledigen täglicher Pflichten oder das Einhalten von Regeln kann auch sehr gesunde Eltern in psychische Ausnahmezustände versetzen. Wenn es dann weitere Kinder in der Familie gibt, die sich angepasster verhalten und auch mit dem Lernen und den Schulaufgaben erfolgreicher sind, werden diese natürlich weniger häufig geschimpft. Das ADHS-Kind erlebt es oft so, dass es selbst immer viel mehr geschimpft wird, und in seiner Überempfindlichkeit kann es auch häufiger Ablehnung und Kritik antizipieren. So kann es sich schnell weniger geliebt und als zu kurz gekommen wähnen und dies auch als Lebenserfahrung abspeichern. Ich sage meinen Patienten: »Sie hatten es mit ADHS schwer und ihre Eltern auch«.

Es ist in der Psychotherapie oft so hilfreich und versöhnend, wenn Betroffene erfahren, dass sie ADHS haben und sie sich so viele ihrer Probleme besser erklären können. Es ist auch so heilsam, wenn es ihnen gelingt, andere ADHS-Familienmitglieder zu identifizieren. So mancher als willkürlich und unberechenbar erlebter Vater, der ständig herumgeschrien hat, kann als ebenfalls Betroffener erkannt werden. So manche Eltern-Kind-Beziehung erfährt eine Heilung, wenn von beiden Seiten akzeptiert werden kann, dass die Symptome der ADHS zu heftigen Gefühlsausbrüchen geführt haben und man sich ohne Vorsatz oft damit gegenseitig verletzt hat. Ich erlebe es oft als sehr große Entlastung, wenn man die ADHS-Probleme in diesen Rahmen setzt: »Keiner hat es gewusst, keiner ist schuld, und es war einfach schwierig!«

Wir als Psychotherapeuten machen uns zu wenig klar, dass wir immer durch die verzerrte Brille unserer Patienten schauen. Ihre Erinnerung kann verzerrt sein durch Überempfindlichkeit und Fehlinterpretationen der jeweiligen Situation. ADHS-Betroffene haben oft keine Vorstellung davon, wie anstrengend sie als Kind waren. Aber ohne diese Informationen wird das Verhalten der Eltern falsch interpretiert. Es ist nicht die Ablehnung des Kindes oder Narzissmus oder Sadismus von Seiten der Eltern, sondern häufig schlichte Überforderung. Ich sehe viele Eltern mit ADHS-Kindern an der Grenze ihrer Belastungsfähigkeit, weil sie in diesem täglichen Kampf um Grenzen und mit den ständigen Dramen einfach die Kraft verlieren und dann selbst kopflos handeln.

Noch etwas ganz Wichtiges. ADHS-ler brauchen engagierte Eltern, die klare Forderungen stellen, Regeln setzen und diese hoffentlich konsequent einhalten. Es ist so wichtig, dass Eltern einfordern, dass Schulaufgaben gemacht, Zimmer aufgeräumt werden und eine Familie nur funktioniert, wenn jeder seine Aufgaben erfüllt. Ohne Eltern, die jeden Tag wieder in den Ring steigen und Leistung, Ordnung, Benimmregeln und Mitarbeit einfordern, sind ADHS-ler verloren. Ich sehe zunehmend Eltern, denen es zu mühsam ist, diesen täglichen Kampf aufzunehmen. Es ist keine gute Idee, ADHS-Kinder machen zu lassen, was sie wollen. Das endet in endlosen Videospielen und dem Versacken in Social Media-Portalen und einem schlechten Schulabschluss, wenn er denn überhaupt erreicht wird. Die Aufgabe der Eltern ist, neben der Liebe und Unterstützung der Kinder auch auf die Schwierigkeiten des Lebens vorzubereiten. Gerade ADHS-Kinder verlieren ihren Kompass, wenn sie nicht Eltern haben, die eine Richtung vorgeben und ihren Kindern normale Pflichten abverlangen. Auch wenn es viel Kraft fordert.

Das heißt aber auch, dass engagierte Eltern eine gewisse Strenge brauchen, um den motivations- und antriebsgestörten ADHS-lern Disziplin und Durchhaltevermögen abzuringen. So manche Eltern geben hier ihr Äußerstes, und das sind nicht überehrgeizige Eltern, sondern Eltern, die ihr Kind lieben und erfassen, dass es ein sehr gutes Potential hat, aber nicht in der Lage ist, dieses Potential zu nutzen. Viele ADHS – Betroffene erzählen mir von diesen Kämpfen, sie erlebten ihre Eltern als zu streng und ungerecht. Ich erkläre oft, dass dahinter viel Interesse an ihnen gestanden hat und dass die Eltern es sich nicht leichtgemacht haben, jeden Tag Disziplin abzufordern. Ich sehe auch, dass die Prognose der ADHS deutlich besser ist, wenn

Eltern diese Herausforderungen täglich annehmen. Es ist für beide Seiten nicht schön und oft sehr aufreibend und anstrengend, aber ADHS-Kinder sind verloren, wenn sie keine beherzten Eltern haben, die ihren Kindern das Erfüllen von Aufgaben und Pflichten abverlangen.

Ich habe das so ausführlich beschrieben, weil ich so oft mit diesen Fehlinterpretationen konfrontiert bin. Ich erkläre meinen Patienten oft, dass sie ohne die als nervig erlebte Mutter, die konsequent Regeln eingefordert hat, wahrscheinlich ihr Studium nicht geschafft hätten. Ich erlebe dann häufig, dass es zu einem Verständnis und einer Versöhnung kommt, weil Eltern besser die Nöte ihres Kindes verstehen und das Kind als Erwachsener auch besser verstehen kann, wie schwierig, trotzig und verweigernd er als Kind gewesen ist.

Auch für Eltern kann es entlastend sein, wenn das erwachsene Kind die Diagnose ADHS bekommt, denn sie haben oft viele Schuldgefühle, was sie vermutlich alles falsch gemacht haben. Diese Erkenntnis ist wichtig: »Niemand hat Schuld«, auch nicht, wenn Eltern selbst betroffen sind, denn niemand sucht sich sein ADHS aus. Mir ist es immer wieder in meinen Vorträgen wichtig: Das Wissen über ADHS kann die in der Kindheit aufgetretenen Konflikte in einen anderen Rahmen setzen und viel zu einer Versöhnung beitragen. Das alles ist nur möglich, wenn der Therapeut weiß, wie sich ADHS schon bei Kindern gestaltet und wie problematisch sich damit eine Eltern-und-Kind-Beziehung gestalten kann.

Ich schreibe das auch aus meiner persönlichen Erfahrung, denn drei meiner fünf Kinder haben ADHS, und ich weiß gut um das tägliche Ringen um Grenzen, Respekt und das Erfüllen der täglichen Pflichten. ADHS-Kinder können ihren Eltern den letzten Nerv rauben, aber sie machen das nicht, um ihre Eltern zu ärgern, sondern weil sie eine Störung der Exekutiv- und Kontrollfunktionen haben.

So mancher gerade diagnostizierte ADHS-ler kann dann zu seinen Eltern gehen und sich für deren pädagogische Schwerstarbeit bedanken, und viele Eltern sind berührt und überwältigt davon, dass ihr langer Kampf auch einmal wertgeschätzt wird. Wenn ich aber stattdessen als Therapeut die Verhaltensweisen der Eltern als narzisstisch, passiv aggressiv, für den eigenen Erfolg missbrauchend interpretiere, dann werden engagierte Eltern oft zu Unrecht an den Pranger gestellt. Und das ist für sie ganz besonders schlimm, denn die meisten Eltern von ADHS-Kindern haben viele Anstrengungen unternommen, um ihre Kinder trotz ihrer Schwierigkeiten auf einen guten Weg zu bringen.

Insofern ist es wichtig, den Kontext und die Schwierigkeiten von ADHS-Kindern gut zu kennen und richtig zu interpretieren.

Viele ADHS-Betroffene haben Mobbing-Erfahrungen machen müssen und sind häufiger Kritik ausgesetzt. Auch das zerrt am Selbstwertgefühl, und diese Negativerfahrungen können eine Quelle ständiger Selbstzweifel sein. Besonders die Mädchen sind häufig hypersensibel und wittern Kränkung, auch wenn sie gar nicht intendiert ist. Sie leiden darunter, dass sie Ablehnung antizipieren und unwichtige Bemerkungen oft als negativ gegen sich gerichtet interpretieren. Mit dieser verzerrten Wahrnehmung erscheint so das Leben voller Kritiker.

Wahr ist aber, dass ADHS-Betroffene häufiger Misserfolge und Niederlagen einstecken müssen und dass sie häufiger kritisiert werden. Da sie oft eine Chronologie des Scheiterns in ihrer Kindheit erleben, sammeln sie Misserfolge, schlechte Erfahrungen und Ablehnung. Oft kommen sie schon unsicher, resigniert oder mit Groll im Erwachsenenalter an.[31] Ich bin immer wieder erstaunt, wie wenig diese Erfahrungen berücksichtigt werden.

Versuchen Sie als Therapeut sich vorzustellen, dass Sie Probleme mit Prokrastination haben. Stellen Sie sich vor, dass Sie ihre Bachelorarbeit schreiben wollen und einfach nicht anfangen können. Es ist wie Blei, es geht einfach nicht. Und das machen Sie jetzt schon seit vier Wochen, und sie haben immer noch nicht angefangen. Sie sind völlig verzweifelt, weil Sie wissen, dass Ihr Studium völlig umsonst war, wenn Sie das nicht schaffen. Aber auch dieser Tag geht ungenutzt an ihnen vorbei. Sie schaffen es nicht einmal ihre Wohnung aufzuräumen, in die Sie seit langem niemanden mehr einladen können, weil Sie sich so für das eigene Chaos schämen. So ist dann jeder Tag eine Niederlage, jeder Tag ein Scheitern an sich selbst.

Es ist verständlich, dass ADHS-Betroffene tiefe Selbstzweifel bis hin zu Selbsthass entwickeln, weil sie ihr eigenes Verhalten nicht verstehen und schon gar nicht akzeptieren können.

Wir als Therapeuten müssen uns das Problem mit der Selbstwirksamkeit anschauen. Merkwürdigerweise kommt dies oft in der Behandlung der ADHS gar nicht zur Sprache. Jedes Mal, wenn sich ein ADHS-ler etwas vornimmt und die Prokrastination siegt, schafft er damit sich selbst eine Negativerfahrung. Viele solcher Negativerfahrungen bedingen Misserfolge, und diese kumulieren im Laufe des Lebens immer mehr. Es verdichten sich Erfahrungen von Ohnmacht, Hilflosigkeit und Scheitern. Daraus resultieren Selbstzweifel und ein angeschlagenes Selbstwertgefühl. Das ist der perfekte Einstig in die Depression, unter der über 50 % der von ADHS-Betroffenen im Laufe ihres Lebens leiden.

Selbstvertrauen und Zufriedenheit entstehen gerade andersherum. Wenn Sie sich etwas vornehmen und diese Aufgabe mit Erfolg bewältigt haben, dann haben sie sich einen Erfolgspunkt auf ihrem Erfolgskonto geschaffen. Viele Erfolgspunkte machen

Sie erfolgreich, und Erfolg macht auch glücklich und zufrieden. Mit vielen Erfolgspunkten entwickeln Sie ein stabiles und gesundes Selbstwertgefühl.

Genau diese Erfahrung fehlt ADHS-Betroffenen so sehr. Und gerade dies wird in der Psychotherapie viel zu oft vernachlässigt. Es hilft ADHS-lern nicht, wenn man ihnen sagt, dass sie zu ehrgeizig sind oder sie ihre Ziele zu hochgesteckt haben.

Was in der ADHS-Therapie hilft

- wenn es den Betroffenen gelingt, ihr Anderssein zu akzeptieren und zu versuchen, einen guten Weg damit zu finden.
- wenn Patienten die Erfahrung von Erfolgserlebnissen machen können und dass es ihnen gelingt, ihr Potential zu entwickeln.
- dass sie Erfahrungen von Selbstwirksamkeit machen können.
- dass sie sich und ihre Lebensgeschichte besser verstehen und erkennen können, dass ADHS einen großen Anteil an ihren Niederlagen und Misserfolgen hat
- dass sie ihr Stärke- und Schwächeprofil besser kennenlernen.

Herausforderungen in der Behandlung der ADHS

Störungsbedingt gibt es in der Behandlung von ADHS-Patienten einiges zu beachten. Die Behandlung verlangt ein profundes Wissen über Diagnostik und Therapie der ADHS und natürlich auch über die Behandlung aller weiteren seelischen Erkrankungen wegen der hohen Rate von Begleiterkrankungen. Die Patienten, die nur ADHS haben, sehe ich eigentlich gar nicht. Wahrscheinlich kommen sie damit ganz gut zurecht. Je mehr Begleiterkrankungen auftreten, desto größer auch die Herausforderung für die Therapeuten.

Aber ADHS-Betroffene können es uns auch ganz schön schwermachen, weil sie uns sehr schnell mit ihrer Symptomatik konfrontieren. Das kann schon damit anfangen, dass sich für die Arzthelferinnen eine Terminplanung schwierig gestaltet. Sie können sich nicht für einen Termin entscheiden oder brauchen lange Zeit, bis sie es tun. Sie kommen öfter zu spät, weil sie kein Zeitgefühl haben oder aber der Meinung sind, dass ein ganz anderer Termin ausgemacht worden ist. Manche diskutieren endlos mit uns, dass mein Sekretariat für Samstagabend um 18 Uhr einen Termin ausgemacht hat, und in ihrem Hyperfokus können sie auch dann darauf beharren, wenn ihnen versichert wird, dass noch niemals ein Termin zu dieser Zeit in der Praxis angeboten worden ist.

Sie können Probleme damit haben, Fragebögen auszufüllen. Manche von ihnen sehen nicht ein, warum man immer wieder ähnliche Fragen beantworten muss. Die meisten erledigen das auf den letzten Drücker, und so mancher Fragebogen ist schlicht unleserlich. Ich habe auch schon Patienten gehabt, die den Fragebogen auf 40 Seiten Text ausgedehnt haben, weil ihnen immer noch etwas eingefallen ist und sie nicht priorisieren konnten. Manche haben 40 Stunden für das Ausfüllen der Fragebögen gebraucht. Auch bei der Anmeldung und den Formalien zeigen sich oft schon die typischen Probleme mit den Exekutivfunktionen. So mancher Patient findet es völlig überflüssig, warum man zur Anmeldung eine Krankenversicherungskarte braucht, manche geben uns auch ihre Bankkarte und bemerken es nicht.

In dem Anamnesegespräch fällt oft auf, dass ADHS-Betroffene in ihren Themen ständig springen und man mit dem Mitschreiben kaum hinterherkommt. Auffällig sind meist auch ihre schnellen Stimmungswechsel. So mancher ADHS-ler kann lachen und weinen gleichzeitig. Viele wechseln mit ihren sprunghaften Erzählungen genauso schnell von einer Stimmung zur nächsten. Wenn Sie ihr Sprechzimmer verlassen und sich manchmal merkwürdig erschlagen fühlen von der Fülle, der Sprunghaftigkeit und der schnellen Abfolge von Themen und Stimmungen, sollten Sie an ADHS denken!

Dann bekommen Sie ein Bild davon, warum ADHS-ler sich schnell erschöpft fühlen und ihr Leben anstrengend ist. Das ist es allerdings meist auch für Angehörige und Arbeitskollegen der Fall, wenn sie mit dieser Fülle und heftig wechselnden Themen und Gefühlen ständig konfrontiert sind.

ADHS-ler haben oft auch Probleme damit, jemanden ausreden zu lassen. Das ist ein wichtiges Kriterium. Achten Sie darauf, ob Ihnen Ihr Patient ständig ins Wort fällt und Sie unterbricht. ADHS-Betroffene tun das, weil sie ungeduldig sind und sowieso zu wissen meinen, was Sie sagen. Sie müssen Sie aber auch unterbrechen, weil sie das Gefühl so gut kennen, dass ihnen ihre Gedanken verlorengehen, wenn sie zu lange zuhören. Sie wollen einfach ihre Gedanken um jeden Preis loswerden, sonst sind sie vergessen. Geduld, Ausdauer und Toleranz sind nicht ihre Stärke.

Ein großes Problem in der Therapie ist ihre Vergesslichkeit. ADHS-Betroffene gehen erleichtert aus der Behandlung, und an der nächsten Ecke haben sie schon wieder die Hälfte vergessen. Es ist für sie ein Problem, auf Vergangenes, Erfahrungen und Erkenntnisse zurückzugreifen, und es ist für sie schwer, gute Gewohnheiten und Regeln zu implementieren. Selbst wenn sie es schaffen, sich gute Gewohnheiten und Regeln mühevoll anzueignen, kann es sein, dass diese nach einem Urlaub wieder von ihrer Gehirnfestplatte gelöscht wurden. Es ist auch für mich immer wieder ein Phänomen, wie schnell wichtige Erkenntnisse einfach wieder verlorengehen. Deshalb ist eine Psychotherapie oft erst dann sinnvoll, wenn parallel eine Stimulanzientherapie eingeleitet wurde.

Es kann Angehörige auch sehr zermürben, weil es immer wieder zu den gleichen Diskussionen und Auseinandersetzungen kommt, diese Erfahrungen aber nicht nachhaltig sind. Genau das hindert auch ADHS-Betroffene daran, aus Erfahrung zu lernen und klüger daraus zu werden. Sie haben keinen Rückgriff auf vergangene Situationen, und sie können diese nicht auswerten.

Sie sollten dies in Ihrer Therapie mit ADHS-Betroffenen bedenken, mit Merkzetteln arbeiten und sich auch nicht zu schade sein, immer wieder wichtige Regeln zu wiederholen. Es ist nicht das Desinteresse des Patienten, sondern die enorme Vergesslichkeit, die das notwendig macht. Ich finde es wichtig, Regeln zu wiederholen. Das wird ihnen auch in diesem Buch begegnen.

Das schnelle Vergessen ist für Angehörige oft kränkend, weil sie sich nicht ernstgenommen und wichtig genug fühlen. Hier ist auch eine Aufklärung der Angehörigen nötig. Es kann sehr hilfreich sein, die Angehörigen möglichst früh einzubeziehen. Erst einmal ist die Fremdanamnese wichtig, weil das noch einmal einen ganz anderen Einblick über die Dimension der ADHS-Symptome gibt.

Da wie bereits beschrieben viele Menschen mit ADHS ihre Symptome gar nicht so genau wahrnehmen, kann die Fremdanamnese ein ganz anderes Bild vermitteln als die Eigenwahrnehmung. Es kann hilfreich sein, die Angehörigen über ADHS aufzuklären und die Symptome anders zu rahmen. »Ihr Partner vergisst Vereinbarungen nicht, weil er sie nicht wichtig nimmt, sondern weil er immer vergesslich ist. Dabei ist natürlich auch wichtig, dass ADHS-Betroffene ADHS nicht als Ausrede missbrauchen dürfen, sondern dass sie daran arbeiten, diese Probleme in den Griff zu bekommen.

Schwierig in der Behandlung der ADHS ist auch die enorme Kränkbarkeit. Denken Sie hier bitte wieder an die scharf gestellte Alarmanlage, die oft im Fehlalarm feuert. So können ADHS-Betroffene Kritik oft nicht wohlmeinend erleben, sondern erleben sie als Vernichtung und Verletzung ihrer Persönlichkeit. Das kann dann wieder zu archaischen Reaktionen wie Flucht oder Angriff führen und Mitmenschen ratlos machen. Ich bin auch immer wieder erstaunt, was ADHS-Patienten gehört haben wollen, was ich angeblich gesagt oder gemeint habe und wie heftig ihre Reaktion darauf ausfällt. Es kann eine Herausforderung im therapeutischen Prozess darstellen, wenn Situationen anders erinnert werden oder kleine Bemerkungen zu Triggern werden, die in den Patienten heftige Reaktionen auslösen. Und sind sie dann erst einmal im negativen Hyperfokus, kann es für sie schwer sein, wieder hinauszufinden.

Auch als Therapeut können Sie ein Problem mit oppositionellem Verhalten bekommen. So mancher ADHS-Patient sieht es nicht ein, dass er ein Ausfallhonorar bezahlen soll, wenn er nicht rechtzeitig abgesagt hat. So mancher schwört darauf, nie etwas von dieser Regelung gehört zu haben, selbst dann nicht, wenn man ihm das von ihm unterschriebene Formular vorlegt. So mancher ADHS-Patient fühlt sich »reingelegt«, wenn man vereinbarte Regeln durchsetzen möchte. Denken Sie daran, dass ADHS-ler wie Löwen kämpfen können, wenn sie sich vermeintlich ungerecht behandelt fühlen, und das passiert sehr schnell.

Das Einhalten von Regeln stellt generell für sie häufig ein großes Problem dar.

Schwierig ist auch das Problem mit der Prokrastination. Wenn Sie mit ihrem Patienten Hausaufgaben vereinbaren, dann werden diese oft nicht gemacht, weil sie nicht anfangen konnten. Sehen Sie das nicht als Widerstand in der Therapie, sondern als Problem einer zu niedrigen Dopaminkonzentration und einer Störung der Motivation und der Selbstkontrolle sowie der Selbstwahrnehmung.

Schwierig in der ADHS-Therapie ist auch, dass ADHS-ler oft nur wenig Geduld und Frustrationstoleranz haben und sie schnell mutlos und resigniert sind. Sie versuchen einmal etwas, und wenn es nicht klappt, sind sie enttäuscht und missmutig.

Um das Kapitel aber nicht so negativ abzuschließen, möchte ich darauf hinweisen, dass ADHS-Betroffene häufig wahre Stehaufmännchen sind und originelle und kreative Lösungswege finden. Ich habe viele Patienten mit eindrucksvollen Lebensläufen begleitet, und es ist oft erstaunlich, wie sie aus scheinbar ausweglosen Situationen kreative Lösungswege finden.

Was in der ADHS-Therapie weiterhin oft ein großes Problem darstellt und zu einer großen Trauer führen kann, ist die Diagnosestellung. Viele meiner Patienten sind erst einmal mit der Diagnose sehr entlastet, dann aber auch unendlich traurig und erschlagen. Einerseits zeigt sich diese ungeheure Erleichterung, dass ihre Probleme einen Namen haben und dass es andere Menschen gibt, die Wesensverwandte sind. Es quält sie aber oft auch sehr, was aus ihnen hätte werden können, wenn die Diagnose rechtzeitig gestellt worden wäre. Das ist ein Aufruf an uns alle, dass ADHS möglichst früh erkannt werden muss. Ich verstehe diese Trauer sehr gut, und es bedarf auch hier oft psychotherapeutischer Intervention, dass manche Optionen unwiederbringlich verloren sind. Wenn der hochbegabte ADHS-ler mit 50 Jahren einen schlechten Schulabschluss hat und ihm dauernd gekündigt wurde, ist diese Erfahrung auch mit der richtigen Behandlung nicht zu löschen und seine beruflichen Entwicklungsmöglichkeiten sind gering. Wenn die zweite Ehe in die Brüche geht und die Kinder keinen Kontakt mehr haben wollen, weil der Betroffene so impulsiv und verletzend war, dann ist viel Porzellan zerbrochen, was oft nicht mehr zu kitten ist. Die Trauer um die verlorenen Chancen brauchen in der Psychotherapie Raum. Betroffene brauchen oft lange um zu verstehen, dass sie kein schlechter Mensch oder Versager sind, sondern dass ihr ADHS immer wieder in ihrem Leben Stabilität, Konzentration und Motivation verhindert hat.

Zusammenfassung

ADHS ist überwiegend genetisch bedingt. Durch die hohe Erblichkeit sind oft weitere Familienmitglieder betroffen.

ADHS ist neurodivers. Menschen mit ADHS haben besondere Probleme und ein anderes Stärke- und Schwächeprofil als neurotypische Menschen. Das muss man wissen, um ADHS-Betroffenen wirklich helfen zu können.

Wichtig ist es, auch die Ressourcen bei ADHS aufzuzeigen.

ADHS sollte bei Symptomen mit Leidensdruck oder Begleiterkrankungen immer medikamentös behandelt werden.

ADHS ist nicht entstanden durch Traumata, eine schwierige Kindheit oder Deprivation (deshalb sind auch tiefenpsychologische Ansätze wenig wirksam und nur die Verhaltenstherapie hat eine Empfehlung der Leitlinien). Psychotherapie ist weniger wirksam als medikamentöse Behandlung.

ADHS zeigt mit über 80 % weitere seelische Begleiterkrankungen, bei über 50 % sogar zwei und mehr, aber auch somatische Erkrankungen sind deutlich häufiger.

Psychoedukation ist wichtig, und dafür sollte man sich Zeit nehmen.

1.9 Die Besonderheiten des ADHS-Gehirns

In der Therapie der ADHS müssen wir uns immer wieder vergegenwärtigen, dass das ADHS-Gehirn anders arbeitet als neurotypische Gehirne. Russell Barkley sieht bei ADHS die gestörte Selbstkontrolle im Vordergrund. Hyperaktivität, Impulsivität und Aufmerksamkeitsstörung, also die ADHS-Hauptsymptome, sieht er als Folge dieser gestörten Selbstkontrolle.[32]

Es ist wichtig, sich immer wieder zu vergegenwärtigen, dass Menschen mit ADHS nicht ein generelles Aufmerksamkeitsproblem, sondern ein Problem mit der gerichteten und willentlichen Aufmerksamkeit haben. ADHS-ler schaffen es genial Fähigkeiten zu entwickeln und dann wieder grenzdebil, einfache Aufgaben nicht zu bewältigen. Wenn sie etwas als langweilig erleben, kann ihr Gehirn in den Standby-Modus fahren und die Mitarbeit völlig verweigern. Das kann sich bis zu Denkblockaden steigern.

ADHS-Gehirne sind viel stärker als neurotypische Menschen auf Belohnungen angewiesen. Um sich zu motivieren, brauchen sie schnellere und stärkere Belohnungsreize. Langwierige Aufgaben und langweilige Tätigkeit sind nur schwer für sie zu bewältigen. Sie neigen dazu mit ihren Gedanken abzudriften, lieber Tätigkeiten anzufangen, die Spaß machen, und sie bringen oft nur mit großer Mühe Arbeiten zu Ende. Das macht sie anfällig für Suchterkrankungen, weil stoffgebunden oder nicht stoffgebunden der Spaß und eine gute Stimmung schneller zu erreichen sind als mit langwierigem Planen und Erarbeiten von langfristigen Zielen. Die Spieleindustrie und Social Media-Konzerne haben es gut verstanden, den belohnungsorientierten ADHS-ler zu triggern und ihn im Spiel, im Geldausgeben und in der Dauerspannung zu halten. ADHS-Betroffene werden hier immer wieder schnell zur leichten Beute.

Es ist aber immer wieder erstaunlich, dass ADHS-ler im Hyperfokus erstaunliche Leistungen erbringen können. Nur ist dieser Hyperfokus nicht willentlich abrufbar. Der Hyperfokus ist nichts anderes als ein Flow, eine totale Zentrierung auf ein Ziel, oft ohne Raum und Zeit. Das kann reine Kreativität sein und hochintensives Arbeiten bedeuten. Im Internet wird der Hyperfokus nicht zu Unrecht als Superkraft bezeichnet. Die Außenwelt wird kaum noch registriert, das kann so weit gehen, dass selbst Hunger, Durst oder das drängende Bedürfnis eines Toilettenganges nicht mehr wahrgenommen werden.

Es kann sehr irritieren, dass beides nebeneinanderstehen kann: die lähmende Antriebsstörung bei aversiven Tätigkeiten und die glühende Begeisterung und Hyperkonzentration bei spannenden Zielen. Oft findet man dies schon in den Schulzeugnissen dokumentiert, oft verbunden mit großen Notenschwankungen, je nach der Interessenslage. Und meist zieht sich das durch das ganze Leben.

Wichtig ist es für ADHS-Patienten, dass es ihnen gelingt, ihren Flow zu identifizieren und ihn zu nutzen. Wichtig ist aber auch das Erlernen von Selbststeuerung, dass sie sich auch aus einem Flow wieder befreien können, sei es aus einem spannenden Videospiel oder einer sie fesselnden Arbeit, bei der sie ihr Umfeld vergessen. Das ist nämlich auf die Dauer eine Belastungsprobe, auch für Beziehungen.

ADHS-ler leiden auch meist lebenslänglich unter einer enormen Vergesslichkeit. Sie haben einen Gedanken und wenn sie einen neuen Gedanken haben, dann ist der alte oft nicht mehr erinnerlich. Darüber müssen wir Patienten aufklären und ihnen immer wieder erklären, wie wichtig es ist, gute Gedanken aufzuschreiben und Geistesblitze festzuhalten. Ich nenne das ›Gedanken ernten‹, und es gilt, diese gleich weiter zu verarbeiten. (Diese Techniken werde ich später erklären.)

Bleiben wir noch etwas länger bei Russell Barkley. Sein Interesse lag in der Erforschung der Exekutivfunktionen. Die Exekutivfunktionen steuern unsere Selbstbeherrschung und Selbstkontrolle. Diese benötigen wir, um unsere Bedürfnisse und Wünsche in angemessene Handlungen umzusetzen, also um unsere Ziele zu erreichen. Unser Verhalten muss auf die Zukunft ausgerichtet sein. Meist sollten wir nicht aus dem Bauch heraus spontan handeln, sondern erst einmal nachdenken, die Situation analysieren und dann angemessen reagieren. Um als erwachsene Menschen erfolgreich zu sein, müssen wir ein Bewusstsein von uns selbst entwickeln. Wir müssen immer wieder herausfinden, was wir brauchen und wollen und auch, wie wir es sozialverträglich erreichen können. Das alles setzt Planung und Kontrolle voraus.

Barkley richtet sein großes Interesse auf die Fähigkeiten zur Selbststeuerung und zur Planung, die wir benötigen, um unser Handeln auf ein Ziel auszurichten.

Zu den Planungsfunktionen gehören:

- Selbstwahrnehmung, also die Aufmerksamkeit für unsere innere und äußere Wahrnehmung
- Selbstbeherrschung
- Selbststeuerung
- selbstbestimmte Regulation unserer Emotionen
- selbstbestimmte Motivation
- selbstgesteuerte Planungs- und Problemlösung.

Die Planungsfunktionen befähigen uns zur Selbststeuerung, zur Entwicklung eines Zeitgefühls und dazu, aus Erfahrungen zu lernen und unser Verhalten auf Sozialverträglichkeit hin abzuwägen. Sie sind die Voraussetzung dafür, dass wir unser Leben steuern können und soziale Werte und sozial erwünschtes Verhalten verinnerlichen. Zudem regeln sie die Kommunikation und den Umgang miteinander.

Wir benötigen sie also dringend in unserem heutigen Kulturmodus. Eine Störung der Selbststeuerung führt zu erheblichen Beeinträchtigungen im Arbeitsleben und in den sozialen Beziehungen.

Für ein erfülltes, erfolgreiches und glückliches Leben müssen wir also unser Selbst entwickeln und steuern. Genau damit hat der ADHS-Betroffene meist große Probleme. Er ist schnell getriggert, in seinen Handlungen überschießend, ungeplant und er macht irgendwann, irgendwie, irgendwas. Es fällt ihm schwer, die Konsequenzen seiner Handlungen zu überdenken, und so lebt er nach dem Motto: erst gemacht, dann gedacht. Er hat Probleme in die Zukunft zu planen und Handlungsabläufe auf sein selbst gesetztes Ziel hin zu verfolgen.

Er lässt sich mehr von kurzfristigen Belohnungen leiten, statt ein wichtiges Ziel im Auge zu behalten. Das alles kann ADHS-Betroffene ihren beruflichen Erfolg kosten. Ihre unzureichende Selbststeuerung lässt sich von kurzfristigen Belohnungsreizen immer wieder aus dem Takt bringen. Mit ihrem spontanen, ungestümen und impulsiven Handeln haben sie die Zukunft nicht im Blick.

ADHS-Betroffenen fehlt nicht nur der Blick auf Zukunft und Konsequenzen. Sie haben auch Probleme damit, auf Vergangenes zurückzugreifen. Wegen der gestörten Selbstwahrnehmung und Selbstbeobachtung werden ihr Handeln und ihre Erfahrungen nur ansatzweise abgespeichert. Das Auswerten von Erfahrungen und damit das Lernen daraus gelingen daher oft nicht ausreichend. In Eltern und Partnern löst das oft Verzweiflung aus: Immer wieder tauchen die gleichen Probleme auf, nichts wird dazugelernt. »Aus den Augen, aus dem Sinn« bekommt im Zusammenleben mit ADHS-lern eine treffende Bedeutung.

Barkley stellte fest, dass Betroffene zudem ein unzuverlässiges Arbeitsgedächtnis haben. Sie vergessen, was sie gerade noch tun wollten, vertrödeln Zeit und erinnern sich nicht mehr daran, was getan werden muss. Die Aufmerksamkeitsspanne von ADHS-Betroffenen ist deutlich verkürzt.

Da das Aufrechterhalten von Motivation ein wesentlicher Teil der intakten Planungsfunktion ist, ist es bei ADHS-Betroffenen nicht in gleichem Maß ausgeprägt wie bei neurotypischen Personen. Bei ADHS-Betroffenen geschieht Motivation eher aus dem Moment heraus, gerichtet auf ein kurzfristig erreichbares Ziel. Je länger Aufgaben brauchen, und je weiter ein Ziel von dem aktuellen Moment entfernt ist, desto weniger Motivation können ADHS-ler aufbringen, um es zu erreichen.

Vieles müssen wir aber heute auf lange Sicht planen und das Erreichen von Zielen kann für neurodiverse Menschen daher langwierig, mühevoll und anstrengend sein. Nur wer sich quälen und durchbeißen kann, wird größere Ziele wie einen guten Schulabschluss oder einen Abschluss im Studium erreichen.

Interessant ist auch, dass Barkley postuliert, dass die innere Stimme, die zur Selbstregulierung notwendig ist, bei ADHS möglicherweise weniger ausgeprägt ist.

Er beobachtet bei Betroffenen eine mangelnde Fähigkeit zum inneren Dialog. Das heißt, dass ADHS-ler weniger mit sich selbst sprechen und weniger das Für und Wider von Entscheidungen innerlich abwägen. Das Erlernen von einem inneren Dialog wird möglicherweise durch die Impulsivität und Ablenkbarkeit der Betroffenen behindert. Der innere Dialog reflektiert aber das eigene Verhalten und befähigt, es zu bewerten und zu steuern, Impulse zu unterdrücken und Bedürfnisse aufzuschieben. Indem wir mit uns selbst reden, steuern und planen wir.[33]

1.10 ADHS bei Frauen

ADHS ist ein häufiges Krankheitsbild mit hoher Relevanz. Die Prävalenz in Deutschland ist ca. 4%. Auffällig ist, dass das Krankheitsbild der ADHS bei Frauen deutlich seltener diagnostiziert wird als bei Männern, obwohl im Erwachsenenalter die Prävalenz annähernd gleich ist.[34] Frauen werden im Schnitt vier Jahre später diagnostiziert als Männer. Der Grund hierfür ist, dass Frauen eher dazu neigen, ihre Symptome zu verbergen und sie darum bemüht sind, ein prosoziales Verhalten zu zeigen. Frauen wollen meist gefallen und Leistung erbringen. Sie erleben ihre Konzentrationsstörung und ihre Motivationsstörung als Defizit und reagieren oft mit Scham- und Schuldgefühlen darauf.

All das kostet sie viel Kraft, und so zeigen sie früh Erschöpfungssymptome, aber auch Depressionen, Angststörungen und soziale Phobie. Diese Komorbiditäten überlagern und maskieren die ADHS-Symptome. Meist wird dann nur die Begleiterkrankung erkannt und die darunterliegende ADHS-Symptomatik übersehen. Die meisten Frauen, die ich in der Praxis sehe, haben bereits eine lange Krankheitskarriere mit z.T. mehreren Psychotherapien, Krankenhausaufenthalten und medikamentösen Behandlungsversuchen hinter sich.

Wie erkennen wir ADHS bei Frauen?

Frauen sind also weniger hyperaktiv und impulsiv. Sie zeigen mehr internalisierende Verhaltensweisen und haben häufiger den unaufmerksamen Typ. Dies zeigt sich auch in ihrem Lebensverlauf. Es muss aber noch mal betont werden, dass der ADHS-Typ sich im Lauf des Lebens ändern kann, vor allem in der Pubertät. Im Erwachsenenalter sehen wir vorwiegend den Mischtyp aus beiden Anteilen mit unterschiedlicher Gewichtung. Natürlich gibt es aber auch hyperaktive Frauen und unaufmerksame Männer.

Männliche ADHS-Betroffene zeigen in der Kindheit mehr externalisierte Verhaltensweisen wie trotziges und aufmüpfiges Verhalten bis hin zu oppositionellem und dissozialem Verhalten. Mädchen zeigen eher internalisierte Auffälligkeiten. Sie entwickeln oft nur ein schlechtes Selbstwertgefühl und sind voller Scham und Selbstzweifel, weil sie andere Menschen nicht enttäuschen wollen und selbst so gern erfolgreich wären.

In der Berufsausbildung geht das so weiter. Besonders bei Frauen verstärken sich Ohnmachtsgefühle, Unsicherheit und Scham. Sie neigen dazu, sich zurückzuziehen, und sie werden häufiger Opfer von Mobbing, weil sie sich nicht gut selbst behaupten können. Bevor ihnen ein passender Spruch einfällt, ist die Situation vorbei. Sie grübeln, und kleinste Kränkungen können sie in Abgründe stürzen. Ihre schon beschriebene Hypersensibilität, die bei vielen ADHS-Mädchen und Frauen vorhanden ist, kann aus kleinen Kränkungen ein Drama machen. Sie leben in ständiger Angst vor Ablehnung und ihrem eigenen Versagen. So kann sich kein gesundes Selbstwertgefühl entwickeln. Was ihnen am meisten, fehlt ist der Erfolg. Sie haben schon wieder zu viele Flüchtigkeitsfehler gemacht, und sie haben das Gelernte in der Prüfungssituation nicht ausreichend abrufen können. Sie haben wieder ganz viel vergessen und es wieder nicht geschafft, ihr Zimmer aufzuräumen. Sie haben wieder auf den letzten Drücker gelernt und dabei Panik bekommen. Viele ADHS-Frauen sind schon früh in tiefer Resignation und auf sozialem Rückzug.

Partnerschaften sind oft schwierig

Wenn man nicht an sich selbst glaubt, zieht man eher Menschen an, die einen genauso schlecht behandeln wie man sich selbst, nach dem Motto: »mich liebt sowieso niemand und ich kann froh sein, wenn überhaupt jemand bei mir bleibt«. Die Paarung mit einem narzisstischen Partner ist denkbar ungünstig, passiert aber häufiger, wegen des angeschlagenen Selbstwertgefühls und der mangelnden Abgrenzungsfähigkeit.[35]

ADHS-Frauen haben auch Probleme damit, sich in Beziehungen ausreichend zu behaupten. Sie neigen dazu, impulsiv »ja« zu sagen und erst viel später zu realisieren, dass sie wieder über ihre Grenzen gegangen sind und sich selbst damit überfordert haben.

Warum wird ADHS bei Frauen seltener diagnostiziert?

In dem Review von B. Franke[36] zeigt sich, dass ADHS in der Kindheit bis zu 80 % bei Jungen diagnostiziert wird. Trotz einer gleichen Verteilung im Erwachsenenalter zeigt sich auch dort, dass Männer immer noch häufiger als Frauen diagnostiziert werden. Männer zeigen mehr externalisierte Störungen wie Störung des Sozialverhaltens, Delinquenz und Suchterkrankungen.[37]

Die Rate der Komorbiditäten ist aber annähernd gleich. Was die Komorbidität anbetrifft, zeigen Frauen mehr Depressionen und Angststörungen. Frauen holen sich aber eher Hilfe. Wahrscheinlich haben sie auch bessere Coping Strategien und möchten mit ihren Symptomen nicht entdeckt werden. Vielleicht können sie subtiler in ihrer Impulsivität und Aggression sein, ohne dass dies ihren Mitmenschen besonders auffällt.

Der im Kindesalter vorherrschende Typ der hyperaktiven ADHS bei Jungen ist viel auffälliger. Laut, ungestüm, provokant, hyperaktiv – schafft häufig täglich Ärger und Auseinandersetzungen, besonders wenn noch ein oppositionelles Verhalten hinzukommt. Hyperaktivität und Impulsivität führen zu mehr Aufmerksamkeit und mehr Einschränkungen. Männer haben auch mehr Probleme damit, sich an Regeln zu halten. Mädchen mit ADHS des unaufmerksamen Typs werden häufiger übersehen. Die Symptomatik von Verträumtheit, Ablenkbarkeit und Konzentrations- und Aufmerksamkeitsstörung kann bei schüchternen und scheuen Mädchen schnell übersehen werden. Haben die Mädchen auch eine gute Intelligenz, dann gelingt es ihnen häufig trotz Konzentrationsstörung akzeptable Leistungen zu erbringen, solange sie eine gute Struktur und Unterstützung von ihrem Elternhaus haben. Immer wieder sehen wir, dass die ADHS-Symptomatik erst richtig auffällig wird, wenn Frauen mit guter Intelligenz nach dem Abitur, fern von zuhause, an einer Universität auf sich selbst gestellt sind. Da können dann oft einfache Aufgaben wie Einkaufen, die Wohnung in Ordnung halten, die Immatrikulation nicht mehr erledigt werden. Schnell wird dann die Diagnose Depression gestellt, obwohl sich bei genauem Fragen bei Betroffenen eher eine Resignation und tiefe Enttäuschung über ihr Scheitern zeigt. Sie schämen sich dafür, dass sie ihren Alltag nicht bewältigen können und von banalen Anforderungen überfordert sind. Es ist wichtig zu fragen, warum sie es nicht schaffen. Hier zeigen sich dann die Probleme mit Prokrastination, Selbstorganisation und darin, Aufgaben zu Ende zu bringen. Die Probleme mit der Exekutivfunktion konnten lange mit einer guten Struktur im Elternhaus kompensiert werden.

In der späten Adoleszenz gleichen sich Hyperaktivität und Unaufmerksamkeit der Frauen an. Frauen haben allerdings weniger Störungen des Sozialverhaltens. Das mag auch ein Grund sein, warum ADHS oft nicht erfasst wird. Schon leichte depressive Symptome können ein ADHS maskieren. Dafür zeigen sie gehäufter Essstörungen und psychosomatische Symptome. Frauen neigen häufiger zu binge eating als Männer, sowie zu einer Störung der Gefühlsregulation. Das ist ein Hauptprädiktor für Essstörungen. Wichtig ist, darauf hinzuweisen, dass ADHS betroffene Frauen auch häufiger an psychosomatischen Beschwerden leiden, an Fibromyalgie, Fatigue, chronischem Schmerzsyndrom und Schilddrüsenfunktionsstörungen.[38]

Frauen mit ADHS haben in Pubertät, Adoleszenz und Erwachsenenalter weitere Probleme. Sie haben häufiger ungeplante Schwangerschaften, weil sie nicht zuverlässig verhüten. Sie haben mehr Partnerwechsel und instabilere Beziehungen. Sie werden früher schwanger und haben mehr Kinder und sind oft damit überfordert.

Sie werden auch häufiger Opfer von sexueller und körperlicher Gewalt, weil sie weniger umsichtig sind und häufiger Alkoholprobleme haben. Impulsivität ist ein Prädiktor für ungeplante Schwangerschaften und riskantes Sexualverhalten. ADHS – Männer und ADHS-Frauen haben eine höhere Rate für sexuell übertragbare Erkrankungen. Sucht ist ebenfalls ein Risikofaktor für frühe Schwangerschaften.

ADHS-Frauen erreichen in dieser Situation oft keinen guten Bildungsgrad, und auch ihre Primärfamilien sind aufgrund der Erblichkeit von ADHS häufig nicht ausreichend unterstützend und selbst sehr belastet. Das führt auch wieder zu Schwierigkeiten in der Kindererziehung.

Eine dänische Kohorten-Studie (N=2 700 000, 27500 ADHS-Betroffene) zeigt, dass ADHS ein höheres Risiko ist, jung Eltern zu werden, bei geringerer Bildung, höherer Arbeitslosigkeit, einem schlechteren sozioökonomischen Status, mit vermehrten Geburtskomplikationen (Mangel und Frühgeburt). ADHS-Betroffene hatten früher sexuelle Kontakte, mehr Partner, häufiger ungeschützten Verkehr. Sie erleben mehr Sexualdelikte und infizieren sich häufiger mit Geschlechtskrankheiten.[39]

ADHS-Frauen, die in einem angemessenen Alter Mütter werden, können mit ihrer Rolle als Mutter, Partnerin und Berufstätige überfordert sein. Elternschaft erzwingt eine neue Rolle und hat mehr Anforderungen. Viele ADHS-Frauen kommen im Job noch gut zurecht, wo sie Struktur und Regeln erfahren und sich an Deadlines orientieren können. Auf sich allein gestellt in der Hausarbeit machen sie oft die Erfahrung, dass sie sich nicht organisieren können, die Wäsche sich stapelt und sie ihr Chaos nicht mehr sortieren können. Damit steigen ihre Unzufriedenheit und quälende Selbstzweifel. Auch ihre Kinder können aufgrund der Erblichkeit von ADHS betroffen sein, was Chaos, Impulsivität und Reizüberflutung verstärken kann. Es fehlen dann Rückzugsmöglichkeiten, die Möglichkeit regelmäßig Sport zu machen, oft auch ein gesunder Schlaf. Manche Mütter schaffen es nicht, ihre Aggression und Impulsivität ausreichend zu kontrollieren. Sie sind voller Schuldgefühle, weil sie wieder einmal impulsiv und überfordert ihre Kinder angeschrien haben. Frauen haben oft einen hohen Anspruch an ihre Funktionalität und den ausgeprägten Wunsch, eine gute, geduldige und verständnisvolle Mutter zu sein.

Hinzu kommen Hormonschwankungen im Zyklus und in der Schwangerschaft und im Wochenbett. Gerade von ADHS betroffene Frauen leiden häufiger an einem prämenstruellen Syndrom. Bei der Gabe von Stimulanzien sollten Zyklusschwankungen berücksichtigt werden und ggf. prämenstruell eine höhere Dosis Stimulanzien gegeben werden. Östrogen verringert den Dopaminabbau im präfrontalen Kortex, und eine Östrogenverminderung beschleunigt den Dopaminabbau, so dass weniger Dopamin im synaptischen Spalt zur Verfügung steht.[40]

Interessant und nicht abschließend geklärt ist die Rolle der Hashimoto Immunthyreoditis, die häufiger bei von ADHS betroffenen Frauen und Männern vorkommt. Es empfiehlt sich daher immer, die Schilddrüsenwerte mitzubestimmen.

Völlig ungeklärt ist bisher die Auswirkung der Menopause auf die von ADHS betroffenen Frauen. Es ist daher wichtig, genau nach dem Zeitpunkt zu fragen, zu dem die Symptomatik aufgetreten ist. Wenn eine bisher erfolgreiche Frau als Mutter ihren Haushalt nicht bewältigen kann und sie mit ihren Kindern ungeduldig ist und öfter die Kontrolle über ihre Gefühle verliert, dann sollte man immer auch an ADHS denken!

Zusammenfassung

Die ADHS-Fragebogen und Kriterien sind männlich orientiert, zielen eher auf eine hyperaktive Symptomatik.
ADHS-Frauen erreichen den Score für die Diagnose ADHS häufiger nicht und werden falsch negativ diagnostiziert.
ADHS-Frauen leiden häufiger an internalisierten Störungen.

ADHS-Frauen sind häufiger viktimisiert, haben ein geringeres Funktionsniveau, leiden häufiger an chronische Schmerzen und Erschöpfungszustände und haben ein höheres Suchtrisiko.
Frauen haben weniger externalisierende und aggressive Verhaltensweisen, entsprechen also eher den unaufmerksamen Typ.
Frauen zeigen weniger Inhibitionsprobleme. Auf Grund der Häufigkeit von Depression und Angststörungen wird das darunterliegende ADHS oft nicht diag-

nostiziert und behandelt. Das hat erhebliche Konsequenzen, weil sich Aufmerksamkeitsstörungen, eine erhöhte Ablenkbarkeit und desorganisiertes Verhalten weder mit Psychotherapie noch mit Antidepressiva gut behandeln lassen. Stimulanzien sind für diese Patienten eine wichtige Option.[41]

1.11 ADHS im Alter: Symptome, Diagnose und Therapie

Im Alter zeigt sich eine Gemengelage zwischen eigentlicher ADHS-Veranlagung, Begleiterkrankungen, schlechtem gesundheitsschädlichem Lebensstil und Komorbidität. Hinzu können Einsamkeit, negative Life Events und ein geringerer sozioökonomischer Status das Leben von ADHS-Betroffenen im Alter belasten.[42]

Zu diesem Thema gibt es bisher nur wenige Studien, es bedarf dringend weiterer Forschung. Wie wir wissen, besteht in den meisten Fällen die ADHS-Symptomatik ein ganzes Leben lang. Besonders wenn keine adäquate Behandlung erfolgt, zeigt sich oft im Lauf des Lebens eine Verdichtung von Lebensproblemen: verringerte soziale Anpassung, deutlich verringertes Wohlbefinden und eine schlechtere körperliche und seelische Gesundheit.

ADHS-Betroffene schaffen es bei einer guten Begabung und glücklichen Lebensumständen oft bis zum Ende des mittleren Lebensalters ihre ADHS-Symptome wie Aufmerksamkeitsstörung, Desorganisation und Vergesslichkeit mit viel Energie und Selbstkontrolle im Griff zu behalten. Häufig versucht auch ein Partner, die ADHS – Defizite zu kompensieren oder Kollegen sind eine Zeit lang bereit, die Defizite mit Mehrarbeit auszugleichen. Wenn diese Zuarbeit verlorengeht oder die eigenen Energiereserven erschöpft sind, zeigen sich oft erst in der zweiten Lebenshälfte die ADHS-Symptome deutlicher. Ich sehe immer wieder bisher gut kompensierte hochfunktionale Patienten, die beruflich erfolgreich waren. Sie können dann dekompensieren oder einen ausgeprägten Erschöpfungszustand entwickeln, wenn ihnen Kollegen verlorengehen oder sich etwas an ihrer gut kompensierten Lebenssituation verändert. Das kann die Sekretärin sein, die in Schwangerschaftsurlaub oder in Rente gegangen ist oder die Ehefrau, die sich jetzt um die Enkel kümmert, oder ein Arbeitskollege, der immer geholfen hat und nun an einem anderen Arbeitsplatz ist. In der Anamnese muss daher danach gefragt werden, warum der Patient jetzt dekompensiert.

Manche Patienten vermuten eine Demenzerkrankung und kommen in großer Sorge, weil sie immer vergesslicher und desorganisierter werden. Oft kommen noch die bekannten Begleiterkrankungen wie Sucht, Depressionen oder Angststörungen hinzu und diese überlagern sich. Mit zunehmendem Alter schwinden aber auch physiologisch die Kräfte und die Konzentrationsfähigkeit. Auch dadurch können ADHS-Symptome sichtbarer werden. Aber natürlich verändern sich auch die Lebenssituation und die Lebensthemen im Lauf des Lebens.

Besonders beim Eintritt ins Rentenalter werden ADHS-Betroffene vor neue Herausforderungen gestellt. Jetzt fallen berufliche Strukturen, Zielvorgaben und Arbeitsvorgaben weg und umso deutlicher wird das desorganisierte Handeln und/oder die Prokrastination. Die Anregungen, die Herausforderung und auch die Action, die das Leben von hyperaktiven ADHS-lern sehr bereichern kann, werden weniger. Je eintöniger und unstrukturierter das Leben, desto mehr treten Motivationsstörungen, Vergesslichkeit und Konzentrationsstörungen auf. Je weniger Aktivierung von außen, desto schwieriger wird die Selbstmotivation und Selbststrukturierung.

Auch die soziale Anerkennung, über die sich viele ADHS-Betroffene definieren, wird durch die Berentung geringer. Nichts ödet einen hyperaktiven ADHS-ler mehr an als Monotonie und Langeweile. Nichts erlebt er bedrohlicher, als wenn keine ausreichende Stimulation mehr von außen erfolgt.

Körperliche Einschränkungen der Beweglichkeit können ADHS-Symptome verschlimmern. Viele ADHS-ler bleiben lange kompensiert, weil sie Sport treiben und sich regelmäßig auspowern. Das macht sie sozialverträglich und dämpft die eigene Impulsivität. Je weniger Bewegung für sie möglich ist, desto größer können die Unzufriedenheit und die Impulsivität werden. Da kann selbst eine Hüftarthrose die Symptome der ADHS verschlimmern, weil sie bewegungseinschränkend ist.

Neben den Begleiterkrankungen kumulieren negative Lebensereignisse wie Jobverlust und Trennungen, Misserfolge und häufigere Kritik. Das alles verdichtet sich zu einer schlechten Lebensbilanz, die im zunehmenden Alter auch nicht mehr verändert werden kann.

Oft machen ADHS-Betroffene auch die Erfahrung, dass Gleichaltrige andere oder weniger Interessen haben als sie. Sie fühlen sich fitter, aktiver und flexibler als ihre Gleichaltrigen. Das kann ein großer Vorteil für sie sein, aber sie auch in ihrem Gefühl von Einsamkeit oder Monotonie verstärken.

Die Prävalenz der ADHS im Alter

Die Prävalenz von ADHS schwankt je nach Studien. Wenn eine Symptomatik in der Kindheit gefordert wird, zeigt sich eine Prävalenz von 0,77.[43]

Besonderheiten der ADHS am Ende der zweiten Lebenshälfte

Erfahrung aus meiner Praxis:
Symptomatik:
- Vergesslichkeit
- Erschöpfung
- Depression
- Bisherige Kompensationsstrategien sind erschöpft

Altersbedingt:
- Weniger Struktur nach Berentung
- Einschränkung der körperlichen Mobilität
- Weniger Anregung und Action, wo bleibt das Sensation seeking?
- Weniger soziale Anerkennung
- Peer Group hat oft andere Interessen

Eine Studie aus Deutschland zeigt eine Prävalenz von 3,1% im Alter zwischen 40–59, und 2,1 % in der Altersgruppe von 60–80 Jahren. Die Studienlage ist auch hier dürftig und bedarf weiterer Forschung.[44]

In Studien zeigt sich, dass ADHS-Patienten im Alter weniger Selbstwertgefühl, häufiger soziale Probleme, mehr Ängste und mehr Depressionen haben. Die Hälfte haben psychische Erkrankungen, auch Suchterkrankungen, Essstörungen und Somatisierungsstörungen. Körperliche Erkrankungen wie Fibromyalgie, Gelenksentzündungen, chronische Schmerzen und eine Unterfunktion der Schilddrüse sind häufiger.[45] Ältere ADHS-Patienten sind häufiger Singles, haben eine erhöhte Scheidungsrate und eine höhere Rate von Arbeitslosigkeit. Sie geben schlechtere Lebensqualität und geringere Zufriedenheit an. Ihre sozialen Netzwerke sind oft deutlich geringer. Im Alter zeigen sich eine abnehmende Impulsivität und Hyperaktivität. Die Rate der Komorbidität ist jedoch gleich. Viele Patienten kommen zu uns mit der Angst, nun endgültig an Demenz erkrankt zu sein. Es zeigt sich bei der Lewis Body-Demenz eine erhöhte Rate, die möglicherweise in Verbindung mit dem Lebensstil der ADHS-ler steht: Übergewicht, Typ-II-Diabetes und metabolisches Syndrom etc.

Eine aktuelle schwedische Registerstudie aus Schweden zeigt auch ein erhöhtes Risiko für die Alzheimerdemenz.[46] Hierbei spielen auch die Depression und das metabolische Risiko aufgrund von Adipositas und Fehlernährung eine Rolle, ebenso wie die ungesunde Lebensweise von vielen ADHS-Betroffenen, die z.B. starke Raucher sind. Es wurde auch ein erhöhtes Risiko für die Entwicklung einer Parkinson – Erkrankung festgestellt.

Differentialdiagnose Demenz – ADHS

Demenz	**ADHS**
• Gedächtnisstörung, besonders Kurzzeitgedächtnis gestört • Persönlichkeitsveränderung, aggressiver, passiver, feindseliger • Einschränkung praktischer Fähigkeiten • Sprachprobleme, Orientierungsprobleme • Verlangsamung	• Vergesslichkeit besteht schon immer, ist jetzt aber deutlicher • Keine Persönlichkeitsveränderung • Keine Denkstörungen • Probleme bestehen schon im gesamten Lebensverlauf in unterschiedlicher Ausprägung

Keine gemeinsame Pathophysiologie

Abb. N=69. Modifiziert nach Callahan et al. (2022).

ADHS-Symptome in der zweiten Lebenshälfte können sein:

- Prokrastination
- Impulsivität, Gereiztheit
- Gefühlsausbrüche, Missgestimmtheit
- Schwierigkeiten mit Tagesroutinen
- Hyperaktivität und Unruhe
- Soziale Herausforderungen, im Sinne von sich oft missverstanden fühlen, dünnhäutiger sein

Studien zeigen, dass die Hälfte aller ADHS-Betroffenen in der zweiten Lebenshälfte psychische Erkrankungen, auch Suchterkrankungen, Essstörungen und Somatisierungsstörungen haben.

Körperliche Erkrankungen wie Übergewicht, Asthma, Fibromyalgie, Gelenksentzündungen, chronische Schmerzen und eine Unterfunktion der Schilddrüse sind häufiger. Ältere ADHS – Patienten sind häufiger Singles, haben eine erhöhte Scheidungsrate und eine höhere Rate von Arbeitslosigkeit. Sie geben schlechtere Lebensqualität und geringere Zufriedenheit an. Gerade wenn man älter wird, brauen sich Misserfolge, Stress und Spannungen zusammen und verdichten sich.

Wie wird ADHS im Alter diagnostiziert?

Die Diagnostik entspricht weitestgehend der im jüngeren Erwachsenenalter, ist aber erschwert, da Eltern und Verwandte zumeist nicht mehr verfügbar. Es liegt nur ein evaluierter Fragebogen mit einer Validierungsstudie für die Homburger ADHS-Skalen für Erwachsene (HASE) vor, die eine zeitökonomische und valide Erfassung der Symptomatik mit zufriedenstellender Sensitivität und Spezifität im höheren Lebensalter erlauben. Auch die deutsche Kurzfassung der Conners' Adult ADHD Rating Scales (CAARS) hat sich im Kontext von Studien zur Diagnostik einer ADHS im höheren Lebensalter bewährt.[47]

Die für die Diagnostik geforderten Auffälligkeiten in der Kindheit sind oft nicht mehr darstellbar, weil Eltern und Angehörige nicht mehr befragt werden können. Schon im jungen Erwachsenenalter ist es für Menschen mit ADHS oft schwer, sich an ihre Kindheit zu erinnern, und je älter man wird, desto mehr treten diese Erfahrungen in den Hintergrund. In höherem Lebensalter müssen neurodegenerative Erkrankungen sowie affektive Störungen und auch Angststörungen voneinander abgegrenzt werden. Oft treten sie zusammen auf.[48]

Natürlich bedarf es einer guten internistischen Abklärung, um andere Faktoren der Symptome auszuschließen. Wenn die ADHS-Symptome sich auch nicht immer gut in der Kindheit darstellen lassen, so sollten sich sie aber für den weiteren Lauf des Lebens gut darstellen lassen. ADHS-Symptome, die nur im höheren Lebensalter auftreten, sind kein ADHS!

Natürlich müssen andere Diagnosen ausgeschlossen werden:

- eine altersbedingte Vergesslichkeit
- leichte kognitive Störung oder Demenz
- Medikamentennebenwirkungen
- Menopausenbeschwerden
- langjähriger Alkohol-/Drogenkonsum
- neurologische Erkrankungen wie Gehirntumor, Durchblutungsstörungen, Hypertonie
- Vorgeschichte von Kopftraumata/Gehirnerschütterungen.

Am schwierigsten ist die Abgrenzung gegenüber der normalen Alterung des Gehirns. Es braucht Erfahrung, ADHS und Gehirnalterung voneinander abzugrenzen. Hierzu benötigt man Tests und die Unterscheidung, wie lange es schon Probleme mit der Konzentration und dem Gedächtnis gibt. ADHS entsteht nicht im Alter, sondern ist das ganze Leben lang in unterschiedlicher Ausprägung vorhanden.

Es ist nie zu spät für eine ADHS-Diagnose!

Jeder Mensch mit ADHS hat ein Recht auf eine ADHS-Diagnostik und eine Behandlung, wenn er betroffen ist. Auch im Alter können eine richtige Diagnose und Behandlung game- and life-changing sein. Manche Patienten erleben z. B. mit einer Stimulanzientherapie auch im fortgeschrittenen Lebensalter eine deutliche kognitive und psychische Verbesserung und sind unendlich dankbar für diesen Zuwachs an Lebensqualität.

Wie wird ADHS im Alter behandelt?

Die Behandlung im fortgeschrittenen Alter ist die gleiche wie bei anderen Menschen mit ADHS, allerdings müssen die seelischen und körperlichen Begleiterkrankungen berücksichtigt werden. Es gilt abzuklären, ob es Interaktionen mit anderen Medikamenten gibt. Insbesondere ist auf Herzerkrankungen zu achten. Hierzu sollte bei ADHS-Betroffenen über 50 Jahre unbedingt ein EKG gemacht werden und ggf. eine kardiologische Abklärung erfolgen. Unter internistischen Begleiterkrankungen ist selbst bei Risikopatienten eine Stimulanzientherapie sinnvoll. Auch ältere ADHS-Patienten können sehr von einer medikamentösen Behandlung profitieren. Es gilt bei älteren Patienten, dass zahlreiche Risikofaktoren zusammenkommen.

Gerade im Alter kann also eine medikamentöse Behandlung mit Stimulanzien sehr hilfreich sein. 65 % zeigten mit Stimulanzien eine Verbesserung ihrer ADHS-Symptome.[49] Als Nebenwirkung wurde beobachtet, dass Appetitstörungen, Gewichtsabnahme und Herzfrequenz- und Blutdrucksteigerungen auftraten. Es kam aber zu keinem schwerwiegenden Zwischenfall. Das kardiovaskuläre Risikoprofil verschlechterte sich nicht. Es sollten allerdings die Begleiterkrankungen mitberücksichtigt werden. Die Medikation kann schwierig sein, weil sie oft mit anderen Medikamenten kombiniert werden muss. Die Verträglichkeit muss unbedingt beachtet werden. Insbesondere ist auf Herzerkrankungen zu achten. Insgesamt geben ältere ADHS-Patienten jedoch eine deutliche Verbesserung ihrer Symptome bei medikamentöser Behandlung an.

Grundsätzlich muss die Dosis genau wie bei jüngeren Menschen langsam auftitriert werden. Auch bei älteren ADHS-Betroffenen gibt es keine Standarddosierung. Es gibt ADHS-Betroffene, die mit einer leichten Dosierung bereits eine gute Wirkung haben und andere benötigen eine höhere Dosis. Wichtig ist es, mit den Patienten bezüglich der medikamentösen Einstellung in engem Kontakt zu bleiben. Das geht auch gut über Mails, wenn Patienten damit einverstanden sind.

Eine störungsspezifische psychotherapeutische Behandlung ist auch im Alter noch hilfreich. Es zeigten sich sogar bessere Therapieeffekte gegenüber Jüngeren bei störungsspezifischer Gruppentherapie.[50] Wichtig in der Psychotherapie der ADHS in diesem Lebensalter sind Strategien, die auf eine Verbesserung der Kernsymptome der ADHS abzielen. Auch hier bedarf es einer ADHS-störungsspezifischen Therapie. 65 % zeigen darauf ein positives Ansprechen.

Zusammenfassung: ADHS und Alter

ADHS ist eine lebenslange Erkrankung.
Klinisch wird ADHS im Alter nicht ausreichend wahrgenommen.
Die Symptomatik verwischt sich mit anderen Erkrankungen: kardiovaskuläre, Hypertonie, Übergewicht, Diabetes, Lungenerkrankungen (Rauchen), ungesunde Lebensweise etc.

Eine Anamnese in der Kindheit gelingt meist nicht. Die Kernsymptomatik der ADHS sollte aber im Lebensverlauf darstellbar sein.

Die negativen Lebenserfahrungen verdichten sich im Alter. Die Begleiterkrankungen müssen mitbehandelt werden. Herzerkrankungen, Glaukom, Prostataerkrankungen müssen berücksichtigt werden.

Die Gerontopsychiatrie sollte sich mit ADHS beschäftigen.

Die Behandlung von ADHS verbessert die Coping Strategien und die Lebensqualität meist deutlich.

1.12 Lebenserwartung

Russell Barkley veröffentlichte 2019 eine Studie, die aufhorchen lässt. Er zeigte auf, dass unbehandelte ADHS-Betroffene eine um fast 13 Jahre verringerte Lebenserwartung haben. Das ist eine Lebenszeitverkürzung, die bedeutend ist und oft sogar die bei Tumorerkrankungen übertrifft. Nur die Psychose hat in unserem Fachgebiet eine noch höhere Rate mit 15 Jahren. Neben der deutlichen Verminderung der Lebensqualität zeigt sich auch eine deutliche Verminderung der Lebensquantität. Das ist besonders erschütternd, weil ADHS sehr gut zu behandeln ist.[51]

Was sind die Ursachen für die verkürzte Lebenszeit?

Es gibt mehrere Gründe, deren Ursachen in den ADHS-Symptomen und ihren Begleiterkrankungen liegen. Die häufigste Komorbidität ist die Depression. Das Suizidrisiko bei ADHS ist höher als in der Normalbevölkerung. Es konnte gezeigt werden, dass bei einer Behandlung mit Methylphenidat das Suizidrisiko deutlich gesenkt werden konnte.[52]

ADHS-Betroffene haben ein vierfach erhöhtes Risiko, durch einen Unfall zu Tode zu kommen. Sie zeigen sowohl im Straßenverkehr wie in ihrer Freizeit ein Risikoverhalten und sind häufiger bereit, für Nervenkitzel ihr Leben zu riskieren. Ein anderer Teil der ADHS-ler verunfallt deshalb, weil sie unkonzentriert am Straßenverkehr teilnehmen und Gefahren nicht richtig einschätzen. 40 % der Autofahrer mit ADHS hatten mindestens zwei Unfälle, gegenüber nur 6 % der nicht betroffenen. 60 % der Autofahrer mit ADHS hatten einen Unfall mit Personenschaden, 17 % ohne ADHS.

ADHS-ler haben größere Schwierigkeiten, sich an die Straßenverkehrsordnung zu halten, insbesondere an Geschwindigkeitsbegrenzungen, Abstandsregeln etc. Und dann fahren sie leider oft auch noch unkonzentriert. Niemand kann sich schneller über andere Verkehrsteilnehmer aufregen, und manche ADHS-ler versuchen sogar, ihren Unmut gegenüber anderen Verkehrsteilnehmern mit Ausbremsen und Bestrafungsaktionen auf der Autobahn Luft zu machen. Kommen jetzt noch Alkohol oder Drogen ins Spiel, dann steigt das Unfallrisiko noch einmal deutlich. Auch hier zeigt sich, dass das Unfallrisiko durch Medikamente deutlich verringert werden kann und zwar um 40 %. Die Stimulanzienmedikation ist dann tatsächlich eine Unfallprophylaxe.[53]

ADHS-Betroffene haben weiterhin größere Suchtprobleme. Sucht schränkt die Lebenserwartung durch den Gebrauch der Suchtsubstanzen ein, und häufig haben sie schlechte Lebensbedingungen, eine schlechte Gesundheitsfürsorge und eine schlechtere Ernährung. ADHS-ler bewegen sich oft zu wenig und leiden unter Adipositas, Bluthochdruck und Typ-II-Diabetes.[53] Sie sind häufiger arbeitslos und frühberentet. Sie haben auch mehr Beziehungsabbrüche, Trennungen und Scheidungen und leben häufiger allein. Alle diese Faktoren kumulieren im Lauf des Lebens.[54]

Zusammenfassung: ADHS und Lebenserwartung

ADHS-ler haben häufiger körperliche und seelische Erkrankungen.
Wenn sie krank werden, können sie ihre Erkrankung schlechter managen, weil sie über eingeschränkte Planungsfunktionen verfügen.
ADHS-Betroffene ernähren sich schlechter.
Adipositas, Hypertonie und Typ-II-Diabetes entwickeln ihre eigene Dynamik.
Die hohe Rate an Suiziden und Unfällen trägt zu einer höheren Sterblichkeit bei.

ADHS und Risikoverhalten – Warum brauchen ADHS-ler den Kick?

ADHS-Betroffene suchen oft nach dem ultimativen Kick, weil sie Schwierigkeiten haben, Langeweile auszuhalten und ständig unter Strom stehen. Extremsportarten und riskantes Verhalten bieten den Adrenalinkick, der sie ruhiger und entspannter macht. Wir hatten das schon besprochen, dass Adrenalin bei Menschen mit ADHS einen paradoxen Effekt haben. Adrenalin macht sie angenehm wach und entspannt. Interessant ist in diesem Zusammenhang, dass Menschen mit ADHS oft sehr gute Notfallärzte, Feuerwehrleute, Katastrophenmanager und Polizisten sind. Gerade wenn es richtig stressig für andere wird, können sie ruhig, klar und überlegt bleiben. Dafür können Sie dann im Stau ins Lenkrad beißen.

Die ständige Suche nach Nervenkitzel kann jedoch gefährlich sein und zu schweren Unfällen führen. Das Risikoverhalten ist ein Grund der geringeren Lebenserwartung unbehandelter ADHS-ler, denn sie haben ein viermal höheres Risiko zu verunfallen und wenn sie es tun, sind die Unfälle meist schwerer Natur. Natürlich hat das auch damit zu tun, dass ADHS-ler ungeduldig sind, immer unter Strom stehen und nicht warten können.

Sie suchen den Nervenkitzel und wollen an die Grenzen gehen. Wie schnell kann das Auto beschleunigen? Wann muss ich in der spitzen Kurve bremsen? Schaffe ich die Tiefschneeabfahrt, obwohl die Piste wegen Lawinengefahr gesperrt ist? Die Gefahr selbst wird zur Verlockung, ob man es schafft, und der Adrenalinkick fühlt sich so wohlig und lebendig an. Menschen mit ADHS sind eigentlich »untererregt« sind. Kick suchen ist der Versuch durch Stresshormone wie Adrenalin sich selbst zu aktivieren. Der Kick macht wach und macht das Leben spannender, manchmal führt er sogar zu einem rauschähnlichen Zustand. Der Kick aktiviert sie, denn im Gegensatz dazu ist für ADHS-Menschen nichts lähmender und unprickelnder als Langeweile und ein Spießerleben. Manche ADHS-ler sind wahre Adrenalinjunkies. Sie suchen dann permanent den Kick und das Abenteuer. Die Suche nach einem rauschhaften Nervenkitzel ist wahrscheinlich eine Art der unbewussten Selbstbehandlung, um in die Gänge zu kommen. Leider bekommt man eine wirklich merkliche Adrenalinausschüttung nur bei großem Stress und besonders angesichts einer Todesgefahr.

Es ist wichtig, Patienten direkt nach ihrem Risikoverhalten zu fragen, denn auch das stellen sie oft nicht in Frage. Sie erleben sich als mutig und draufgängerisch, und so mancher ist stolz darauf, seinen Schutzengel zu strapazieren. Es ist wichtig, ADHS-Betroffene darauf hinzuweisen, dass gerade sie mit unfallbedingten Bewegungseinschränkungen wie z. B. einer Querschnittlähmung, besonders schlecht zurechtkommen. Für hyperaktive ADHS-Betroffene ist das die Höchststrafe.

1.13 Die positiven Eigenschaften der ADHS-ler

Mir ist sehr wichtig, ADHS erst einmal nicht nur als Störung oder Erkrankung zu sehen, sondern als Spektrum, das sehr originelle Menschen beinhaltet. Ich hatte schon erwähnt, dass ADHS eine Spektrumerkrankung ist, die von der Normvariante bis hin zu einer schweren Beeinträchtigung mit zahlreichen Komorbiditäten reicht, bei denen vielleicht sogar eine Berentung erwogen werden muss. Die meisten ADHS-Betroffenen liegen irgendwo dazwischen. Wenn wir ADHS als Spektrumerkrankung sehen, erstaunt es nicht, dass wir immer wieder auch gute Karrieren mit deutlichen ADHS-Symptomen sehen, wenn es ADHS-Betroffenen gelingt, einen guten Platz für ihr Anderssein zu finden und Menschen, die sie wertschätzen können, wie sie sind. Natürlich sind sie als Kabarettist mit ADHS besser platziert als in einem langweiligen Bürojob, und so gilt es für ADHS-Betroffene, für sich eine gute berufliche Nische zu finden, in der ihre Kernkompetenzen zur Geltung kommen, und das sind nun mal keine langweiligen, monotonen Jobs, die eine große Genauigkeit erfordern.

Es ist natürlich besonders wichtig, dass wir ADHS sehr früh entdecken, um Betroffene gut darin beraten zu können, wo ihre Stärken, Interessen und Neigungen liegen, und welche Berufe für sie besonders geeignet sind. Besonders früh sollten effektive Behandlungsstrategien eingesetzt werden, damit ADHS-ler gar nicht erst in die Abwärtsspirale des Scheiterns und der Selbstzweifel kommen. Es hilft so sehr, eine Erklärung für das eigene Anderssein zu bekommen und eine wertschätzende Beratung, wie man mit diesem Anderssein einen guten Weg im Leben finden kann.

Wenn wir ADHS-Betroffene erst im Erwachsenenalter entdecken und das sind aktuell die meisten, dann sind sie meist an Misserfolge und Scheitern gewöhnt, und ihr Selbstwertgefühl ist schlecht. Jetzt ist es besonders wichtig, die Ressourcen aufzuzeigen und auch ein positives Bild von ADHS, als neurobiologische Besonderheit zu entwickeln. Ich nehme mir dafür schon im Erstgespräch ganz viel Zeit, weil es

Patienten so sehr hilft, eine Erklärung zu bekommen und weil es ihnen so viel Mut und Hoffnung geben kann. Ich erkläre ADHS-Patienten immer, dass sie ein anderes Stärke- und Schwächeprofil haben und dass sie auch ihre Stärken entwickeln und nutzen können. ADHS-Betroffene bringen eine ganze Menge positiver Eigenschaften mit.

So überempfindlich sie oft sind, sie sind auch empathisch und empfindsam. Sie können meist zwischen den Zeilen lesen und Stimmungen wittern. Oft sind sie auch sehr intuitiv und haben ein gutes Gespür für die Nöte und Belange ihrer Mitmenschen. Sie sind meist sehr hilfsbereit und einsatzfreudig und in ihren Äußerungen ehrlich und authentisch, wenn dabei auch nicht immer sozialverträglich. Vielen Betroffenen, vor allem Frauen, liegt Harmonie sehr am Herzen, und sie sind erst dann zufrieden, wenn es allen gutgeht. Das wird auch von anderen oft sehr geschätzt. Ihr besonders ausgeprägter Gerechtigkeitssinn führt zwar zu manchem Streit, doch sie hassen es, wenn andere zurückgesetzt oder ungerecht behandelt werden. Da können sie sich sehr für Gerechtigkeit einsetzen, und so mancher von ihnen versucht die Welt als Retter und Freiheitskämpfer zu verbessern. Für alles, was sie als spannend, gerecht und wichtig erleben, können sie einen enormen Einsatz bringen und viel Energie aufwenden. Mit ihrem glühenden Eifer können sie dann sehr ansteckend sein und andere motivieren. Wenn etwas schiefgegangen ist, erweisen sich manche von ihnen als wahre Meisterinnen im Chaosmanagement und in der Improvisation. ADHS-ler sind keine Konformisten, Spießer oder angepasste Menschen. Sie können einen umwerfenden Charme entwickeln, und man kann mit ihnen unglaublich lustig und ausgelassen sein. Die verrücktesten Sachen erlebt man mit ihnen – allerdings auch die peinlichsten. Sie geben dem Leben Würze.[55]

Hyperaktive ADHS-Betroffene haben oft eine unbändige Energie und viele originelle Ideen. Wenn sie im Hyperfokus sind, können sie eine Superpower entwickeln. Da ihnen schnell langweilig wird, lassen sie sich meist etwas einfallen, damit genau das nicht passiert. Ihre Offenheit und Flexibilität können beeindruckend sein und ihre Neu – Gier verschafft ihnen vielfältige Erfahrungen, manchmal nicht ganz ungefährliche. Sie können ungeheuer flexibel sein und sich sofort auf neue Situationen einstellen. In der Übersteigerung kann das als sprunghaft und unstet wahrgenommen werden. Weil sie aus schlechten Erfahrungen nicht so schnell lernen, scheinen sie oft viele Schutzengel zu haben. Allerdings sollten sie sich nicht zu sehr darauf verlassen, denn manchmal haben die auch Urlaub. (Siehe mein Buch: Weibliche AD(H)S: Wie Frauen mit AD(H)S erfolgreich, selbstbewusst und stabil leben können.)

Ihre Spontaneität kann mitreißend sein, und ihre authentische Ausdrucksweise lässt meist keinen Zweifel über ihren aktuellen Gefühlszustand und ihre Befindlichkeit aufkommen. Ihre Authentizität kann kompromisslos sein, denn sie wollen sich nicht verstellen und auch keine Spielchen spielen. Sie zeigen ihre Wut, ihren Ärger, können vor Überschwung übermütig werden und auch in Abgründen versinken, wenn sie sich verletzt fühlen. Sie können aus einer Mücke einen Elefanten machen und Chaosqueen und Kind sein, dann aber auch wieder aus Zitronen Limonade machen.

Sie haben trainiert, immer wieder wie Phönix aus der Asche aufzusteigen und einen neuen Anlauf zu nehmen. Einerseits können sie schnell frustriert sein, dann aber wieder Zauberideen haben, deren Umsetzung ihnen keiner zutraut. Sie können wahre Ideenmaschinen und Improvisationstalente sein. Ihr unersättlicher Wunsch nach Leben, Action und Abwechslung, ihre originellen Beiträge, ihr Eifer und ihr Engagement sind in vielerlei Hinsicht und in vielen Beziehungen eine große Bereicherung.

Originell, intuitiv und leidenschaftlich, wie ADHS-ler oft sind, entwickeln sie einen anderen Blick auf das Leben, sie finden auch häufig ungewöhnliche Lösungswege und können out of the box denken.

Jede Firma braucht ADHS-ler, nur nicht zu viele, sonst versinkt sie im Chaos. Ohne ADHS-ler haben sie zu wenig Impulse, zu wenig Innovation und Fantasie. ADHS – Betroffene sind Motoren und Kämpfer, die in Frage stellen, Ideen ankurbeln, erobern und entdecken wollen. Sie brauchen Input, um sich lebendig und zufrieden zu fühlen. Sie sind anpassungsfähig und flexibel, manchmal zu sehr. Sie brauchen Abwechslung und Herausforderungen, was nicht heißt, dass sie alle Herausforderungen auch meistern können. Übrigens scheinen ADHS-ler, zumindest die Hyperaktiven unter ihnen, auch später zu altern, denn ihre enorme Power hält sie lange fit und vital.

Wenn sie die richtige Partnerin oder den richtigen Partner finden, zum Beispiel einen Menschen, der sehr strukturiert und konzentriert arbeitet, können sie ein Dreamteam bilden. Sie können sich dann gegenseitig ergänzen, also sehr komplementär sein. Die ADHS-ler können ihre Ideen und ihre Kreativität einbringen, und Menschen, die gut strukturiert sind, können diese dann sortieren und in eine Form bringen. Voraussetzung dafür ist, dass man die andere oder den anderen im Anderssein akzeptieren und schätzen kann.[56]

Es wäre wichtig, dass Arbeitgeber sich mehr mit ADHS beschäftigen. Nichts ist für ADHS-ler schlimmer als ein lautes Großraumbüro, weil sie dort ständig abgelenkt werden. Aber auch Genauigkeit erfordernde, stereotype Tätigkeiten langweilen sie zu Tode, und dann können sie sich zu gar nichts aufraffen. ADHS-Betroffene gehören in Think Tanks, wo sie Ideen entwickeln können und ihre Kreativität eine Resonanz findet, Sie brauchen allerdings gleichzeitig Kontrolle und Struktur, denn auch wenn sie es nicht mögen, profitieren sie davon.

1.14 ADHS und gesellschaftliche Auswirkungen

Patienten, deren ADHS nicht erkannt und behandelt wird, produzieren für die Gemeinschaft erhebliche Folgekosten. Nicht nur dass ADHS-Betroffene mit ihrer unbehandelten Symptomatik eine deutlich eingeschränkte Lebensqualität haben, auch für die Gesellschaft ist das sehr teuer. Da sie ihr Potential oft nicht richtig ausschöpfen können und keinen begabungsadäquaten Bildungsstand erreichen, gehen unserer Gesellschaft dadurch Steuereinnahmen verloren. Ein niedrigerer Ausbildungs- und Bildungsstand bedeutet meist ein niedrigeres Einkommen, eine andere Peergroup, eine geringere Zufriedenheit im Beruf, weniger Selbstvertrauen und eine niedrigere Rente. Darüber hinaus ist das Risiko für Arbeitslosigkeit bei unbehandeltem ADHS um 40 % erhöht,[57] und Frühberentungen sind häufiger. Nicht zu vergessen sind die Kosten für die vermehrte Unfallhäufigkeit und die Behandlung der Begleiterkrankungen.

Bei einer Analyse deutscher Krankenkassendaten zeigte sich, dass ADHS-Betroffene in Bezug auf psychiatrische Behandlungen, Psychotherapien aber auch bei der Entwicklung von Begleiterkrankungen (Sucht, Übergewicht, Depression, Angststörung etc.) deutlich teurer für Krankenkassen sind als ihre neurotypische Vergleichsgruppe.[58]

2020 wurde erfasst, dass trotz der Empfehlung der deutschen Leitlinie für ADHS nur ca. 30 % der Patientinnen und Patienten Medikamente verschrieben bekamen. Die anderen zwei Drittel bekamen eine Psychotherapie, die bei ADHS deutlich schlechter wirkt als eine medikamentöse Behandlung. Das zeigt deutlich, dass die Empfehlung der Leitlinien für die Behandlung von ADHS in Deutschland nur unbefriedigend umgesetzt werden. In dieser Studie wurde auch aufgezeigt, dass von den statistisch ermittelten ADHS-Betroffenen nur aktuell 10 bis 20 % diagnostiziert und behandelt sind. Die hohe Rate der Suchterkrankungen bei ADHS fließt ebenfalls in die volkswirtschaftliche Betrachtung ein. Die notwendigen Langzeittherapien und Resozialisierungsmaßnahmen sind teuer; Betroffene haben zudem ein erhöhtes Risiko für lange Krankschreibungen und Frühberentungen.[59]

Durch langjährigen Drogenkonsum verschlechtert sich die Gesundheit der Drogenabhängigen stark. Die Drogen selbst können zu schwerwiegenden Erkrankungen führen. Noch dazu ernähren sich Drogenabhängige schlecht und leben meist unter prekären Bedingungen. Ihre Sterblichkeit ist deutlich erhöht. Die Einkommenssituation von Drogenabhängigen ist meist sehr schlecht. Viele sind auf soziale Unterstützung angewiesen. Aber nicht nur der Drogenabhängige selbst ist davon betroffen: Das Leid der Angehörigen, die täglich bei der Selbstzerstörung zuschauen müssen, ist immens. Die häufig eintretende Beschaffungskriminalität führt Drogenabhängige weiter ins soziale Abseits. Der Schaden durch Beschaffungskriminalität und die Auswirkungen bei den Opfern dürfen bei dieser Betrachtung nicht vernachlässigt werden.[60]

TEIL 2

Diagnostik und Therapie

2.1 S3-Leitlinie, ICD und diagnostische Hinweise

Die noch immer gültige S3-Leitlinie für die Diagnostik und Therapie von ADHS im Erwachsenenalter wird nur in Ansätzen umgesetzt. Es ist erstaunlich, dass ein Großteil der niedergelassenen Kollegen diese nicht kennen und damit auch nicht in ihre Praxis implementieren. Ich höre leider immer noch viel zu oft auch von Kollegen, dass ADHS überbewertet, eine Modediagnose sei oder Gedöns.

Hier noch einmal die wichtigsten Symptome im Erwachsenenalter (vgl. auch Kap. 1.1).

ADHS-Symptome im Erwachsenenalter

- Aufmerksamkeits- und Konzentrationsstörung
- Innere Unruhe, Getriebenheit
- Ungeduld
- Impulsivität und schnelle Stimmungswechsel
- Mangelnde Selbstdisziplin und Zuverlässigkeit
- Motivationsstörung, vor allem dann, wenn etwas keinen Spaß macht; »Aufschieberitis«; Aufgaben werden nicht zu Ende gebracht
- Priorisierungsprobleme, das heißt Unfähigkeit zu sehen, was wichtig und was unwichtig ist; Schwierigkeiten, den Überblick zu behalten
- Chaos, desorganisierte Arbeitsweise
- Vergesslichkeit
- Falsche Zeiteinschätzung, Probleme mit Pünktlichkeit und schlechtes Zeitgefühl
- Instabiles Selbstwertgefühl, Selbstzweifel
- Hoher Gerechtigkeitssinn
- Risikobereitschaft
- Schwierigkeiten mit Mitmenschen und berufliche Probleme
- Erhöhtes Risiko, im Laufe des Lebens weitere körperliche und seelische Begleiterkrankungen zu entwickeln

Es existieren zwei Diagnosesysteme, anhand derer ADHS diagnostiziert wird: Das Diagnostic and Statistical Manual of Mental Disorders, derzeit in seiner fünften Ausgabe (DSM-5) (American Psychiatric Association, 2013), und die ICD-10 bzw. die ICD-11.

Tab. Die ICD-10 Kriterien für ADHS

F90.–	Hyperkinetische Störungen
F90.0	Einfache Aktivitäts- und Aufmerksamkeitsstörung
F90.1	Hyperkinetische Störung des Sozialverhaltens
F90.8	Sonstige hyperkinetische Störungen
F90.9	Hyperkinetische Störung, nicht näher bezeichnet
F98.–	Andere Verhaltens- und emotionale Störungen mit Beginn in der Kindheit und Jugend
F98.8	Sonstige näher bezeichnete Verhaltens- und emotionale Störungen mit Beginn in der Kindheit und Jugend – Aufmerksamkeitsstörung ohne Hyperaktivität

Tab. Die ICD-11 Kriterien für ADHS. Im ICD-11 finden sich zwar andere Ziffern, aber weitgehend gleiche Diagnosekriterien wie in der ICD-10.

A05.0	Aufmerksamkeitsdefizit- und Hyperaktivitätsstörung [ADHS], vorwiegend unkonzentriert
6A05.1	Aufmerksamkeitsdefizit- und Hyperaktivitätsstörung [ADHS], vorwiegend hyperaktiv-impulsiv
6A05.2	Aufmerksamkeitsdefizit- und Hyperaktivitätsstörung [ADHS], kombiniert

Aktuell ist die ICD-11 Version nicht nutzbar, da noch nicht lizensiert. Der Unterschied zur ICD-10 ist, dass ADHS als neuronale Entwicklungsstörung gesehen wird, die sich nicht verändern lässt, wie z. B. auch die Autismusspektrumstörung. Ziel ist es, dass ADHS-Betroffene mit ihrer Besonderheit einen guten Weg finden und glücklich und erfolgreich werden können.

Hier dazu eine kurze Zusammenfassung. Wer sich näher damit beschäftigen möchte, kann eine Kurz- und eine Langfassung im Internet abrufen:

https://register.awmf.org/de/leitlinien/detail/028-045

Ich möchte auch an dieser Stelle noch mal betonen, dass wir bei einer Prävalenz von 4% als Fachärzte für Psychotherapie/Psychiatrie und Psychosomatik und alle Psychotherapeuten zuständig dafür sind, ADHS-Betroffene zu diagnostizieren und zu behandeln. Keine ADHS-Ambulanz kann 3,5 Millionen ADHS-Betroffene aufnehmen. Es ist von uns nicht gefordert, dass wir fachfremde Krankheitsbilder behandeln, sondern unsere Diagnostik und Therapie darauf abstellen, dass wir Patienten aus unserem Fachgebiet helfen können. Noch dazu ist ADHS das dankbarste Krankheitsbild in unserem Fach! Unsere Berufsgruppen dürfen sich nicht länger nicht zuständig fühlen, denn jeder von uns hat eine Fortbildungspflicht, und es ist ein ärztlicher und psychotherapeutischer Kunstfehler, ADHS nicht zu diagnostizieren und damit wichtige Therapieoptionen für die Patienten zu vergeben.

Jetzt ein paar kurze Statement zu den Leitlinien. Diese sind in einer Kurz- und Langversion im Internet verfügbar, aber da die meisten von ihnen keine Zeit haben werden, diese immerhin 180 Seiten durchzuarbeiten, werde ich Sie ihnen hier kurz und praxisnah erläutern.

Wer darf ADHS diagnostizieren und behandeln?

Fachärzte für Psychiatrie/Neurologie/Psychosomatik und ärztliche und psychologische Psychotherapeuten. Das heißt im Umkehrschluss, nur (!) unsere Facharztgruppe ist zuständig. Der Hausarzt darf keine Diagnostik und Ersteinstellung machen, das ist nicht seine Aufgabe.

Welche Diagnostik ist gefordert?

Die Leitlinien betonen, dass kein Test ADHS eindeutig nachweist. Das hat verschiedene Gründe. Zum einen haben ADHS-Patienten oft eine schlechte Selbstwahrnehmung. Da sie mit ADHS auf die Welt gekommen sind, erleben sie die ADHS-Symptome als ich-synton, und sie haben oft noch gar nicht realisiert, dass ihre Art der Wahrnehmung, der Gefühlskontrolle oder auch der Planungsfunktionen anders ist. Sie können zwar häufig angeben, dass sie sich schon immer anders gefühlt haben, aber dieses Anderssein ist eher diffus und unkonkret. Aufgrund der häufig wechselnden Stimmungen fallen die Tests oft an demselben Tag unterschiedlich aus. Ist der ADHS-Betroffene gerade gekränkt oder fühlt er sich ungerecht behandelt? Ist er gerade im Wutmodus und sieht nur noch rot? Oder ist er gerade getriggert und völlig begeistert für die Verwirklichung einer neuen Idee? Da können sich Minuten später die Testergebnisse völlig ändern. So ist ADHS, berechenbar unberechenbar!

Auch deshalb haben die Fremdanamnese und Kindheitsanamnese einen wichtigen Stellenwert.

Welche Besonderheiten gibt es bei Frauen?

Gerade bei Frauen ist die Diagnose oft schwierig, weil wir keine frauenspezifischen Fragebogen haben. Der unaufmerksame Typ ist oft unauffällig in der Symptomatik, und Ablenkbarkeit und Langsamkeit werden nicht unbedingt von Mitmenschen wahrgenommen und richtig zugeordnet. Frauen sind oft sehr bemüht, angepasstes Verhalten zu zeigen und sie sind gut darin, Symptome zu maskieren. Besonders, wenn sie intelligent und gut gefördert sind, erreichen sie häufig nicht den für die Diagnose erforderlichen Score. Auch deshalb steht klar in den Leitlinien, dass ein ADHS-Test weder beweisend für ADHS ist noch kann er ADHS ausschließen. ADHS-Tests dienen einer groben Orientierung. Die Diagnosestellung allein anhand der ADHS-Tests ist nicht zulässig.

Sind computergestützte Tests sinnvoll?

Ich erlebe immer wieder, dass Patienten von Ärzten dazu genötigt werden, teure Computertests zu machen, die sie selbst bezahlen müssen, um Stimulanzien verordnet zu bekommen. Das ist nicht leitlinienkonform, und dazu dürfen Patienten nicht gezwungen werden.

Ich sehe auch immer wieder, dass ADHS-Betroffene die Diagnose ADHS nicht bekommen, und damit leider auch keine Behandlung, weil sie einen Punkt unter dem Cut off liegen. Bedenken Sie bitte in solchen Fällen immer, dass Frauen und auch männliche intelligente Patienten zwar deutlich von ADHS betroffen sein können, aber unter strukturierten Bedingungen und bei guter Förderung in der Schule ziemlich unauffällig gewesen sein können.

Auch neuro-psychologische Tests oder EEG-Untersuchungen und computergestützte Konzentrationsverfahren können ein ADHS nicht sicher nachweisen.

Worauf kommt es bei der ADHS-Diagnostik an?

Das Wichtigste ist die Anamnese. Auch jede andere psychiatrische Diagnose wird gestellt, indem man die Lebensgeschichte und die aktuelle Symptomatik möglichst genau erfasst. Nahestehende Personen sollten dazu befragt werden. Bei Störungen, die vermutlich schon in der Kindheit bestanden, sollten Informationen, zum Beispiel von den Eltern, eingeholt werden, soweit diese Informationen verfügbar und von den Patienten gewünscht werden. Bei ADHS müssen die typischen Symptome spätestens vor dem zwölften Lebensjahr nachweisbar sein. Das macht man durch Elternbefragung, Sichtung der Schulzeugnisse und genaue Befragung der Patientinnen und Patienten und deren Partner.

Was notwendig ist, um eine Diagnose zu stellen

Vorab ein ausführliches diagnostisches Interview mit der Erhebung der Lebensgeschichte:

- Allgemeine Angaben, vorherige Erkrankung, vorangegangene seelische Erkrankungen, Vorbefunde
- Entwicklungsverlauf: Geburtsverlauf, Verzögerungen in der Entwicklung, schwere Kinderkrankheiten, Unfälle
- Schulische und berufliche Entwicklung, Abschlüsse, aufgegebene Ausbildungen oder Studiengänge
- Arbeitssituation, frühere berufliche Probleme, Kündigungen
- Gibt es aktuell schwere körperliche Erkrankungen, Unfälle etc.?
- Gibt es aktuelle familiäre oder berufliche Probleme?
- Wie ist der Beziehungsstatus, wie wird die Beziehung erlebt? Wie ist der familiäre Kontakt? Wie häufig gab es Beziehungsabbrüche?
- Sind andere Familienmitglieder betroffen oder gibt es andere seelische Erkrankungen in der Familie
- Befragung auch von Angehörigen, wenn möglich
- Sichtung der Schulzeugnisse, wenn noch vorhanden
- Gibt oder gab es Suchtprobleme?

Eine Intelligenzdiagnostik kann sinnvoll sein. Oft sehen wir bei Betroffenen eine erhebliche Diskrepanz zwischen Intelligenz und Schulabschluss oder erreichtem Bildungsniveau. ADHS – Betroffene können ihr intellektuelles Potenzial häufig nicht voll ausschöpfen. Wir sehen oft eine deutlich höhere Grundintelligenz als es die schulische und berufliche Entwicklung warten lassen.

Die Diagnostik von ADHS ist wie ein Puzzle, das es zusammenzusetzen gilt. Die Kernsymptomatik sollte sich im Lauf des Lebens immer wieder darstellen lassen, wenn auch in unterschiedlicher Intensität. Da ADHS meist erblich ist, zeigen sich entsprechende Besonderheiten fast immer schon in der Kindheit. Oft gibt es auch andere ADHS-Betroffene in der Großfamilie, danach sollte explizit gefragt werden.

Hinzu kommt, dass eine Reihe von anderen Störungen vor der Diagnose ADHS ausgeschlossen werden müssen. Die Abgrenzung zu bipolarer Erkrankung, zur Borderline-Persönlichkeitsstörung und zu Autismus kann schwierig sein. Diese Erkrankungen kommen außerdem häufiger zusammen mit ADHS vor, und dann müssen beide Erkrankungen getrennt, aber gleichzeitig behandelt werden. (Siehe Teil 3, Begleiterkrankungen)

Wenn eine andere Begleiterkrankung nicht deutlich im Vordergrund steht, sollte zuerst eine Behandlung mit Stimulanzien erfolgen, weil diese schneller wirkt und eventuell sich auch die Begleiterkrankungen durch den Wegfall der ADHS-Symptome verbessern.

> Noch mal zur Wiederholung: ADHS kommt selten allein!

Häufig sehen wir auch eine Hashiomoto-Thyreoditis, die ebenfalls mitbehandelt werden sollte. Natürlich müssen auch die organischen Begleiterkrankungen berücksichtigt werden. Stoffwechselerkrankungen, Nahrungsmittelunverträglichkeiten, Epilepsie, Migräne etc. kommen bei ADHS häufiger vor und bedürfen ggf. einer Mitbehandlung.

Bei Bulimie, Essstörungen und Sucht sollte man immer auch an ADHS denken.

Ein schlecht einstellbarer Diabetes kann deshalb einen schlechten Verlauf nehmen, weil ADHS-Betroffene mit ihren schlechten Planungsfunktionen ihre chronischen Erkrankungen nur unzureichend managen können. Bei Erschöpfungssymptomen sollten sie immer auch an ADHS denken und danach fragen, warum der Patient so erschöpft ist.

2.2 Nach welchen Symptomen sollten wir fragen? Kurz-, Anamnese- und Partnerfragebogen

ADHS-Diagnostik in der niedergelassenen Praxis in aller Kürze

> ADHS-Patienten müssen weder zu einer Diagnostik in die Klinik noch zu einer Spezialambulanz. Sie können das alles selbst. Probieren Sie es aus!

Wie können Sie die Vorgaben der Leitlinie schnell und effizient in der Praxis umsetzen? Es ist leider so, dass wir in der Psychiatrie und Psychotherapie schlecht bezahlt werden und für Patienten nur wenig Zeit aufwenden können. Deshalb sollten

Sie die ADHS-Diagnostik gut planen und einen Teil davon an ihre Arzthelferinnen delegieren.

Diese sollten die Anmeldung und die Testbögen verschicken. Einen Termin gibt es bei uns erst, wenn die Unterlagen weitgehend vollständig vorliegen. Allerdings haben viele ADHS-Betroffene keine Zeugnisse mehr bzw. finden diese nicht. Jeder Patient, der sich bei uns zur Diagnostik anmeldet, bekommt also

- einen Anamnesebogen und ADHS-Testbogen, den er vorab ausfüllen muss
- wenn möglich sollten auch die Eltern die Eltern-Testbögen ausfüllen
- Schulzeugnisse und Vorbefunde sollten mitgebracht werden
- wenn möglich sollte auch der Partner den Partner-Testbogen ausfüllen, denn es zeigt sich immer wieder, dass die Selbst- und Fremdeinschätzung bei ADHS weit auseinanderliegen kann.

Die Fragebögen stammen von mir und sind nicht validiert, sie können diese kostenfrei benutzen. Sie finden Sie im Anhang und können sie unter klett-cotta.de downloaden. Geben Sie im Suchfeld auf der Homepage den folgenden Such-Code ein: OM98874

Weitere validierte Fragebögen finden Sie im Kap. 2.3.

2.3 Weitere validierte ADHS-Fragebögen

Wenn Sie validierte Testfragebögen benutzen wollen, kann ich Ihnen die folgenden empfehlen:

Zunächst den Schnelltest der WHO, er kann kostenlos unter dem Link https://www.hcp.med.harvard.edu/ncs/ftpdir/adhd/6Q_German_final.pdf heruntergeladen werden. Das ist ein schneller Test, den Sie als Grunddiagnostik mitlaufen lassen können. Aber Vorsicht, denn er erfasst nicht gut das unaufmerksame ADHS! Sie finden ihn im Anhang im Online-Material 2.

Es gibt noch weitere validierte Fragebögen, Sie können hier entscheiden, welchen Sie verwenden wollen. Die Lizenzen vieler Fragebögen sind über die Testzentrale zu erwerben.

Test	Bezugsquelle
IDA-R	Er ist zu beziehen über die Firma Medice. Der Test ist kostenlos und kann auch online gemacht werden. Er ist gut in der Praxis anzuwenden.
WRI = Wender Reimherr-Interview	Es umfasst 28 psychologische Items, die die ADHS-Symptome erfassen und die Symptome nach Schweregrad einschätzen. Dieser Test muss bei der Testzentrale bezahlt werden.
DIVA	Er kann im Internet gegen eine geringe Gebühr geladen werden, ist ein hilfreicher Test bei ADHS-Diagnostik. https://www.divacenter.eu/products/diva-5/german/
HASE-Test (Homburger ADHS Skalen für Erwachsene):	Er ist zu beziehen über die Testzentrale mit dem Link: https://www.testzentrale.de/shop/homburger-adhs-skalen-fuer-erwachsene-93680.html
DSM-IV und ICD-10	Uniklinik Mannheim https://www.zi-mannheim.de/fileadmin/user_upload/downloads/lehre/flyer/Flyer-ADHS_im_Erwachsenenalter.pdf
CAARS	Hiervon gibt es eine Lang- und eine Kurzversion. Auch über die Testzentrale zu beziehen.
WURS	Hier handelt sich es um einen Test, der retrospektiv die ADHS-Symptome in der Kindheit erfasst. Problematisch ist es, dass viele ADHS-Betroffene sich nicht mehr genau daran erinnern können, wie das in ihrer Kindheit war.

Wichtig ist, dass Sie die einzelnen ADHS-Symptome gut dokumentieren und nachweisen können, dass auch in der Kindheit zumindest Teile der Symptomatik vorhanden waren.

Zusammenfassung

- Kein Test ist beweisend für oder zum Ausschluss von ADHS.
- Das Wichtigste in der Diagnostik der ADHS ist eine ausführliche Anamnese und die aktuelle Abbildung der ADHS-Kernsymptomatik.
- Beschreibung der Eltern und Partner, ebenso die Schulzeugnisse können wichtige Hinweise geben. Je älter die Patienten, desto seltener werden sie Schulzeugnisse auswerten können.
- Frauen liegen häufiger unter dem Testscore, weil es keine frauenspezifischen Fragebögen gibt und weil Frauen häufiger ihre Symptome maskieren.
- Nur anhand von Computertests, neuropsychiatrischen Testverfahren und EEG kann keine ADHS-Diagnose gestellt werden.

2.4 Die leitliniengerechte ADHS-Behandlung

Nicht immer ist ADHS behandlungsbedürftig, denn das Spektrum der ADHS reicht von der Normvariante bis hin zu schweren Verläufen mit mehreren Komorbiditäten. Nur wenn die Symptome zu Störungen der Beziehungs-, der Arbeitsfähigkeit und der sozialen Kommunikation führen oder sich daraus Folgeerkrankungen entwickeln, wird ADHS überhaupt behandlungsbedürftig.

Es ist natürlich auch immer eine Frage, welchen Platz der ADHS-Betroffene für seine besondere Art zu sein gefunden hat. Journalisten, Schauspieler oder künstlerische Berufe sind für ADHS-Betroffene geeigneter als Berufe, die große Genauigkeit und Konzentration erfordern.

Die Leitlinie empfiehlt zunächst Psychoedukation, und diese darf man in ihrer Bedeutung nicht unterschätzen. Nehmen Sie sich dafür Zeit, ADHS genau zu erklären. Das entlastet schnell ihre Patienten und erhöht die Compliance deutlich.

Psychoedukation sollte bei allen Personen, die die Diagnose ADHS im Erwachsenenalter bekommen haben, angeboten werden. Ziel ist, ein adäquates Krankheitsverständnis zu vermittelt und die damit verbundenen funktionellen Einschränkungen zu erläutern. Weiterhin sollten Behandlungsstrategien besprochen werden.

Es ist so wichtig, dass Ihr Patient versteht, was alles bei ihm neurodivers und damit anders ist. Das hilft so sehr, die eigene Biografie besser zu verstehen und sich selbst zu akzeptieren. Wichtig ist es, immer wieder zu betonen, dass bei ADHS niemand Schuld hat, Betroffene nicht und Angehörige auch nicht.

> Laut Antonovsky sind drei Aspekte wichtig, um mit Erkrankungen und Schicksalsschlägen gut umgehen zu können:
> Die *Verstehbarkeit*: Ich muss verstehen, was meine Erkrankung ist, wie sie entsteht und wie sie sich auf mein Leben auswirkt.
> Die *Handhabbarkeit*: Ich brauche Handlungsanweisungen und Möglichkeiten, wie ich meine Erkrankung besser in den Griff bekomme. Ich muss mich meinen Problemen stellen und aktiv nach machbaren Lösungen suchen können.
> Die *Sinnhaftigkeit*: Ich muss herausfinden, wie ich etwas Sinnvolles aus meiner Störung machen kann.

Antonovskys Erkenntnisse sind auch heute noch aktuell. Sein Beitrag zur Salutogenese, deren Ziel es ist, selbst unter widrigen Bedingungen gesund zu bleiben und das eigene Schicksal zu bewältigen, ist sehr hilfreich und kann auf alle Erkrankungen angewendet werden. Es ist wichtig, dass wir als Therapeuten unseren Patienten helfen, so dass sie ihre ADHS-Symptome, ihre Niederlagen und ihr bisheriges Scheitern in einen anderen Rahmen setzen können.

Natürlich ist ADHS in der Schule und bezüglich der Planungsfunktionen im weiteren Leben ein Erfolgsvernichter und ein Handicap. Wenn ADHS-Betroffene zu sich selbst sagen können: »Ich bin nicht unfähig, faul und unbeherrscht, sondern ich habe ADHS-bedingt Probleme mit meiner Selbstkontrolle und meiner Selbstorganisation, dann kann es ihnen viel besser gelingen, sich selbst zu verstehen und sich zu akzeptieren. Vieles in ihrer Biografie bekommt dann einen Sinn und eine Erklärung. Menschen mit ADHS können lernen, ihr ADHS anders zu bewerten, wie z.B: »Ich habe ADHS und damit viele Probleme gehabt, aber ich habe nie aufgegeben und immer wieder einen neuen Anlauf genommen. Es ist nicht mein selbstverschuldetes Scheitern, sondern meine neurobiologische Besonderheit, die mir im Leben immer wieder Probleme gemacht hat.« Es kann so viel Hoffnung machen, dass man jetzt störungsspezifische Strategien erlernen kann, um das eigene Leben und die eigenen Gefühle besser in den Griff zu bekommen. Und es gibt eine medikamentöse Behandlung, die dabei sehr hilfreich sein kann.

Ich erkläre Betroffenen gerne, dass ADHS ein unsichtbares Handicap ist. Es ist ein unsichtbares, aber deutliches Handicap, das beim Lernen und im Beruf mit erheblichen Schwierigkeiten und Nachteilen verbunden sein kann, wenn es ausgeprägt ist.

Viele Patienten erleben diese Sicht als große Entlastung, denn sie haben sich ja ihr Leben lang mit neurotypischen Menschen verglichen und sich immer darüber den Kopf zermartert, warum andere so viel leichter lernen, sich besser organisieren und konsequenter und erfolgreicher arbeiten können. Für ADHS-Betroffene ist es so wichtig, dass sie sich nicht weiter für ihre Besonderheit verurteilen und abwerten.

Viele Betroffene haben in ihrem Leben lange Zeit nichts von ihrem Handicap gewusst und trotzdem sind sie mit ihrem unsichtbaren Handicap immer wieder aufgestanden und haben einen neuen Anlauf genommen. Ich vergleiche das gerne mit den paralympischen Spielen. Da bekommt man Handicappunkte für Beeinträchtigungen. Nun sind die meisten ADHS-Betroffenen nicht bei den paralympischen Spielen gestartet, sondern sie haben ohne Handicappunkte bei den olympischen Spielen mitgemacht und sich trotzdem einen respektablen Platz erkämpft. Viele ADHS-Betroffene finden das eine sehr heilsame Sicht auf ihre Symptome. Es ist einfach wichtig, klar zu machen, dass es unfair ist, sich mit Menschen zu vergleichen, die keine ADHS-Besonderheiten haben. Vielen ADHS-Betroffenen gelingt es mit dieser neuen Sicht besser, ihr negatives Selbstkonzept zu überwinden.

Und dann erzähle ich den Klienten die Steinzeit-Jägergeschichte (siehe Kap. 1.2), die erstaunlich viele gut verstehen, und sie behalten diese auch. Gerade bei ADHS ist es wichtig, dass Sie kompakte und verständliche Informationen geben, und passen Sie auf, dass Sie Ihre ADHS-Patienten im Erstgespräch nicht überfordern. Denken Sie bitte an die Vergesslichkeit der ADHS-Betroffenen. Deshalb lieber eine kurze knackige Geschichte, an die sie sich noch erinnern können, statt zu viel Neurobiologie.

Zur Medikation der ADHS

Neben der Psychoedukation ist somit bei Erwachsenen die medikamentöse Behandlung immer eine First-line-Maßnahme. Das ist bemerkenswert! ADHS bei Erwachsenen ist das einzige Krankheitsbild in der Psychiatrie, bei dem Medikation immer empfohlen wird. Die Medikation hat in vielen Studien die höchste Wirksamkeit und die geringste Nebenwirkungsrate gezeigt. Die Behandlung mit Stimulanzien ist im Erwachsenenalter selbst bei leichtgradiger ADHS-Symptomatik indiziert.

Die Überlegenheit von Medikation zeigte sich zum Beispiel in der weltweit größten Studie von Prof. Dr. Alexandra Philipsen aus dem Jahr 2015.[61] Darin wurde anhand von 419 Patientinnen und Patienten untersucht, welche Behandlungsmethode die besten Ergebnisse zeigt. Es wurden verschiedene Patientengruppen gebildet: Eine Gruppe wurde nur psychotherapeutisch behandelt, die zweite nur medikamentös mit Methylphenidat, die dritte Gruppe sowohl medikamentös als auch mit Psychotherapie. Es zeigte sich, dass die Medikation der Psychotherapie signifikant überlegen war und dass die Wirkung der Medikation selbst durch zusätzliche Psychothe-

Leitliniengerechtes therapeutisches Vorgehen

Psychoedukation
↓
Beurteilung des Schweregrades

	Leichtgradig	Mittelgradig	Schweregradig
Kinder und Jugendliche	Psychotherapie	Psychotherapie / Medikamentöse Behandlung	Medikamentöse Behandlung
Erwachsene	Medikamentöse Behandlung	Medikamentöse Behandlung	Medikamentöse Behandlung

rapie nicht signifikant verbessert wurde. Die Studie macht also deutlich, dass die angewandte Psychotherapie die Medikation nicht ersetzen kann. Ein Teil der ADHS-Patienten braucht gar keine Psychotherapie.

Oft können Patienten erst von Psychotherapie profitieren, wenn sie medikamentös behandelt worden sind. Denken Sie daran, wie vergesslich ADHS-Patienten sind und wie schnell sie abgelenkt sind.

Wenn eine Depression oder Angststörung vorliegt, können SSRI- und SNRI – Medikamente eingesetzt werden. Bupropion eignet sich besonders bei ADHS und Depressionen, weil es die Dopaminkonzentration hochreguliert.

Bei ADHS und Suchterkrankungen sollte eine Behandlung mit Atomoxetin erwogen werden. (Ausführlicher in Kap. 3.1 und 3.4)

Stimulanzientherapie

Stimulanzien wirken bei ADHS-Betroffenen paradox. Es handelt sich ja um antriebssteigernde Medikamente, die bei neurotypischen Menschen eher aktivierend und z. T. auch euphorisierend wirken, und deshalb stehen sie auch unter dem Betäubungsmittelgesetz, weil neurotypische Menschen davon abhängig werden können. Bei ADHS-Betroffenen zeigt sich aber eine ganz andere Wirkung. Auch die noch so hyperaktiven ADHS-ler reagieren darauf klarer, wacher, ruhiger und gelassener und haben oft das Gefühl, dass ihre Gedanken zur Ruhe kommen oder sich der Nebel in ihrem Kopf legt. Ich habe das schon mit den vier Radiosendern im Kopf erklärt, die alle gleich laut wahrgenommen werden. Mit Medikation gibt es nur noch den eigenen Radiosender und Gedanken wirbeln nicht mehr herum, sondern bleiben geordnet.

ADHS-Betroffene können auf einmal Aufgaben anfangen und zu Ende bringen und fokussiert bei der Sache bleiben. Viele erleben das wie ein Wunder. Meist gelingt ihnen auch eine Priorisierung besser, und sie können sich dann schneller entscheiden. Auch die scharf gestellte Alarmanlage, die ständig feuert, wird herunterreguliert und muss nicht mehr ständig Gefahr in Verzug melden. Ich erklären das immer so, dass die Medikation auch eine emotionale Schutzschicht bildet und emotionale Überreaktionen verhindert. Kurz und knackig: Stimulanzien machen einen klareren Kopf, ein dickeres Fell, und Betroffene können ihre Aufgaben anfangen und zu Ende bringen. Das erleben ADHS-ler oft als lebensverändernd und sie könne, oft es gar nicht glauben, wie viel leichter das Leben mit Medikation wird. Wenn die Kontroll- und Planungsfunktionen funktionaler sind, dann ist die Selbstregulierung und

Selbststeuerung deutlich besser. Statt einer emotionalen Achterbahn mit Doppelloopings zu fahren, können sie jetzt eine sanfte Berg- und Talfahrt machen und auch zwischendurch aussteigen und das Leben genießen. Auch die Dünnhäutigkeit und die Hypersensitivität nehmen ab. Die Alarmanlage wird nicht mehr durch Nichtigkeiten getriggert, und das Leben wird deshalb deutlich entspannter. ADHS-Betroffene wähnen sich dann nicht mehr ständig im Alarmmodus mit ständiger Angriffs- oder Fluchtbereitschaft. Die Anhebung des Dopaminspiegels bewirkt, dass nicht mehr alle Reize gleich wichtig wahrgenommen werden und dass das Gehirn ohne Anstrengung Reize besser filtert. Natürlich ist das Dopaminmodell zu einfach, denn nicht nur Dopamin, sondern auch Serotonin und Noradrenalin werden besser reguliert.

Viele Patientinnen und Patienten berichten mir, dass sie es als überwältigend erleben, wenn sie bei ihren Gedanken bleiben können und diese nicht ständig springen, wenn ihr Kopf auf einmal sortiert und leise ist. Sie erleben es als entlastend, abends abschalten zu können und am nächsten Morgen sortiert und aufgeräumt zu starten, wenn die Medikation anfängt zu wirken. Sie sind so sehr entlastet davon, dass sie nicht mehr sich ständig von ihrer Umwelt getriggert fühlen, denn Gefühlsregulation ist anstrengend.

Die unaufmerksamen ADHS-lerinnen fühlen sich mit der Medikation oft aktiver und wacher, so als sei ihre Energiebatterie nicht mehr dauererschöpft und tiefenentladen, sondern mit neuer Energie und Vitalität geflutet, so als wären sie an einen Turbolader zusätzlich angeschlossen, Besonders sie profitieren von der Stimulanzien-Medikation. Oft ist es auch für mich ein kleines Wunder, wie aus manchen ADHS-lerinnen, die sich selbst als Schlaftablette bezeichnen, lebendige und kreative Frauen werden, die über sich hinauswachsen, wenn sie endlich in der Lage sind, motiviert und konzentriert bei einer Sache zu bleiben. Wenn ihre Netzwerke der Motivation, Konzentration und ihre Exekutivfunktionen funktionaler werden, dann gelingt vieles, was vorher unvorstellbar erschienen ist. Und das erlaubt ADHS-Betroffenen, die Erfahrung von Selbstwirksamkeit zu machen: »Ich kann das wirklich und ich schaffe das anzufangen und etwas zu Ende zu bringen«.

Eine Erhöhung des Dopaminspiegels bewirkt neben einer verbesserten Konzentration, auch eine Abnahme der Reizoffenheit. Und wenn Menschen mit ADHS nicht mehr alles unpriorisiert und gleichzeitig wahrnehmen müssen, dann können sie auch eher Entscheidungen treffen, z.B. mit welcher Aufgabe muss ich anfangen? Stellen Sie sich vor, dass Sie eine Sehschwäche haben und die Welt bisher diffus und verschwommen wahrgenommen haben. Wenn Sie jetzt eine Brille bekommen und auf einmal scharf sehen, dann ist das für Sie eine unglaubliche Erfahrung. Es kann

Sie aber auch sehr traurig machen, warum Sie diese Brille, mit der das Leben so viel leichter ist, erst jetzt bekommen.

Wichtig ist es für Sie zu wissen, dass diese paradoxen Reaktionen auf Stimulanzien auch andere Medikamente betreffen können, wie z. B. Schmerzmittel, Beruhigungsmittel oder Narkosen. Manche zeigen auf Benzodiazepine Erregungszustände. Und manche ADHS-Betroffene brauchen eine ungewöhnlich hohe oder niedrige Dosis dieser Medikamente.

Bezüglich der Stimulanzientherapie verfügen wir bei Kindern über eine sehr gute Datenlage. Seit fast 70 Jahren werden diese Medikamente bei Kindern mit großem Erfolg eingesetzt. Ich kenne kein Medikament, dass es geschafft hat, über 70 Jahre eine First-Therapieempfehlung zu haben. Natürlich waren diese Medikamente umstritten, und es gab viele Gruppen z. B. Scientology, die gegen diese Medikation gekämpft haben. Auch in Deutschland wurde die Therapie mit Stimulanzien lange sehr kritisch gesehen. Aber genau deshalb ist diese Medikation auch besonders sicher, denn sie stand immer unter einer intensiven Beobachtung der Weltpresse. Interessant ist auch die NNT (Number needed to treat). Das ist eine statische Maßzahl, die den Nutzen einer Therapie abbildet. Es ist die Zahl der Personen, die behandelt werden müssen, um eine therapeutische Wirkung zu erzielen. Stimulanzien haben hier eine beeindruckende Wirkung von 1 bis 1,5. Das bedeutet, dass nur 1,5 Personen behandelt werden müssen, damit sich bei einer Person ein therapeutischer Erfolg zeigt. Keines der anderen Antidepressiva oder Neuroleptika erreicht auch nur annähernd einen solchen Wert. Das gilt allerdings nur für ADHS-Betroffene.

Die beiden first line-Medikamente unterscheiden sich meist nicht in ihren Nebenwirkungen und Wirkungen, wohl aber in ihrem pharmakologischen Ansatzpunkt. Methyphenidat wirkt, indem es den Abbau von Dopamin verzögert. Elvanse erhöht die Ausschüttung von Dopamin aus den Vesikeln in den synaptischen Spalt.

Wie werden diese Stimulanzien dosiert?

Es gibt keine Standardmedikation, jeder ADHS-Betroffene muss individuell eingestellt werden. Da ADHS-ler wenig Geduld und Durchhaltevermögen haben, ist ein anfänglich enger Kontakt bei der Medikamenteneinstellung hilfreich. Nach Einverständnis der Patienten für eine Mail-Kommunikationsform bleibe ich nach einer ausführlichen persönlichen Aufklärung in den nächsten Tagen und Wochen engmaschig darüber mit ihnen in Kontakt. Die Patienten dürfen mir via Mail über Nebenwirkungen, unerwarteten Reaktionen und Wirkungen schreiben. Oft gibt es erst einmal ein Wow – Gefühl und eine große Erleichterung, und nach ein paar Tagen oder Wochen muss die Dosis dann doch noch mal erhöht werden. Es entlastet die Patienten, wenn sie wissen, dass sie bei Fragen bzw. unerwarteten Reaktionen direkt mit mir in Kontakt treten können.

Wichtig ist es, langsam anzufangen und dann die Medikation nach Absprache und Feedback mit den Patienten langsam zu steigern. Es ist einfach unglaublich individuell, wie lange die Medikation wirkt und welche Dosis hilfreich ist. Manche Patienten mit einem schweren ADHS brauchen Minidosen, manche mit einer leichteren Form die Höchstdosis. Die Schnelligkeit der Metabolisierung und die Ansprechrate muss einfach immer getestet werden. Wichtigste Referenz ist die Rückmeldung des Patienten.

Erstaunlich ist auch, dass z. B. Methylphenidatpräparate je nach Firma ganz unterschiedlich wirken können, obwohl sie alle den gleichen Inhaltsstoff haben. Leider werden die Orginalpräparate oft gegen Generika ausgetauscht, und es ist möglich, dass Patienten damit nicht die gleiche Wirkung haben wie mit dem Orginalpräparat. Deshalb müssen Sie immer danach fragen, welche Medikament sie von der Apotheke bekommen haben.

Methylphenidat

Medikinet adult und Ritalin adult und deren Generika in der Retardform können immer für alle Patienten verordnet werden. In dieser Zubereitung wirkt Methyphenidat nach einer Stunde für ca. 6–8 Stunden und muss meist zweimal gegeben werden. Man muss beachten, dass Medikinet adult nicht nüchtern eingenommen werden sollte. Bei Ritalin adult muss man nicht vorher essen. Diese Medikation steht mittlerweile auch als Generikum zur Verfügung. Aber wie gesagt, es kann sein, dass die Generika nicht so gut wirken wie das Originalpräparat.

Es gibt noch ein Retard-Präparat, das 12 Stunden wirkt. Das ist Concerta oder Methylphenidat HCL. Diese Mittel können auch für gesetzlich Versicherte verordnet werden.

Es gibt weiterhin noch das unretardierte Methyphenidat, was unsinnigerweise nicht für gesetzlich Versicherte verordnet werden darf. Diese Zubereitung wirkt nach einer halben Stunde, für etwa 3–4 Stunden. Das ist oft sinnvoll, diese Medikation als Starter morgens zu geben. Das ist für viele ADHS-Betroffene hilfreich, weil sie morgens eine lange Anlaufphase benötigen, bis sie aktiv und einsatzfähig sind und die Retardpräparate auch einen längeren Vorlauf haben. Man kann z. B. unretardiertes Methyphenidat gleich bei Aufstehen einnehmen, und die Wirkung tritt dann schon nach einer halben Stunde ein. Wenn man dann zeitgleich das retardierte Metyhlphendiat gibt, überbrückt es die Anlaufzeit, bis die Retardpräparate wirken.

Auch abends kann eine Gabe von unretardiertem Methyphenidat hilfreich sein, wenn man z. B. noch einen abendlichen Call oder eine wichtige Besprechung hat und die Wirkung von retardierte Metyhphendiat schon abgeklungen ist. Vor allem sollte dann die Wirkung nicht zu lange anhalten, weil retardiertes Methyphenidat auch Schlafstörungen machen kann, wenn es zu lange wirkt. Unretardiertes Methylphenidat kann für gesetzlich Versicherte nur auf BtM-Privatrezept verschrieben werden. Unretardiertes Methylphenidat sollte man mit 5 mg anfangen und dann hochsteigern.

Zu beachten ist hierbei, dass unretardiertes Methyphenidat doppelt so schnell, doppelt so stark und halb so lang wirkt, weil es ja in der Hälfte der Zeit ausgeschüttet wird.

Die Einstellung mit retardiertem Methyphenidat beginnt man am besten mit 10 mg retardiertem Methyphendiat morgens. Wenn das vertragen wird, dosiere ich nach ein paar Tagen auf zwei Tabletten morgens und dann nach ein paar Tagen noch eine Tablette nachmittags. Wenn noch keine ausreichende Wirkung erzielt wird, muss man weiter hochdosieren. Die Höchstdosis für Methylphenidat ist 80 mg am Tag.

Es gilt zu beachten, dass Methyphenidat einen Rebound bei Nachlassen der Wirkung machen kann. Patienten können dann eine Verschlimmerung ihrer ADHS-Symptome erleben oder aber eine leichte depressive Verstimmung. Häufig hilft, dass man ADHS – Betroffene dazu anhält, dann Sport zu treiben, oder aber man gibt unretardiertes Methyphenidat in einer kleinen Dosis von z. B. 5 mg zum. Es kann auch sein, dass beim Nachlassen der Stimulanzienwirkung ein großes Hungergefühl eintritt und Patienten dann viel essen. Auch das kann ein Rebounphänomen sein. Wenn ein Patient stark übergewichtig ist, würde ich gleich auf Elvanse einstellen, weil dann abendliche Heißhungerattacken meist nicht mehr auftreten.

Lisdexamfetamin

Lisdexamfetamin ist eine sogenannte Prodrug und wirkt erst, wenn das Lis im Blut von Dexamfetamin abgespalten wird. Es flutet langsam an und langsam ab und hat deshalb auch nur sehr selten einen Rebound. Lisdexamfetamin wirkt nach ein bis eineinhalb Stunden für 12–14 Stunden. Ich stelle aber immer wieder fest, dass die Wirkdauer sehr individuell ist. So habe ich Patienten, bei denen das Medikament nur 6 Stunden wirkt, während andere eine 20 Stunden-Wirkung haben. Fragen Sie deshalb immer, wie lange die Wirkung bei ihren Patienten andauert. Alle Stimulanzien müssen individuell eingestellt werden.

Dexamfetamin gibt es auch noch unretardiert als Attentin. Das kann aber auch nicht auf Kosten der gesetzlichen Krankenkassen verordnet werden, und es wirkt etwa 8 Stunden.

Bei Elvanse sollte man mit 20 oder 30 mg morgens anfangen und dann auch langsam die Dosis erhöhen. Die Höchstdosis für Elvanse ist 70 mg.

Persönlichkeitsveränderungen durch Stimulanzien?

Die Angst der Patienten ist immer, dass das Medikament sie in ihrer Persönlichkeit verändert. Das sollte nicht der Fall sein. Ich erkläre das auch hier wieder mit der Brille. Wenn man fehlsichtig ist und eine gut angepasste Brille bekommt, dann verändert das auch nicht die Persönlichkeit, aber es erleichtert Betroffenen erheblich ihr Leben.

Stimulanzien wirken wie eine chemische Brille. Allerdings müssen sie darauf achten, dass ihre Patenten nicht überdosiert sind, denn dann können sie sich dumpf, gedrückt oder innerlich noch angespannter fühlen, und sie müssten die Dosis wieder reduzieren. Ein Zeichen für eine Überdosis kann auch sein, dass sich ihr ADHS-Patient sehr getrieben fühlt oder Ängste entwickelt. Dann müssen sie in jedem Falle die Dosis reduzieren.

Es ist manchmal erstaunlich, dass Ritalin adult oder Medikinet adult ganz anders wirken können. Manche Patienten profitieren mehr von der einen oder anderen Medikation, man muss es einfach ausprobieren. Auch Concerta oder Methylphenidat HCL können schon wieder anders wirken, obwohl alle Medikamente ja Methylphenidate sind.

Die Stimulanzienmedikation ist hochwirksam. Sie spricht bei ca. 70–80 Prozent der ADHS-Betroffenen an und das auch noch mit einer geringen Nebenwirkungsquote.

ADHS nicht zu behandeln, bedeutet keinesfalls, auf Nebenwirkungen zu verzichten. Eine unbehandelte ADHS hat eine schlechte Prognose mit einem hohen Risiko für die Entwicklung weiterer seelischer und körperlicher Erkrankungen und einer reduzierten Lebenszeit. Gerade bei Kindern zeigt sich, dass sie häufiger scheitern und mehr Misserfolge haben und schon angeschlagen im Erwachsenenalter ankommen. Sie haben ein höheres Suchtrisiko, ein höheres Unfallrisiko, meist schlechtere Schulabschlüsse, ein schlechteres Selbstwertgefühl usw. – und das sind alles Risikofaktoren und Nebenwirkungen der unbehandelten ADHS!

Wenn zusätzlich ein Substanzmissbrauch oder eine Substanzabhängigkeit besteht, dann sollte ein Spezialist für Suchterkrankungen hinzugezogen werden. Die Prognose der Suchterkrankung verbessert sich, wenn ADHS mit Stimulanzien behandelt wird.

Antipsychotika sollen bei ADHS nicht eingesetzt werden. Das sehe ich leider immer noch ziemlich oft, dass ADHS-ler gegen ihre Unruhe Olanzapin oder Risperidon bekommen. Das ist wirklich ein Kunstfehler, weil die Nebenwirkungen von Olanzapin darin bestehen, dass die Patienten meist in kurzer Zeit stark an Gewicht zunehmen, und das vor allem bei Patienten, die sowieso schon Probleme mit dem Gewicht haben. Olanzapin macht auch eher langsam und träge. Vielleicht wird die innere Unruhe besser, aber die Motivation und die Konzentration wird eher schlechter und der Patient kommt oft gar nicht mehr in die Gänge.

Tab. Übersicht über die Medikation

	Methylphenidat unretardiert	Medikinet adult, Ritalin adult, Methylphenidat AL	Methylphenidat HCL, Concerta	Elvanse
Wirkdauer	wirkt nach einer halben Stunde für 3–4 Stunden	wirkt nach ca. 1 Stunde 6–8 Stunden	Wirkt nach einer Stunde ca. 8–10 Stunden	wirkt nach 1–1/2 Stunden für 12–14 Stunden
Verordnung	Nicht für Kassen-patienten	Für alle Kassen verordnungsfähig	Für alle Kassen verordnungsfähig	Für alle Kassen verordnungsfähig
Einnahme	Muss passgenau eingestellt werden	Muss meist zweimal am Tag gegeben werden	Muss nur einmal am Tag gegeben werden	Muss einmal täglich eingenommen werden
Dosierung	Mit 5–10 mg anfangen. Vorsicht: Durch schnelles An- und Abfluten kann es leichter abhängig machen und missbraucht werden	Mit 10 mg anfangen und langsam in 10-mg-Schritten aufdosieren	Mit 18 mg anfangen und dann auf 27 mg etc. hochsteigern. Die höchste Dosierung ist 54 mg. Sie können aber 54+18 mg verordnen, wenn die 54 mg nicht ausreichen	Mit 20 oder 30 mg anfangen und in 10-mg-Schritten steigern. Macht nur sehr selten einen Rebound, weil es eine Prodrug ist

Die Nebenwirkungen der Stimulanzien

Die Nebenwirkungen der Stimulanzien sind überschaubar. Es können Appetitstörungen auftreten, was für Übergewichtige eine begrüßenswerte Nebenwirkung sein kann.

Außerdem können Kopfschmerzen vorkommen, dagegen hilft ausreichende Flüssigkeitsaufnahme. Es kann darüber hinaus zu leichter Pulsbeschleunigung und seltener zu leichten Blutdruckerhöhungen kommen. Beides sollte im Laufe der Behandlung kontrolliert werden. Interessant ist, dass mittelfristig sich aber der Blutdruck des ADHS-Hypertonikers senken kann. Wenn der ADHS-Betroffene ein dickeres Fell bekommt und er nicht mehr ständig impulsiv und gekränkt reagieren muss, dann steht er auch nicht mehr so stark unter Druck und muss sich nicht immer weiter aufregen. Das trägt zu Entspannung und Gelassenheit bei und kann sekundär auch den Blutdruck wieder senken.

Bei Erwachsenen ist eine regelmäßige Gewichtskontrolle nicht nötig. Ein Teil der Patienten klagt allerdings über hartnäckige Appetitsstörungen. Das sind leider meist nicht die adipösen Patienten, sondern die Patienten, die eher an der unteren Gewichtsgrenze sind. Oft ist es so, dass sie mit ihrer besseren Konzentration und Fokussierung einfach das Essen vergessen. Es ist wichtig, Patienten darauf hinzuweisen, dass sie einen regelmäßigen Essensrhythmus einhalten und sich ggf. von ihrem Handy ans Essen erinnern lassen. Das Problem ist auch eher, dass sie keinen Hunger verspüren, aber wenn sie anfangen zu essen, dann kommt meist doch auch der Appetit. In hartnäckigen Fällen lohnt es sich, ein anderes Stimulans auszuprobieren.

Seltener treten Bauchschmerzen oder ein Völlegefühl auf. Stimulanzien sollten nicht zu spät am Tag eingenommen werden, weil sie sonst Schlafstörungen verursachen können. Es gibt allerdings Patienten, die mit einer kurzwirksamen Methylphenidatdosis besser einschlafen können, weil sie nicht mehr so viele Gedanken im Kopf haben und weil sie nicht mehr den ganzen Tag so viele Reize aufnehmen.

Bei einer Überdosierung kann es zu Wutanfällen, depressiver Verstimmung und Apathie kommen. Stimulanzien sollten nicht bei floriden Psychosen eingesetzt werden. Selten werden durch Stimulanzien Angstzustände, Manien oder Psychosen ausgelöst. Alle Fälle, die ich diesbezüglich gesehen haben, hatten eine schnelle Remission nach Absetzen der Medikation und Behandlung der Manie bzw. Psychose. Stimulanzien können aber trotzdem vorsichtig eingesetzt werden, wenn die Psychose schon länger zurückliegt und der Patient stabil ist.

Eine Herzerkrankung sollte vor Medikation anhand eines EKGs immer ausgeschlossen werden, wenn es Anhaltspunkte dafür gibt.

Als Kontraindikation für Stimulanzien gelten

- Schwere KHK
- Phäocromozytom
- Nicht einstellbare Schulddrüsenerkrankungen
- Hirnblutung und Schlaganfall
- Unbehandelbare Hypertonie
- Schwere Gefäßerkrankungen

Welche Untersuchungen müssen vor einer Stimulanzientherapie durchgeführt werden?

Es gibt keine Empfehlung, bei gesunden Patienten vor Einsatz der Medikamente Laborwerte zu ermitteln. Ich lasse trotzdem immer vor Therapiebeginn den Blutdruck kontrollieren, ein EKG anfertigen, die Schilddrüsen- und Leberwerte sowie den Blutzucker überprüfen und ein kleines Blutbild machen, um andere Erkrankungen auszuschließen. Vorsichtig sollte man bei Vorliegen eines erhöhten Augeninnendrucks sein. Dieser sollte in jedem Falle kontrolliert werden, wenn er bekannt ist oder eine familiäre Disposition besteht. Das Gleiche gilt für eine Prostatahypertrophie.

Ich sehe häufiger bei den Routinekontrollen eine Hashimoto-Thyreoditis. Es ist nicht geklärt, warum diese bei ADHS häufiger ist, aber schon deshalb sollten in jedem Falle die Schilddrüsenwerte mitgemacht werden. Schilddrüsenhormone können mit Stimulanzien verordnet werden, auch wenn das anders im Beipackzettel steht. Denn beides zusammen ist häufig. Selbst die Herstellerfirma für Elvanse, Takeda, weiß nicht, warum die Empfehlung, dieses wichtige Medikament nicht mit Schilddrüsenhormonen zu kombinieren, im Beipackzettel steht.

Ich lasse auch ein EKG vor der Ersteinstellung anfertigen, weil die QT-Zeit durch Stimulanzien verlängert werden kann.

Bei fraglicher Drogeneinnahme empfiehlt sich natürlich ein Drogenscreening, und Patienten erzählen uns ja auch nicht alles freiwillig.

Ich lasse alle diese körperlichen Untersuchungen einmal im Jahr wiederholen, aber wie gesagt, vorgeschrieben sind sie nicht.

Medikation bei Schwangerschaft und weiteren Erkrankungen

In der *Schwangerschaft* sollte die Medikation abgesetzt werden, weil hier keine ausreichenden Daten vorliegen. Methyphenidat kann zwar in der Schwangerschaft gegeben werden. Aber so weit dies zu verantworten ist, sollte auf eine Stimulanziengabe in der Schwangerschaft verzichtet werden. Die Aussage der Embryotoxikologie in Berlin lautet, dass Methyphenidat in der Schwangerschaft gegeben werden kann, wenn der Nutzen erheblich ist.

Wenn eine *Epilepsie* bekannt ist, sollte die Einstellung mit Stimulanzien mit dem Neurologen besprochen werden. ADHS ist bei Vorliegen einer Epilepsie deutlich häufiger. Grundsätzlich ist eine Stimulanzientherapie möglich, aber regelmäßige EEG-Kontrollen sollten gemacht werden. Interessant ist, dass sich die Epilepsie unter Stimulanzienmedikation sogar verbessern kann, weil ADHS-Betroffene dann meist einen gesünderen Lebensstil pflegen und einen geregelteren Tagesablauf haben.

Eine *Tic-Störung* kann sich unter Stimulanzienmedikation verbessern oder verschlechtern.

Bei einer *bipolaren Störung* sollten zusätzlich Mood-Stabilizer oder ein atypisches Neuroleptikum zusätzlich gegeben werden. Genau wie bei der Psychose sollten Stimulanzien nicht während einer akuten Phase, sondern erst nach der Stabilisierung gegeben werden.

Wenn Patienten älter sind, sollte man unbedingt ein EKG machen lassen und nachfragen, ob ein Glaukom besteht oder eine Prostatahypertrophie. Patienten über 65 Jahre sollten auf Elvanse eingestellt werden, weil nur Elvanse eine Zulassung für 65 + hat. Der Blutdruck und Puls sollten kontrolliert werden. Es kann sein, dass die Herzfrequenz über 100 geht, und wenn ansonsten die Wirkung der Stimulanzien gut ist, sollte mit dem Hausarzt die Gabe eines Beta-Blockers erwogen werden (siehe auch Kap. 1.11).

Stimulanzien und Substanzmissbrauch

Tatsächlich kommen Missbrauch und Sucht bei Stimulanzientherapie selten vor. ADHS-Betroffene entwickeln nämlich keinen Kick und keine Euphorie, die für die Entwicklung einer Sucht Voraussetzung ist. Wenn sie klar, gelassen und fokussiert werden, dann sind sie einfach zufrieden und wollen nicht mehr davon.

Ein Risiko besteht eigentlich nur bei vorbestehender Polytoxikomanie. Wenn Patienten härtere Drogen konsumieren, sollte besser ein erfahrender Suchtmediziner die Behandlung übernehmen und dann sollte Atomoxetin eingesetzt werden.

Darf man Stimulanzien verschreiben, wenn Cannabis konsumiert wird?

Viele ADHS-Patienten konsumieren Cannabis. (Hierzu mehr in dem Kap. 3.4 Sucht) Gerade Cannabis hilft vielen ADHS-Patienten, ruhiger und gelassener zu werden. Sie leiden unter ihrer quälenden Unruhe. Nach der Legalisierung von Cannabis, egal wie wir das finden, können wir eine Stimulanzientherapie den Cannabiskonsumenten nicht verwehren. Ich weise auf das Psychoserisiko hin und erkläre ADHS-Betroffenen, dass Stimulanzien ihre ADHS-Probleme besser lösen können.

In der letzten Zeit wird zunehmend Cannabis zur Behandlung der ADHS propagiert. Die Leitlinie führt hierzu aus, dass Cannabis nicht zur Behandlung von ADHS eingesetzt werden sollte. Ich verstehe auch nicht, dass zunehmend ADHS-Patienten Cannabis auf Rezept bekommen. Das ist noch dazu sehr teuer und es entzieht sich der Sinnhaftigkeit, dass billiges und gut untersuchtes Methyphenidat unretardiert nicht verordnet werden kann, dafür trotz fehlender valider Studienlage für ein paar hundert Euro monatlich medizinisches Cannabis von der Kasse übernommen wird.

Cannabis kann gerade die Motivationsstörung bis hin zu einem amotiovalen Syndrom verstärken.

Sehr selten habe ich Besserungen der ADHS-Symptomatik unter Cannabistherapie gesehen. Wir benötigen hier dringend valide Studien und keine politisch motivierten Studien, mit denen sich Cannabispatienten selbst evaluieren. Die Cannabislobby ist auch bezüglich ihrer Werbungsstrategien sehr kritisch zu sehen. Eine Firma wirbt sogar für Cannabis zur Behandlung von Psychosen.

Wenn Sie Stimulanzien verordnen, sollte die Arzthelferin genau nachrechnen, dass die Dosis richtig nach Anweisung eingenommen wird. Störungsspezifisch verlieren oder verlegen ADHS-Patienten häufiger ihre Medikation. Das sollte auch genau vermerkt werden. Ich lasse das einmal durchgehen und schreibe ein neues Rezept auf. Das zweite Mal müssen Patienten ihr Rezept selbst bezahlen, weil ich es auf Privatrezept verordne, und beim dritten Mal bekommen sie erst wieder ein neues Rezept, wenn das verordnete Rezept wieder fällig werden würde. Es ist auch wichtig, sich z. B. mit dem Hausarzt zu einigen, wer verschreibt. Der Hausarzt sollte nicht eigenständig Stimulanzien ohne Absprache mit der Facharztpraxis verordnen. Das darf er eigentlich auch gar nicht, aber viele Hausärzte wissen das nicht. Diese Vereinbarung kann man durchaus im Arztbrief erwähnen.

Bei Verdacht auf Missbrauch sollte die Krankenkasse kontaktiert werden, um herauszufinden, ob jemand zusätzlich verordnet, um dann die gesamte Verschreibungsmenge festzustellen.

Interessant ist auch, dass es ADHS-Betroffene meist nicht bessergeht, wenn sie eine zu hohe Dosis von Stimulanzien einnehmen. Eine Überdosierung macht sie entweder nervös und angespannt, oft auch dysphorisch. Andere fühlen sich dann dumpf und bedrückt und eher deprimiert. Sie sollten bei der Medikamentenaufklärung berücksichtigen, dass, wenn die Dosis gesteigert wird, es zu diesen Phänomenen kommen kann.

Wichtig ist noch zu erwähnen, dass ADHS-Kinder, die früh diagnostiziert und behandelt werden, kein höheres Suchtrisiko im Erwachsenenalter haben. Es zeigt sich sogar, dass eine frühe Behandlung mit Stimulanzien den Verlauf von ADHS deutlich verbessert und sich die Suchtgefahr reduziert. Man kann sogar sagen, dass eine richtige Behandlung mit Stimulanzien eine Suchtprophylaxe darstellt.

Ein moderater Alkoholmissbrauch, Medikamentenmissbrauch und Drogenmissbrauch stellt keine Kontraindikation für eine Stimulanzientherapie dar. Im Gegenteil, oft nimmt der Missbrauch sogar ab.

Wechselwirkung mit Stimulanzien

Stimulanzien haben keine bedeutsame Wirkung auf die Pharmakokinetik von Medikamenten, die von CYP 1A2, CYP 2D6, CIP 2C19 oder CYP3A verstoffwechselt werden; und das macht die Verordnung erheblich einfacher. Ausnahmen sind Mao-Hemmer, die mindestens 14 Tage vor Eindosierung abgesetzt werden sollten.

Antazida können die Resorption und die Wirkdauer von Methyphenidat reduzieren.

Stimulanzien und Fahrtüchtigkeit

Es ist erlaubt, unter ärztlich verordneten Stimulanzien Auto zu fahren. Verkehrsmedizinische Untersuchungen konnten zeigen, dass die Konzentration und die Selbststeuerung mit Stimulanzien verbessert werden. Grundsätzlich darf bei einer Stimulanzienbehandlung am Straßenverkehr teilgenommen werden, denn es handelt sich um ein Medikament, das bei ADHS-Patienten die Konzentration verbessert und die Impulsivität reduziert. Das Unfallrisiko der ADHS-Betroffenen wird durch die Einnahme von Stimulanzien gesenkt. Ich habe auch schon erste Patienten, die nur noch mit Stimulanzien Auto fahren dürfen. Es kommt grundsätzlich auf die Fahrtüchtigkeit an. Entscheidend ist die Fahrtauglichkeit in der jeweiligen Situation.

Das Straßenverkehrsgesetz setzt die Erfüllung der notwendigen körperlichen und geistigen Anforderungen voraus. Diese Anforderungen werden nicht erfüllt, wenn in der Verkehrsverordnung Erkrankungen als Ausschluss aufgelistet wurden. Dazu gehört ADHS ausdrücklich nicht!

ADHS-Betroffene haben leider ohne Medikation eine vierfach erhöhte Unfallgefahr, die sich mit Medikation auf das Risikolevel neurotypischer Menschen verringert. Das heißt, dass Stimulanzien einen Beitrag zur Prävention von Verkehrsunfällen leisten!

Man sollte auch darauf achten, dass Patienten mit einem Rebound eventuell besonders schlecht und unkonzentriert Auto fahren. Das stellt eine höhere Unfallgefahr dar. Besonders sehr unkonzentrierte Patienten sollten nur mit Medikation Auto fahren und auf langwirksame Stimulanzien wie Elvanse eingestellt werden.

Wir müssen darüber aufklären, dass bei einer Blut- oder Urinkontrolle ein positiver Nachweis von Amfetamin auftreten kann. Deshalb sollten ADHS-Patienten es gleich ansprechen, dass sie von einem Facharzt Stimulanzien verordnet bekommen.

Ich leite meine Patienten an, von dem neusten BtM-Rezept immer ein Foto mit ihrem Handy zu machen. Das ist nicht vorgeschrieben, aber nützlich. Und ich finde es besser als eine Bescheinigung, denn die kann sich ja jeder selbst schreiben und sich einen Stempel machen lassen. Ein BtM-Rezept richtig ausgefüllt mit Arztstempel ist in dieser Hinsicht schon viel sicherer.

Stimulanzien und Reise ins Ausland

In den Ländern des Schengen-Abkommens benötigen die Patienten eine Bescheinigung nach Art. 75 des Schengener Duchführungsabkommens. Außerhalb des Schengen-Abkommens müssen Sie eine Bescheinigung auf Englisch gemäß den Richtlinien des INCB (International Narcotics Control Board) ausfüllen. Die Bescheinigungen müssen vor Antritt der Reise ausgefüllt werden.

Hier können Sie sich diese Formulare herunterladen:
https://www.bfarm.de/DE/Bundesopiumstelle/Betaeubungsmittel/Reisen-mit-Betaeubungsmitteln/_node.html

Bitte beachten Sie, dass das Einführen von Betäubungsmittel nicht einheitlich auf der Welt geregelt ist. Patienten sollten die Homepage des Auswärtigen Amtes besuchen und dort gezielt nach den Einreisebestimmungen des Landes suchen, in das sie einreisen möchten:
https://www.auswaertiges-amt.de/de/reiseundsicherheit/reise-und-sicherheitshinweise

Die Schengen-Bescheinigung muss noch zusätzlich beglaubigt werden. Eine Liste der zuständigen Landesbehörden für Beglaubigungen der Bescheinigungen zur Mitnahme von Betäubungsmitteln finden Sie hier:
https://www.bfarm.de/DE/Bundesopiumstelle/Betaeubungsmittel/Reisen-mit-Betaeubungsmitteln/_node.html

Die Gültigkeitsdauer für die Bescheinigung beträgt maximal 30 Tage. Wenn Patienten für die Dauer der Reise ihre Medikation absetzen, wird keine Bescheinigung benötigt.

Weitere Informationen auf der Website des BfArM:
https://www.bfarm.de/DE/Bundesopiumstelle/Betaeubungsmittel/_node.html

Atomoxetin, das Second-line-Medikament, und weitere Therapieoptionen

Atomoxetin ist ein Noradrenalin Reuptakehemmer und kommt aus der Gruppe der Antidepressiva. Es wirkt allerdings nicht antidepressiv, sondern auf die Symptome der ADHS, allerdings schwächer als Stimulanzien. Atomoxetin ist auch ein Spiegelmedikament. Das bedeutet, dass es unbedingt regelmäßig eingenommen werden muss und dass es meist erst nach 4–6 Wochen seine Wirkung zeigt. Dafür wirkt es aber 24 Stunden, also rund um die Uhr, und das kann für einige Patienten von Vorteil sein. Leider haben die meisten ADHS-Patienten nicht so viel Geduld und oft nicht eine ausreichende Compliance. Es ist sowieso schwer, für ADHS-Betroffene regelmäßig Medikamente einzunehmen, aber erst recht, wenn die Wirkung in weiter Ferne liegt. Menschen mit ADHS wollen eine sofortige Belohnung, die noch dazu ausgeprägt sein sollte.

Atomoxetin hat aber seinen Stellenwert bei drogenabhängigen Patienten, weil es keine Suchtpotenz hat. Und es hat eine Bedeutung für all die Patienten, bei denen Stimulanzien nicht ausreichend Wirkung zeigen oder die Stimulanzien wegen Nebenwirkungen nicht absetzen dürfen.

Mögliche Nebenwirkungen von Atomoxetin:

- Kopfschmerzen
- Appetitverlust
- Bauchschmerzen, Übelkeit, Erbrechen
- Schläfrigkeit
- Hypotonie
- Reizbarkeit, Unruhe,
- Sexuelle Dysfunktion
- Depressionen und Angststörungen

Atomoxetin muss langsam eingestellt werden. So kann man mit 25 mg für 7 Tage beginnen und dann auf 40 mg die Dosis steigern. Und dann sollte man 4–6 Wochen warten, um die Wirkung gut beurteilen zu können. Reicht die Wirkung nicht aus, können Sie bis 80 bis 100 mg am Tag steigern.

Aktuell gibt es eine neue Erweiterung der Nebenwirkungen, nämlich das Auftreten eines Serotoninsyndroms vor allem im Zusammenhang mit der Gabe von SSRI und SNRI-Medikamenten, sowie das Auftreten von aggressivem Verhalten bis hin zu Mordgedanken.

Weitere Therapieoptionen:

Omega-3 Fettsäuren, also Fischöl, können einen leichten positiven Effekt bei ADHS und Depressionen haben. Dieser Effekt ist aber sehr klein und auf keinen Fall eine Alternative zu Stimulanzien. Es gibt leider kein Naturheilmittel, dass auch nur annähernd an den Effekt von Stimulanzien herankommt.

Grundsätzlich haben *Entspannungsverfahren* positive Effekte (autogenes Training, progressive Muskelrelaxation nach Jacobsen, aber auch Yoga, Meditation, Qi Gong, Tai Chi usw.). Es hilft, solche Entspannungsübungen zu erlernen und sie regelmäßig anzuwenden.

Die S3-Leitlinie meint, dass *Neurofeedback* nur eingesetzt werden sollte, wenn,

- mittels gut untersuchter Protokolle trainiert wird; diese umfassen das Feedback der Theta-Beta-Ratio über der fronto-zentralen Region, des Sensorimotor-Rhythmus (SMR) über dem Motorkortex oder der langsamen kortikalen Potentiale (slow cortical potentials, SCP) über der Scheitelregion. Sog. »QEEG-basierte« Protokolle mit z.T. anderen Frequenzbereichen und Platzierungen der Elektroden sollen nicht verwendet werden.
- die Prinzipien der Lerntheorie und Transfer-Übungen zum Übertragen des Erlernten in den Alltag umfasst werden.
- Die Studienlage bei Erwachsenen ist nicht eindeutig, und so gibt es keine klare Empfehlung dafür.

Sport ist eine wichtige Therapiesäule. Bewegung ist bei ADHS ganz wichtig, erinnern wir uns an das Jäger-Gen. ADHS-ler brauchen viel Bewegung. Ausdauersport am besten in der Natur ist am meisten zu empfehlen, weil es da besser gelingt abzuschalten. Fitnessstudios führen oft zu Reizüberflutung und es steht eher Krafttraining im Vordergrund. Mannschaftssportarten sind auch zu empfehlen, weil hier der Kampfgeist und die Lust am Wettbewerb einen Anreiz bietet.

Auch asiatische Kampfsportarten wie Judo, Karate u.ä. sind sehr zu empfehlen, weil man dabei lernt, Disziplin und Kraft gut zu dosieren. Diese Sportarten erfordern hohe Disziplin, Konzentrationsfähigkeit und lehren Selbstkontrolle. Darüber hinaus stärken sie das Selbstbewusstsein und Selbstvertrauen.

Sport hat auch einen antidepressiven Effekt und das Immunsystem wird positiv angeregt. Für unaufmerksame ADHS-ler kann Sport helfen, die Motivation zu trainieren und in die Gänge zu kommen. Sport nimmt ferner die innere Anspannung und verbessert die Getriebenheit und die Nervosität. Sport ist schließlich eine Kraftquelle und fördert Robustheit und Resilienz. Man sollte den ADHS-ler dazu anhalten, regelmäßig Sport zu machen.

Was tun bei Non-Respondern?

Das gibt es ja bei fast jedem Medikament, aber bei Stimulanzien ist es tatsächlich selten. Zunächst sollte man die Diagnose überprüfen. Eine alleinige Borderline-Störung spricht z. B. nicht auf Stimulanzien an. Gibt es andere Belastungsfaktoren? Wie ist die Compliance? Denken Sie bitte immer daran, dass gerade ADHS-Patienten störungsbedingt ein Problem mit Adhärenz und Compliance haben.

Gibt es möglicherweise in der Familie oder im sozialen Umfeld erhebliche Bedenken gegen die Einnahme von Stimulanzien. Wenn alle gegen die Einnahme der Medikation sind, kann das die Wirkung beeinträchtigen.

Ist die Dosierung ausreichend? Wirkt die Dosierung ausreichend lange? All das müssen Sie genau erfragen.

Versuchen Sie, bei Non-Respondern z. B. bei Methylphenidat auf ein anderes Methyphenidat umzustellen, also wechseln Sie z. B. von Medikinet adult auf Ritalin adult oder Concerta. Ich bin immer wieder erstaunt, dass dies in der Wirkung einen großen Unterschied machen kann. Es ist auch nicht so, dass eines dieser Präparate besser wirkt. Der eine spricht besser auf Ritalin adult an, der andere auf Medikinet adult usw.

Sie können auch eine Umstellung auf Elvanse versuchen, und das müssen Sie dann wieder neu eintitrieren, weil es keinen verlässlichen Umrechnungsfaktor gibt.

Sie können Elvanse auch mit kurzwirksamen Methylphenidat am Morgen oder am Abend kombinieren. Das geht auch mit Methylphenidat. Es macht oft Sinn, retardiertes und unretardiertes Methylphenidat zu kombinieren.

Wenn Sie mit Stimulanzien keinen Erfolg haben, sollten Sie es mit Atomoxetin versuchen (siehe oben). Atomoxetin kann mit Stimulanzien kombiniert werden.

Wenn auch Atomoxetin keinen Effekt zeigt, können sie noch mal das Antidepressiva Bupropion ausprobieren. Bupropion ist ein Dopamin-Reuptakehemmer und hat oft einen guten Effekt auf die ADHS-Symptomatik, allerdings deutlich geringer als die Stimulanzien.

Denken Sie bitte daran, dass auch die Komorbiditäten mitbehandelt werden müssen, wenn sie ausgeprägt sind. Vielleicht ist der Non-Responder zusätzlich depressiv oder hat noch eine Angststörung und wird deshalb mit der aktuellen Medikation nicht ausreichend behandelt.

Was muss man sonst noch bei der Verordnung beachten?

Einmal im Jahr ist vom Gesetzgeber ein Auslassversuch vorgeschrieben. Es sollte dabei geschaut werden, ob die Medikation noch notwendig ist. Die meisten meiner Patienten machen diesen Auslassversuch unfreiwillig, weil sie einfach nicht daran denken, dass Ärzte über Weihnachten und Ostern Urlaub machen und sie sich oft nicht rechtzeitig um ihr Rezept gekümmert haben. Das bitte bei Kontrollterminen dokumentieren. Ich frage immer danach, wie es ihnen geht, wenn sie die Medikation nicht eingenommen haben. Das dokumentieren Sie dann bitte, und Sie haben damit einen Absetzversuch belegt. Im Urlaub lässt sich der Absetzversuch nicht so gut beurteilen, weil da die Anforderungen geringer sind. Bedenken Sie bitte, dass ein Auslassversuch bei gut eingestellten Patienten das Unfallrisiko erhöhen kann.

Es kann vorkommen, dass Ihr Patient der Meinung ist, er bräuchte das Medikament nicht, weil er jetzt gut funktioniere. Wenn er Stimulanzien regelmäßig nimmt, kann es sein, dass er glaubt, dass er kein ADHS mehr hat. Der Auslassversuch sollte mit Ihnen abgesprochen und von Ihnen begleitet werden.

Es ist aber durchaus so, dass ein größerer Teil der Patienten nach einiger Zeit ganz gut ohne Medikation auskommt. Das ist sicherlich der Plastizität unseres Gehirns geschuldet, das einfach mit Hilfe der Medikation lernt, sich besser zu konzentrieren, besser zu planen und früher anzufangen.

Und bitte ganz wichtig, dokumentieren Sie gut den Verlauf, die Nebenwirkungen und die Wirkung der Medikamente.

Betäubungsmittelrezepte

Das BtM-Rezept

Stimulanzien müssen auf einem Betäubungsmittelrezept verordnet werden. Bei dem Ausstellen von Betäubungsmitteln ist das Betäubungsmittelgesetz (BtMG) und die Betäubungsmittel-Verschreibungsverordnung (BtMVV) zu beachten. Darin ist aufgeführt, welches Medikament Sie mit welcher Dosis verordnen dürfen.

Die Unterlagen sind erhältlich bei der Bundesopiumstelle:
Kurt-Georg-Kiesinger-Alle 3,
53175 Bonn
Tel. 0228–2074321

Formular zur Erst-Anforderung von BtM-Rezepten

- Wird auf Anforderung vom BfArM ausgegeben
- Oder: Download unter www.bfarm.de:
- Direktlink zum Formular Erstverordnung

Den Antrag für die Erstanforderung für die Erteilung der Erlaubnis bestellen Sie bei www.bfarm.de. Sie brauchen eine Anforderungskarte sowie eine beglaubigte Approbationsurkunde. Sie erhalten dann eine personengebundene Ausstellung. Bei jeder Neuzusendung bekommen Sie wieder ein Formular, mit dem Sie weitere Rezepte direkt anfordern können.

Wie füllt man ein BtM-Rezept aus?

Wichtig ist es, dass sie die genaue mg-Angabe aufschreiben und die genaue Stückzahl. Beachten Sie bitte, dass z. B. Medikinet adult oder Ritalin adult ungewöhnliche Packungsgrößen haben und dass selbst die bei verschiedenen mg-Angaben variieren. Das machen die Herstellerfirmen deshalb, damit ihre Orginalpräparate nicht durch Generika ersetzt werden können. Sie müssen auch genau beschreiben, wie oft das Medikament am Tag eingenommen werden soll.

Sie sollten Ihre Patienten außerdem darüber aufklären, dass sie die Medikation nicht an Andere weitergeben dürfen.

In **Österreich** ist z. B. Elvanse gar nicht unter BtM. In Österreich kann aber Elvanse nur mit Genehmigung verordnet werden, weil es nicht in dem offiziellen Erstattungskodex der Krankenkassen aufgeführt wird. Dafür ist Methyphenidat einfacher zu verordnen und die Hausärzte dürfen die Folgerezepte verschreiben.

In der **Schweiz** gilt die gleiche Regelung wie in Deutschland.

In **anderen europäischen Ländern** sind diese Verordnungen z. T. anders geregelt.

Nur der Facharzt, nicht der Weiterbildungsassistent darf BtM-Rezepte unterschreiben. Nur die Fachärzte für Neurologie, Psychosomatik und mit Zusatztitel Psychotherapie dürfen die Diagnose stellen und die medikamentöse Einstellung vornehmen.

BtM-Rezepte müssen sicher aufbewahrt werden und jedes Rezept ist nummeriert. Sie müssen es dokumentieren, wenn ein Patient sein Rezept verloren hat.

Was tun bei Verlust eines BtM-Rezeptes?

Der Verlust eines BtM-Rezeptes sollte per Fax übermittelt werden an: 0228-207-598.

Denken Sie daran die Rezepte rechtzeitig zu bestellen, weil der Versand ein paar Tage dauert.

Weisen Sie Ihre Mitarbeiter an, dass sie mindestens alle halbe Jahre einen Termin mit ihnen vereinbaren, weil es sonst keine neuen Rezepte gibt. Es ist wichtig, dass Sie in regelmäßigem Kontakt mit Ihren Patienten bleiben, und denken Sie auch hier wieder daran, dass ADHS-Patienten nicht besonders zuverlässig sind.

Ungenutzte Rezepte oder nicht eingelöste Rezepte müssen aufbewahrt werden. Die Kopie der Rezepte müssen Sie, geordnet nach Datum, ebenfalls aufheben.

Weitere Informationen zu BtMVV und BtMG erhalten Sie hier beim Informationsschreiben (FAQ) des BfArM als Download:

https://www.bfarm.de/DE/Bundesopiumstelle/Betaeubungsmittel/_node.html

Sie müssen weiterhin beachten, dass das Rezept nur 7 Tage ab Ausstellungsdatum gültig ist. Bitte erinnern Sie die Patienten regelmäßig daran, weil sie das leicht vergessen. Und bitte schulen Sie Ihre Arzthelferinnen darin, die Patienten daran zu erinnern. Das ständige Ausschrieben neuer Rezepte und das Einfordern der abgelaufenen Rezepte macht viel Verwaltungsarbeit.

Wie fülle ich ein Btm-Rezept aus?

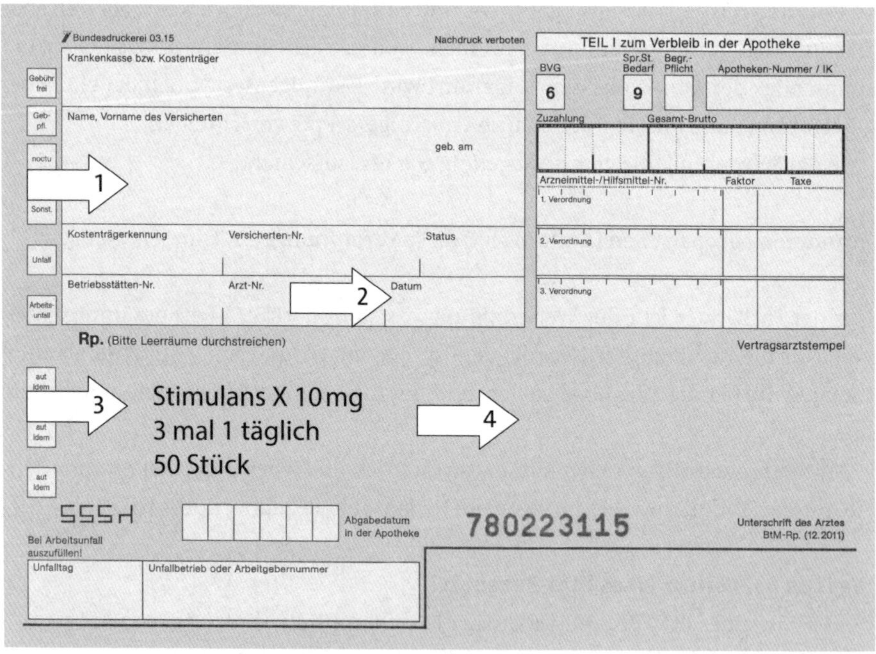
Bundesdruckerei 03.15
Nachdruck verboten
TEIL I zum Verbleib in der Apotheke
Krankenkasse bzw. Kostenträger
Gebühr frei
Geb.-pfl.
noctu
Sonst.
Unfall
Arbeits-unfall
Name, Vorname des Versicherten
geb. am
1
Kostenträgerkennung
Versicherten-Nr.
Status
Betriebsstätten-Nr.
Arzt-Nr.
Datum
2
BVG
Spr.St. Bedarf
Begr.-Pflicht
Apotheken-Nummer / IK
6
9
Zuzahlung
Gesamt-Brutto
Arzneimittel-/Hilfsmittel-Nr.
Faktor
Taxe
1. Verordnung
2. Verordnung
3. Verordnung
Rp. (Bitte Leerräume durchstreichen)
Vertragsarztstempel
aut idem
aut idem
aut idem
3
Stimulans X 10 mg
3 mal 1 täglich
50 Stück
4
555H
Abgabedatum in der Apotheke
780223115
Unterschrift des Arztes
BtM-Rp. (12.2011)
Bei Arbeitsunfall auszufüllen!
Unfalltag
Unfallbetrieb oder Arbeitgebernummer

1. Daten des Patienten und der Krankenkasse
2. Ausstellungsdatum. Gültigkeit von 7 Tagen beachten
3. Eindeutige Bezeichnung des Medikaments mit Mengenbezeichnung. N1, 2 oder 3 reichen nicht aus

Genaue Angabe über Einnahme

4. Arztstempel mit Anschrift, Telefonnummer, Facharztbezeichnung und BSNR-Nummer

Bei Gemeinschaftspraxen muss der unterzeichnen, der verordnet.

Die Dokumentation, Aufklärungsbogen

Ganz wichtig ist eine gute Dokumentation. Wie ist der Einnahmemodus? Schafft es Ihr Patient, die Medikation regelmäßig einzunehmen? Wie viel wird verordnet, wie ist die Wirkung von Stimulanzien? Bitte auch nach Schlafstörungen fragen. ADHS-Patienten haben oft einen verschobenen Tag-Nachtrhythmus. Sie stehen später auf und werden erst später richtig wach. Manche entwickeln mit Stimulanzien ausgeprägte Schlafstörungen oder gehen deswegen immer später ins Bett.

Ich schaffe es meist leider nicht, Patienten, die gut eingestellt sind, öfter als alle sechs Monate zu sehen. Wünschenswert wäre sicher einmal im Quartal. Am Anfang der medikamentösen Einstellung habe ich sehr engmaschigen Kontakt mit den Patienten. Sie dürfen mir via Mail über Wirkung und Nebenwirkungen berichten. Es geht erstaunlich gut, dann kurzfristig eine Medikation hoch oder runter zu dosieren. Bitte beachten Sie dabei, dass ADHS-ler ein anderes Zeitgefühl haben. Einen Termin in drei Wochen, um zu berichten, und aktuell keine Wirkung zu haben oder heftige Nebenwirkungen, wird oft zur Folge haben, dass der Patient abspringt. Denn genau das kann er ja nicht, Geduld aufbringen, warten und eine Frustrationstoleranz haben.

Es ist auch sinnvoll, Patienten zu ermutigen, ein Medikamententagebuch zu führen, denn es ist für sie oft schwierig, sich daran zu erinnern, wie es letzte Woche mit der niedrigeren Dosierung war. Denken Sie bitte auch daran, Patienten daran zu erinnern, dass sie sich bitte kurzfassen. So mancher Patient schreibt sonst Romane, die Sie nicht lesen möchten.

Ich gebe meinen Patienten immer noch ein schriftliches Aufklärungsblatt mit. Es ist doch immer wieder erstaunlich, wie schlecht Patienten zuhören, weil sie in der Aufklärungssituation aufgeregt sind. Das gilt ganz besonders bei ADHS-Patienten. Sie können sich auch den Aufklärungsbogen unterschreiben lassen. Es folgt ein Muster für ein solches Aufklärungsblatt.

Medikamentöse Einstellung mit Stimulanzien

Es handelt sich hier um spezielle Medikamente zur Einstellung bei ADHS. Sie werden auf Betäubungsmittelrezepten verordnet, um einem Missbrauch vorzubeugen. Bei korrekter Einnahme besteht für Sie keine Abhängigkeitsgefahr, es sei denn, Sie hatten vorher schon Suchtprobleme. ADHS-Patienten haben ein Dopaminmangelsyndrom, das mit der Medikation ausgeglichen wird. Menschen, die nicht an ADHS leiden, zeigen darauf eine andere Wirkung, die euphorisierend und antriebssteigernd sein kann. Deshalb können diese eine Sucht entwickeln.

Das Rezept ist nur 5 Tage gültig!

Bitte machen Sie sich ein Handy-Foto von diesem Rezept. Damit können Sie beweisen, dass Sie das Medikament fachärztlich verordnet bekommen. Wenn Sie ins Ausland reisen, benötigen Sie ein vom Facharzt geschriebenes Formular.

Wollen Sie in die USA oder z. B. nach Indonesien reisen, benötigen Sie ein besonderes Formular, was Sie sogar noch einmal vom Gesundheitsamt beglaubigen lassen müssen. Bitte fragen Sie auf der Homepage des Auswärtigen Amtes nach, wie die Regeln in dem Land sind, in das sie reisen wollen.

Sie dürfen mit der Medikation Auto fahren und fahren sogar besser damit!

Sie dürfen aber nicht die Medikamente an jemand anderen abgeben.

Sie brauchen etwas Geduld, bis die richtige Dosierung für Sie gefunden wird.

Wir sind darauf angewiesen, eine genaue Information von Ihnen zu erhalten, wie es Ihnen mit den Medikamenten geht und welche Nebenwirkungen eventuell aufgetreten sind. Bitte führen Sie bezüglich ihrer ADHS-Symptome eine Liste, in die Sie bitte auch eintragen, was sich verbessert oder ggf. auch verschlechtert hat.

Jeder Mensch verstoffwechselt Medikamente anders. So kann es sein, dass sie trotz einer ausgeprägten ADHS – Symptomatik nur geringe Dosen an Medikamenten brauchen oder umgekehrt.

Die Medikation ist dann erfolgreich und gut eingestellt, wenn Sie **klarer, wacher konzentrierter** und **innerlich ruhiger** und **entspannter** sind und wenn Sie Ihre **Aufgaben rechtzeitig anfangen und zu Ende bringen können**. Als Beweis einer guten Wirkung des Medikaments wäre auch, dass Sie **nicht mehr so dünnhäutig, empfindliche oder impulsiv sind.**

Ein Zeichen für eine Überdosierung wäre, dass Sie Herzklopfen bekommen oder sich deprimierter oder aggressiver fühlen. Bitte teilen Sie mir diese Nebenwirkung möglichst schnell mit, wenn sie auftreten sollten.

Nebenwirkungen können sein:
Appetitstörungen (zu wenig Appetit), leichte Blutdruck- und Pulserhöhungen, Kopfschmerzen (Traubenzucker oder Banane essen und viel trinken) Luftnot, Benommenheit, Sehstörung, Krampfanfälle (nur wenn Sie an einer Epilepsie leiden).
Weiterhin können Schlafstörungen, Psychosen und manische Symptome, sowie Depression und Aggression, Unruhe, Angespanntheit, Ängstlichkeit auftreten. Diese Symptome können vor allem dann auftreten, wenn Sie überdosiert sind. Bitte informieren Sie uns darüber sofort, weil dann die Dosis reduziert werden muss. Bitte teilen Sie uns mit, ob Sie an einem Glaukom (grüner Star) oder an Prostatabeschwerden leiden. Bitte berichten Sie auch, ob Sie herzkrank sind, Schlaganfälle hatten oder es in ihrer Familie Herzerkrankungen gab. Bitte lassen Sie mindestens alle 12 Monate Ihren Blutdruck messen sowie einen Check-up beim Hausarzt machen (Blutbild, GOT, GPT, Gamma-GT, TSH, Kreatinin, Blutzucker) sowie ein EKG machen.
Einnahme von Elvanse:
Elvanse wirkt nach etwa einer Stunde und die Wirkdauer beträgt 12–14 Stunden. Elvanse kann direkt nach dem Aufstehen eingenommen werden.
Einnahme von Ritalin adult, Medikinet adult und Methlphenidat AL:
Diese Medikamente wirken nach etwa einer Stunde und die Wirkdauer beträgt ca. 6–8 Stunden. Bei Medikinet adult muss man vorher etwas essen. Die anderen Medikamente können auch nüchtern eingenommen werden.
Fangen Sie bitte in der ersten Woche mit .... an.
Einnahme von Ritalin = Methylphenidat unretardiert = Tabletten:
Die Medikation wirkt nach einer halben Stunde und hält etwa 3–4 Stunden an. Diese Medikation kann leider nicht auf Kosten der Krankenkassen verordnet werden.
Starten Sie bevor Sie eine Aufgabe anfangen möchten. Ggf. kann man auch noch gegen 18 Uhr eine Tablette einnehmen, wenn die Konzentration noch am Abend erforderlich ist. Die Höchstdosis, die sie nehmen dürften, wäre ...

Bitte geben Sie uns eine Rückmeldung, wie Sie die Medikation vertragen. Falls Sie Fragen oder Nebenwirkungen haben, können Sie mich unter meiner Mail ... erreichen.

Viel Erfolg!!! **Name**

2.5 Psychotherapie und weitere supportive Angebote

Bedenken Sie bitte, dass die meisten Patienten schon mindestens ein, oft auch mehrere Psychotherapien gemacht haben. Sie haben die Ursache ihrer ADHS Symptome gesucht und sich mit ihrem inneren Kind beschäftigt. Oft haben sie auch ihre Eltern-Kind-Beziehung bearbeitet, ihre Familien aufgestellt oder in dem Ehrgeiz ihrer Eltern ihr Kindheitsdrama erkannt. Das alles hat meist keinen durchschlagenden Erfolg bezüglich ihrer ADHS-Symptomatik gehabt.

Ich habe das schon mehrfach erwähnt, wie wichtige eine gute Psychoedukation ist. Oft ist es auch notwendig mit den Patienten ihre Trauer zu bearbeiten: Was wäre aus mir geworden, wenn mein ADHS früher erkannt worden wäre? Warum sind meine Beziehungen so oft gescheitert, warum habe ich so viel Selbsthass? Warum habe ich so ein schlechtes Selbstwertgefühl? usw.

Die einzige Leitlinienempfehlung ist die Verhaltenstherapie. Diese soll nach S3-Leitlinie die Entwicklung von Strategien und das Erlernen praktischer Techniken unterstützen, die zu einer Reduktion des Einflusses der ADHS-Symptomatik auf die Alltagsfunktionen beitragen. Es sollen Fertigkeiten bei der Lösung von Problemen, Techniken zur Reduktion von Ablenkbarkeit und Fertigkeiten zum Umgang mit Stress vermittelt werden. Dysfunktionale Verhaltensweisen sollen erkannt und überprüft werden. Es kann Einzel- oder Gruppentherapie angeboten werden.

Ich arbeite mit meinem Patienten meistens mit den folgenden Themen:

- ADHS als besondere Art des Seins zu begreifen
- Selbstakzeptanz für das Anderssein zu fördern
- Achtsamkeit für die ADHS-Symptome zu entwickeln
- Selbstkritik auszubauen
- die Selbstorganisation und die Selbstkontrolle zu verbessern
- Gefühlsregulationstechniken erlernen
- Stressvermeidungstechniken anzuwenden
- Geduld, Toleranz und Gelassenheit zu entwickeln
- Gesunde Lebensweisen zu entwickeln

Wichtig ist es auch den Kontakt zu Selbsthilfegruppen zu vermitteln (Adressen im Anhang)

ADHS-ler brauchen oft noch supportive Angebote. So kann es hilfreich sein, eine Berufsberatung in Anspruch zu nehmen, wenn man für den aktuellen Beruf nur wenig Kernkompetenzen hat. Auch kann eine Paartherapie hilfreich sein, wenn sich

Beziehungskonflikte immer weiter verdichtet haben. Öfter brauche ich einen Erziehungsbeistand des Jugendamtes, um überforderte ADHS-Mütter zu stützen. Oder es kann ein Elterntraining hilfreich sein, damit beide Elternteile mehr Erziehungskompetenz erwerben und damit sie lernen, sich in ihren Erziehungsmaßnahmen einig zu werden. Auch kann eine Schuldnerberatung notwendig sein, wenn ADHS-Betroffene stark verschuldet sind. Oft sind pragmatische Lösungen gefragt und meist haben sich viele Probleme aufgestaut.

In Kapitel 4 werde ich auf diese einzelnen therapeutischen Interventionen näher eingehen.

Es gibt in Kürze die erste Gesundheitsapp für ADHS-Betroffene mit Namen Oriko. Diese wird dann auf Kosten der gesetzlichen Krankenkassen verordnungsfähig sein. Die App ist sehr komplex und interaktiv und auf die speziellen Bedürfnisse der ADHS-Betroffenen zugeschnitten. Sie zeigt Lösungsmöglichkeiten und Strategien für spezielle ADHS-Probleme auf, und sie hat auch ein Programm und führt durch die verschiedenen Probleme bei ADHS. Es sind darin Videofilme eingebaut, und die App ist abwechslungsreich und sehr informativ gestaltet. Sie hat den Vorteil, dass sie auch von Hausärzten und Psychologen verordnet werden kann. Und sie bringt schnell Hilfe, Informationen und konkrete Tipps, wie der Umgang mit ADHS erleichtert wird. Auch entfallen lange Wartezeiten und man kann sie rund um die Uhr anwenden. Ich halte Gesundheitsapps deshalb für einen wichtigen Ansatz, um schnelle und umfassende Hilfe zu bekommen. Der Transparenz geschuldet möchte ich kenntlich machen, dass ich an der Entwicklung dieser App mitgearbeitet habe, aber nicht finanziell daran beteiligt bin.

Wie verordnet man eine DiGA (digitale Gesundheitsanwendung)?

1. Sie stellen ein Rezept für DiGA aus.
2. Patient:in wendet sich damit an die Krankenkasse (per Krankenkassen-App, E-Mail oder Post).
3. Diese sendet dem/der Patient:in einen 16-stelligen Freischaltcode zu.
4. Download der App – los geht's.

So verordnen Sie eine DiGA

1. Sie stellen ein Rezept für die DIGA aus.
2. Patient:in wendet sich damit an die Krankenkasse. (per Krankenkassen-App, E-Mail oder Post)
3. Diese sendet dem Patient:in einen 16-stelligen Freischaltcode zu.
4. Download der APP – los geht's.

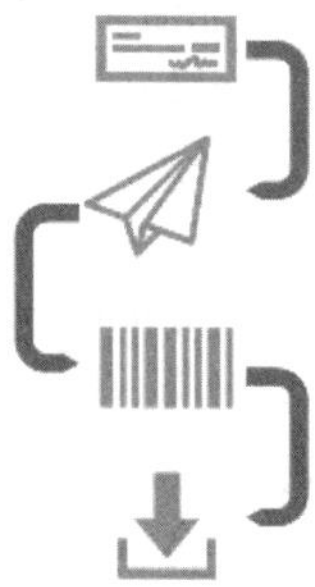

Kassenärztliche Bundesvereinigung
XXXXX (Nummer wurde noch nicht vergeben)

Wichtig:

- Verwenden Sie ein Formular Muster 16.
- PZN eintragen. Die Erstverordnung beläuft sich meistens auf 12 Wochen (DiGA-abhängig).
- Meistens ist eine Folgeverordnung für weitere 12 Wochen möglich.
- Auch bei DiGA gilt das Wirtschaftlichkeitsgebot.
- Das Rezept ist 28 Tage gültig.

Gut zu wissen:

- Es können pro versicherter Person mehrere DiGA verordnet werden, jedoch darf pro Rezeptblatt nur eine DiGA verordnet werden.*
- Wesentliche Informationen zur Verschreibung von DiGA finden Sie auch in Ihrem Praxisverwaltungssystem (PVS), Ihrem Krankenhausinformationssystem (KIS) und dem DiGA-Verzeichnis des BfArM.**
- Alle gelisteten DiGA können im offiziellen DiGA-Verzeichnis des BfArM gefunden werden.**
- Die Erstverordnung von DiGA ist seit 1. Januar 2023 ein Teil der Versicherten- und Grundpauschale. Sie ist also Bestandteil der Leistungen im Anhang 1 des Einheitlichen Bewertungsmaßstabs (EBM).***

* KV Berlin. https://www.kvberlin.de/fuer-praxen/alles-fuer-den – praxisalltag/verordnung/digitale-gesundheitsanwendungen (letzter Zugriff: Juni 2024).

** Bundesinstitut für Arzneimittel und Medizinprodukte (BfArM) DiGA – Verzeichnis: https://diga.bfarm.de/de (letzter Zugriff: Juli 2024).

*** Kassenärztliche Bundesvereinigung. https://www.kbv.de/html/ diga.php (letzter Zugriff: Juni 2024).

Folgende Angaben müssen auf dem Muster 16-Kassenrezept gemacht werden:

- Digitale Gesundheitsanwendung
- NAME der DiGA
- PZN

2.6 Wie implementiere ich die ADHS-Diagnostik und -Therapie in die ambulante und klinische Praxis?

Wenn sich bei uns Patienten melden, um eine ADHS-Diagnostik und ggf. eine ADHS – Behandlung zu bekommen, dann schicken wir ihnen vorab unsere Fragebögen ebenso wie den Anamnesebogen wie auch den Partner- und Elternfragebogen (siehe Kap. 2.2) mit der Bitte zu, diese sorgfältig auszufüllen. Wenn möglich möchten wir die Schulzeugnisse sehen und Berichte aus Klinikaufenthalten oder früheren Psychotherapien.

Im Erstkontakt sichte ich diese Unterlagen und frage auch noch mal meinen Kurzfragebogen selbst ab. Es ist immer wieder erstaunlich, dass die Patienten den Fragebogen anders ausfüllen als sie auf die direkten Fragen in der Sprechstunde antworten. Wenn man viel Erfahrung hat, kann man die Diagnose, wenn alle Unterlagen vorliegen, in ein bis zwei Sitzungen stellen.

2.7 Abrechnungsziffern

Ich nehme mir für das Erstgespräch 50 Minuten Zeit und rechne dann zweimal eine 35151 ab, eine 22211. Ich sehe mir möglichst vorher die Testbögen und den Anamnesebogen an, den wir vorher den Patienten schicken und den wir auch vor dem Termin vorliegen haben möchten. Dann kann man die Ziffern 35140 für die biographische Anamnese abrechnen.

Abrechnung bei ADHS: Relevante Abrechnungsziffern

Psychiater:

21220	Psychiatrisches Gespräch mind. 10 Minuten
21211	Grundpauschale 6. bis 59. Lebensahr
21212	Grundpauschale ab 60. Lebensjahr
21233	Zusatzpauschale Mitbetreuung eines Patienten in häuslicher Umgebung
21230	Zusatzpauschale kontinuierliche Mitbetreuung in häuslicher Umgebung
35151	Psychotherapeutische Sprechstunde (mind. 25 Minuten)
21218	Zuschlag für psychiatrische Grundversorgung
21216	Zuschlag Fremdanamnese

Kassenärztliche Bundesvereinigung: Dr. A. Neuy-Lobkowicz, 2022

Abrechnung bei ADHS: Relevante Abrechnungsziffern

Psychosomatik:

22210	Psychosomatische Grundpauschale für Versicherte bis zum vollendeten 5. Lebensjahr
22211	Psychosomatische Grundpauschale für Versicherte 6.- zum vollendeten 59. Lebensjahr
22212	Psychosomatische Grundpauschale für Versicherte ab 60. Lebensjahr
22216	Zuschlag für die psychosomatische Grundpauschale
22213	Fremdanamnestische Anleitung bzw. Betreuung von Bezugspersonen schwer psychisch erkrankter Patienten mit dadurch gestörter Kommunikationsfähigkeit 10 Minuten, höchstens fünfmal im Behandlungsverlauf
22220	Psychotherapeutisches Gespräch 10 Minuten
22221	Psychosomatische Abklärung / Beratung mind. 10 Minuten
23220	Psychotherapeutische Leistung als Einzelbehandlung mind. 10 Minuten
35151	Psychotherapeutische Sprechstunde mind. 25 Minuten
35150	Probatorische Sitzung (je vollendeten 50 Minuten)
35600	Standardisiertes Testverfahren pro 5 Minuten

Kassenärztliche Bundesvereinigung: Dr. A. Nevy-Lobkowicz, 2022

Die psychologischen Psychotherapeuten können die Diagnostik im Rahmen der Erstgesprächsziffern für Psychotherapie je nach ihrer Ausbildungsrichtung erbringen.

Abrechnung bei ADHS: Relevante Abrechnungszittern

- Bei der Abrechnung der Therapieleistungen gibt es keine Unterschiede zu den üblichen therapeutischen Prozessen bei Depressionen, Ängsten, etc.
- **Eine Besonderheit** besteht darin, dass ADHS-Patienten **durch eine Kurzzeit-Psychotherapie** zu Beginn der Behandlung **gut geführt werden können**
- Die weitere Behandlung ist im normalen Praxisablauf wie bei Depressionen und Ängsten in der Regel möglich.

Abrechnungsziffern

35140	Biografische Anamnese / Erhebung ergänzender neurolischer und psychiatrischer Befunde (mind. 50 Minuten)
35142	Zuschlag

Kassenärztliche Bundesvereinigung: Dr. A. Neuy-Lobkowicz, 2022

Weiterhin ist es möglich, die biografische Anamnese und den Zuschlag abzurechnen. Für Privatpatienten können die folgenden Ziffern abgerechnet werden:

Abrechnung bei ADHS: Relevante Abrechnungsziffern

GOÄ:

801	Eingehende psychiatrische Untersuchung
804	Psychiatrische Behandlung durch eingehendes therapeutisches Gespräch
806	Psychiatrische Behandlung durch gezielte Exploration und eingehendes psychotherapeutisches Gespräch je 20 Minuten
860	Erhebung einer biographischen Anamnese
856	Anwendung und Auswertung standardisierter Intelligenz- und Entwicklungstests

Kassenärztliche Bundesvereinigung: Dr. A. Neuy-Lobkowicz, 2022

Auch hier können Psychotherapieziffern für die Diagnostik genommen werden und ebenfalls eine biographische Anamnese mit der Ziffer 860 abgerechnet werden.

Grundsätzlich gibt es keine Unterschiede zu der Diagnostik bei anderen Erkrankungen. Auch bei Angststörungen, Sucht, Depressionen etc. müssen wir eine genaue Anamnese erheben und eine Diagnostik machen.

Am Anfang brauchen ADHS-Patienten eher eine engmaschige Betreuung. Wenn sie gut eingestellt sind, dann reicht eine niederfrequentere Betreuung. Rechnen Sie damit, dass sich bei Ihren ADHS-Patienten immer mal wieder unvorhergesehene Katastrophen einstellen und dass sie dann umgehend einen Termin brauchen. Einzeltherapien können als Kurztherapie abgerechnet werden.

Gruppentherapien können als Kurztherapie für 12 Sitzungen abgerechnet werden, wenn Sie eine Zulassung für Gruppentherapie haben. Ich habe in Kapitel 4 hierzu ein Therapiemodul erstellt, was Sie für Ihre Praxis anwenden können.

2.8 Besonderheiten für Ihr Personal, die Praxiserinnerungssysteme und die Videosprechstunde

Personal

ADHS-Patienten sind oft für Ihr Personal gewöhnungsbedürftig, weil sie so chaotisch, umständlich, ungeduldig und unzuverlässig sein können. Hier sollten Sie Ihrem Personal ausführlich ADHS erklären und die Schwierigkeiten der ADHS-Patienten ausführen.

ADHS-Patienten können sehr fordernd und unnachgiebig sein und sich so manchmal im Ton vergreifen. Sie sollten beinhart hinter Ihren Angestellten stehen und Respekt für sie einfordern. Viele dieser großen und kleinen Anmaßungen und Unfreundlichkeiten werden uns gegenüber nicht sichtbar. Meine Arzthelferinnen können sich bei mir auf meine Rückendeckung immer verlassen. Und so manchmal muss ich auch ihnen immer noch erklären, dass diese Patienten wegen genau dieser Probleme bei uns sind. So mancher ADHS-Patient musste sich bei ihnen schon entschuldigen.

Schwierig kann es für das Personal sein, dass mit dem Thema ADHS auf einmal viele neue Patienten in die Praxis kommen und sofort einen Termin verlangen. Frustration ist nicht ihre Stärke und warten schon gar nicht. Und wenn sie nicht bekommen, was sie wollen, können sie eben auch durchaus ungemütlich werden.

Videosprechstunde

Um eine Sprechstunde bezüglich Medikation und Befindlichkeit anzubieten, geht seit Corona auch eine Videosprechstunde. Da ich Patienten aus ganz Deutschland habe, muss ich öfter darauf zurückgreifen und ich bin erstaunt, wie gut das tatsächlich geht. Sie brauchen aber einen zertifizierten Videoanbieter, den sie bei der KV angeben müssen. Die Videosprechstunde sollte End zu End verschlüsselt sein.

Ihr Patient muss für eine Videosprechstunde einwilligen. Es versteht sich wohl von selbst, dass das Videogespräch vertraulich und störungsfrei sein sollte, und die Videosprechstunde darf nicht aufgenommen werden.

Praxiserinnerungssysteme

Wir benutzen ein Praxiserinnerungssystem. Seitdem fallen bei uns deutlich weniger Termine aus, die vorher von Patienten vergessen wurden oder wo Patienten darauf beharrten, dass sie einen ganz anderen Termin ausgemacht hätten. Sie werden von diesem System zweimal erinnert. Patienten können sich dort selbst einen neuen Termin buchen. Das spart auch Arbeit für das Personal.

Ein Vorteil für uns ist es auch, dass wir mit diesem System via Handy selbst von überall auf dieser Welt Termine vergeben oder verlegen können und dass Sie jederzeit einen Zugriff zu Ihrem Praxisterminkalender haben.

TEIL 3

Die Begleiterkrankungen bei ADHS

Mehr als 80 % der ADHS-Betroffenen entwickeln im Laufe ihres Lebens eine Begleiterkrankung und über 50 % sogar mehrere. Darum wird ADHS oft nicht erfasst, weil nur die Begleiterkrankungen diagnostiziert und behandelt werden. Liegt aber zusätzlich ADHS vor, triggern die ADHS-Symptome weiterhin die Begleiterkrankungen, die dann auch nicht suffizient behandelt werden können.

Differentialdiagnosen: ADHS und Komorbiditäten

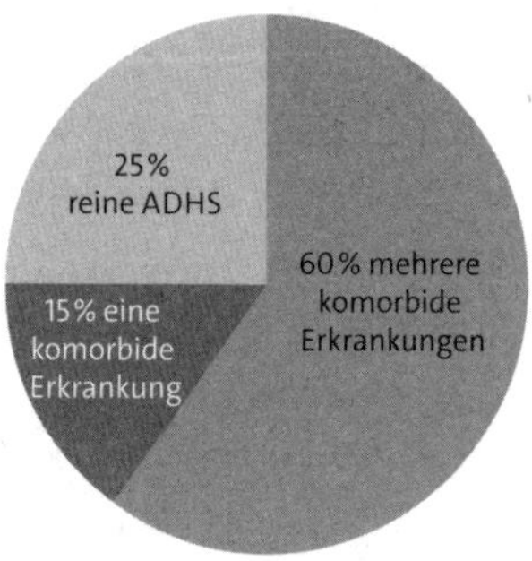

Angststörungen	12–50 %
Depressive Störungen	16–26 %
Suizidalität erhöht	Risiko 4-fach
Teilleistungs- / Sprachentwicklungsstörung	23–46 %
Tic-Störungen	7–30 %
Essstörungen (Binge Eating / Fullmia nervosa) erhöht	Risiko 4- bis 5-fach
Schlafstörungen	35–70 %
Störung des Sozialverhaltens	30–60 %
Substanz- / Alkoholmissbrauch	Risiko 2-fach erhöht

ADHS kommt selten alleine
Die Mehrzahl der ADHS-Patienten haben mehrere Komorbiditäten

Abb. nach Groenman et al. (2013); Nazar et al (2016a); Tsai et al. (2016).[62]

Ich hatte das schon so beschrieben, dass die Begleiterkrankungen der ADHS wie ein Eisberg über der Wasseroberfläche sichtbar sind. Nur mit genauer Fragestellung kann man herausfinden, ob darunter sich noch ein ADHS befindet. Das heißt natürlich nicht, dass alle Menschen mit einer Angststörung oder Depression ebenfalls ADHS haben müssen. Aber etwa 15 % der Depressiven und Angstpatientinnen und

-patienten sowie etwa 20 bis 30 % der Suchterkrankten haben zusätzlich ein ADHS, was erfasst und behandelt werden muss.

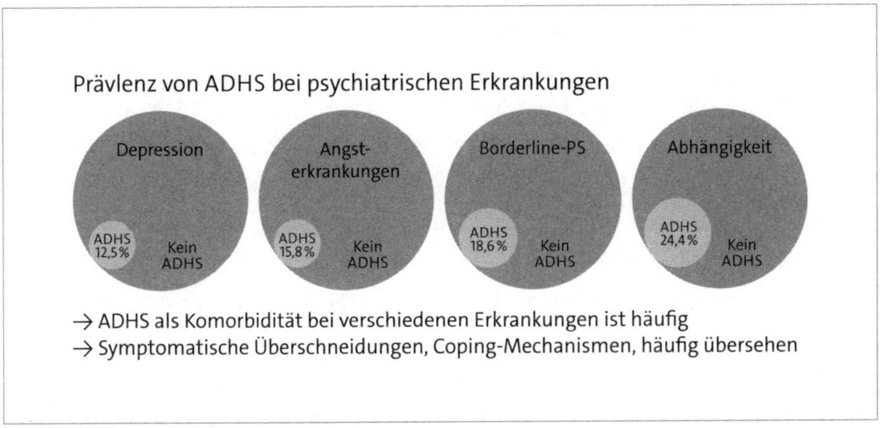

Abb. nach Deberdt et al. (2015); Libutzki et al. (2024), Kittel-Schneider et al. (2022)[63]

Warum hat ADHS so viele Begleiterkrankungen?

Sicherlich spielen genetische Faktoren eine Rolle. Wir wissen, dass bei ADHS alle weiteren seelischen Erkrankungen häufiger vorkommen und dass auch Verwandte häufiger seelische Erkrankungen haben, nicht nur ADHS.

Die beschriebene Dünnhäutigkeit und emotionale Hyperreagibilität führen sicherlich auch zu einer erhöhten Vulnerabilität. Wir wissen ferner, dass ADHS-Betroffene soziale Interaktionen negativer und feindseliger interpretieren. Ich erinnere hier an die scharf gestellte Alarmanlage. All diese Erfahrungen werden als Negativerfahrungen abgespeichert, weil sie real auch so erlebt werden. Auch das ungestüme Verhalten und die heftigen emotionalen Reaktionen der ADHS-ler können bei ihren Mitmenschen Ablehnung bis hin zur Ausgrenzung hervorrufen. Viele ADHS-Betroffene machen schon früh die Erfahrung, anders zu sein, und sie berichten oft, dass sie sich schon in ihrer Kindheit einsam und ausgegrenzt gefühlt haben. Das nährt Selbstzweifel und Insuffizienzgefühle. Viele ADHS-Betroffene schaffen es aufgrund ihrer ADHS-Symptome nicht, im Lauf ihrer Kindheit und in ihrem frühen Erwachsenenalter ein gesundes Selbstwertgefühl aufzubauen. Sie erleben häufiger Niederlagen und sie scheitern öfter. Es sind die vielen kleinen und großen Misserfolge im Leben, die kumulieren und zu tiefen Selbstzweifeln bis hin zu Selbsthass führen können. Schon wieder zu spät gekommen, schon wieder etwas vergessen, schon wieder wichtige Aufgaben nicht angefangen und nicht zu Ende gebracht, schon wieder jemanden durch Impulsivität verletzt, den man doch so gern hat, schon wieder schlechte Noten geschrieben, schon wieder ...

Die Unaufmerksamen unter ihnen können sich oft nur schwer durchsetzen. Sie trauen sich nur wenig zu, weil sie so langsam und zu wenig schlagfertig sind, und oft die Erfahrung gemacht haben, übersehen zu werden.

Wenn Eltern ebenfalls von ADHS betroffen sind, können sie oft nicht den Halt und die Sicherheit geben, die vor allem ADHS-Kinder so notwendig brauchen. Oft fehlt es ihnen an Struktur und der eigenen Gelassenheit, so dass sie selbst impulsiv, inkonsequent und überzogen reagieren und Kinder nur wenig Verlässlichkeit und Geborgenheit erleben. Sie erleben Eltern, die sich selbst nicht gut steuern können, und Situationen, in denen unberechenbare Gefühlsausbrüche ihnen Angst machen und sie einschüchtern. Je mehr ADHS-Betroffene es in einer Familie gibt, desto schlechter ist wahrscheinlich das familiäre Funktionsniveau. Die Unberechenbarkeit, die Impulsivität und oft auch die Begleiterkrankungen der ADHS wie Suchterkrankungen verstärken das Risiko für Gefühlsausbrüche; seelische Verletzung, Kontrollverlust und Traumatisierung.

3.1 Depression und ADHS-Blues

Die Differentialdiagnose kann schwierig sein, deshalb ist eine umfassende Anamnese besonders wichtig. Auch eine Depression führt zu Erschöpfung, Konzentrationsstörungen, gereizter Stimmung und Antriebslosigkeit. Der wichtige Unterschied ist, dass die Depression eine phasenhafte Erkrankung ist, bei der die Symptome nur im Zusammenhang mit der Depression auftreten. Bei ADHS-Betroffenen zeigen sich Stimmungsschwankungen, Gereiztheit und Konzentrationsstörungen über die gesamte Lebensspanne hinweg.

Auch ADHS-Betroffene haben negative Gedanken und Erwartungen aufgrund ihrer Lebenserfahrung, Selbstzweifel, Schuld- und Versagensgefühle, ihr Leben lang, und die Tendenz ist meist ansteigend, weil Misserfolge kumulieren. Es zeigen sich bei ADHS häufiger Rumination, Schlaflosigkeit und Antriebsstörungen, aber auch hier konsistent. Wichtig sind deshalb die zentralen Fragen:

Wie lange haben Sie schon diese Symptome?

Und sind Sie leicht ablenkbar, z. B. wenn Sie etwas brennend interessiert, können Sie dann anfangen und sich konzentrieren?

Mit dieser Frage kann man vielen ADHS-lern ein Lächeln ins Gesicht zaubern ... ja, wenn mich etwas interessiert, dann geht es ...

ADHS-Betroffene haben auch häufiger belastende Lebensereignisse. Sie werden traumatisiert, kommen öfter aus problematischen Familien und haben mehr Beziehungskonflikte. Aufgrund ihres Risikoverhaltens verunfallen sie häufiger, weil sie das Risiko suchen und die Konsequenzen ihrer Handlungen zu wenig beachten. Das alles kann sich im Lauf des Lebens verdichten.

Da bei ADHS das Risiko für die Entwicklung von Depressionen bei ca. 50 % liegt, haben wir es oft mit ADHS und Depression zu tun. Wird nur die Depression und nicht das darunterliegende ADHS erkannt, nähren sozusagen die ADHS-Symptome die Depression, und sie wird meist mit herkömmlicher Psychotherapie und Antidepressiva nicht ausreichend behandelt.

Tab. Differentialdiagnose ADHS und Depression

Depression phasenhaft, beginnt irgendwann	ADHS-Symptome sollten in der Lebensspanne immer, aber mit unterschiedlicher Intensität vorhanden sein
Phase der Niedergeschlagenheit, pessimistische Grundstimmung	schnelle Stimmungsschwankungen, schnell frustriert, schnell verletzt, das schon seit der Kindheit
Phase des Interessenverlustes, Freudlosigkeit	schnell wechselndes Interesse, Begeisterungsfähigkeit wechselt mit Desinteresse
Phase des Antriebsmangels, Erschöpfung	Antriebsmangel und schnelle Erschöpfbarkeit immer vorhanden, es sei denn, es ist spannend und interessant
Konzentrationsstörung in der depressiven Phase	Konzentrationsstörung immer vorhanden, es sei denn, es ist spannend und es besteht ein Interesse
Insuffizienzgefühle	oft Wechsel zwischen guten Phasen und Phasen von Selbstzweifeln, inkonsistentes Selbstwertgefühl
Somatisierungsstörungen möglich	Somatisierungsstörungen sind häufige Komorbiditäten
Appetitverlust, Libidostörung	Essstörungen häufiger vorhanden, aber besonders häufig binge eating, Bulimie und Adipositas, Libidostörungen treten eher auf, wenn anfängliche Verliebtheit nachlässt. Aber auch Hypersexualität bis hin zur Sexsucht sind häufige Komorbidität
Suizidgedanken und Suizidhandlungen	durch Impulsivität höheres Suizidrisiko

ADHS-Blues

ADHS-Blues ist keine Depression, weil ADHS-Betroffene daraus wieder davon ablenkbar sind. Die Stimmung kann schnell entgleisen, aber die Sonne auch schnell wieder aufgehen, Der große Unterschied zwischen Depression und ADHS ist die Konstanz. Menschen mit ADHS sind ihr Leben lang ablenkbar und schnell gekränkt. ADHS-Betroffenen kann auch sehr schnell die Stimmung entgleisen, wenn sie sich angegriffen oder verletzt wähnen. Dann geht für sie kurzfristig die Welt unter, und sie haben das Gefühl, z. B. durch kritische Anmerkungen vernichtet oder total abgelehnt zu werden. Sie können sich schnell total entwertet fühlen, und in ihrem intensiven Erleben des Hier und Jetzt kann eine Hyperfokussierung auf Ablehnung oder Feindseligkeit erfolgen. Die Stimmung der ADHS-Betroffenen kann so also sehr schnell verrutschen, und dieser Zustand kann depressiv und als hoffnungslos erlebt werden. Aus diesem ADHS-Blues sind ADHS-Betroffene aber meist schnell wieder herauszubekommen, wenn sie eine spannende Ablenkung erfahren oder ihr Fokus auf eine andere Wahrnehmung gerichtet wird.

Besonders schwierig kann die Differentialdiagnose ADHS und bipolar sein. Man könnte sagen, dass ADHS die kleine Schwester der bipolaren Erkrankung ist. Hier bestehen seit der Kindheit ständige Stimmungswechsel: himmelhochjauchzend, zu Tode betrübt, wobei die emotionalen Auslenkungen aber nicht so stark sind. ADHS-ler fahren ihr Leben lang emotionale Achterbahnen mit Doppelloopings.

Die bipolare Erkrankung beginnt irgendwann, und Angehörige bemerken eine Veränderung der Primärpersönlichkeit. Auch die bipolare Erkrankung ist phasenhaft und nicht vergesellschaftet mit Prokrastination, desorganisiertem Verhalten, Impulsivität und seit der Kindheit bestehenden Konzentrationsstörungen. Um es aber noch komplizierter zu machen: ADHS-Betroffene erkranken häufiger an einer bipolaren Erkrankung, und dann pfropfen sich auf ADHS noch bipolare Phasen. Diese müssen dann gesondert mit Lithium oder Antiepileptika bzw. atypischen Neuroleptika behandelt werden. In einer akuten manischen Phase sollten Stimulanzien abgesetzt werden. Ist die manische Phase abgeklungen, kann mit Stimulanzien und Lithium, Antiepileptika oder atypischen Neuroleptika gleichzeitig behandelt werden.

Medikamentöse Behandlung bei ADHS und Depression

Bei leichter Depression sollte immer zunächst das ADHS behandelt werden. Obwohl Stimulanzien keine antidepressiven Effekte haben, erleben ADHS-Betroffene die Medikation oft als außerordentlich entlastend, manchmal sogar euphorisch, weil sie plötzlich selbstwirksam sein können. Oft erzählen mir Patienten mit Tränen in den

Augen, dass sie erstmals ein Buch lesen konnten oder es ihnen jetzt gelungen ist, einfach das zu machen, was sie schon so lange tun wollten. »Ich habe einfach meine Wohnung aufgeräumt, und das habe ich seit Jahren nicht geschafft. Ich konnte anfangen, Entscheidungen treffen, Sachen wegschmeißen und bis zum Ende durchhalten. Ich bin zum ersten Mal zufrieden, mit dem was ich getan habe.« Die Überwindung der ADHS-Symptome ist für viele Patienten ein unglaubliches Glücksgefühl; »Ich hätte nie gedacht, dass ich das wirklich kann«.

Das ist die Selbstwirksamkeit, die ihnen so lange gefehlt hat. Wenn ADHS-Betroffene diese Erfahrungen häufig wiederholen können und sie erleben, dass sie ihre Pläne in die Tat umsetzen können, fangen sie an, sich selbst zu vertrauen und ein stabileres Selbstwertgefühl zu entwickeln. Nicht die Bearbeitung ihres Scheiterns in der Psychotherapie hilft ihnen, nicht die Erklärung, dass Eltern sie nicht ausreichend geliebt haben oder sie ihre Ziele zu hochgesteckt haben. Es hilft ihnen, die Erfahrung zuverlässig machen zu können, erfolgreich zu sein und dass sie ihr Potential nutzen und abrufen können. Mit diesen positiven Erfahrungen können sie die negativen Erfahrungen überschreiben, die sie im Lauf ihres Lebens gemacht haben.

Wenn zusätzlich eine medikamentöse Behandlung der ADHS erfolgen sollte, dann sind besonders Bupropion sowie Medikamente aus dem SSRI- und SNRI-Spektrum geeignet.

Zusammenfassung

- Die Hälfte aller ADHS-Betroffenen entwickeln im Lauf ihres Lebens Depressionen. Menschen mit ADHS haben mehr Erfahrungen mit Scheitern und Misserfolgen.
- Sie sind vulnerabler und hypersensitiver.
- Anderssein löst in ihnen oft tiefe Selbstzweifel und Einsamkeit aus.
- Alle seelischen Erkrankungen sind bei ADHS häufiger.
- Depressionen entstehen, während ADHS auch schon in der Kindheit vorhanden ist.
- Außer bei einer schweren Depression immer zuerst mit einer Stimulanzienbehandlung beginnen, weil es schneller geht und die verbesserte Selbstwirksamkeit antidepressiv wirken kann.
- Auf Grund der Erblichkeit sind oft mehrere Familienmitglieder betroffen und Familien häufiger dysfunktional.
- Traumatisierungen sind häufiger, auch aufgrund des Risikoverhaltens.
- Bupropion, SNRI- und SSRI-Medikamente sind geeignet, um sie mit Stimulanzien zu kombinieren.

3.2 Angststörung und soziale Phobie

Angststörungen sind häufige Begleiterkrankungen von ADHS und etwa 3–4 mal häufiger als ohne ADHS, weil viele Erfahrungen gemacht wurden, die Angst ausgelöst haben, vor allem die Versagensangst. Versagen und Misserfolge sind für ADHS-Betroffene meist tägliche Erfahrungen. Diese äußern sich vor allem in Panikgefühlen (Panikstörung), Furcht oder Angst vor sozialen und leistungsbezogenen Situationen (soziale Phobie) oder einem Gefühl von Besorgtheit und Anspannung in Bezug auf alltägliche Ereignisse und Probleme (generalisierte Angststörung).

Es ist pure Lebenserfahrung und nicht eingebildet: die Angst vor Ablehnung und die Angst vor dem Versagen. Bei vielen Menschen mit ADHS ist genau das immer wieder in ihrem Leben passiert. Und hinzu kommt noch diese scharf gestellte Alarmanlage, die immer wieder Gefahr und Ablehnung antizipiert. Diese erhöhte Sensitivität führt oft zu einer fear of rejection, die Angst vor Ablehnung. Leider ist es so, dass die Angst vor dem Versagen nicht grundlos ist. Auch das verstehen viele Psychotherapeuten nicht, denn sie übersehen, dass es tatsächlich ganz oft zutrifft, dass ADHS-Betroffene z. B. gelernt haben und den gelernten Unterrichtsstoff dann nicht abrufen konnten. Oder aber, dass sie erneut die Kontrolle verloren und ihre Gefühle wieder in die Welt geschleudert haben. Erwachsene machen immer wieder die Erfahrung, dass sie zu spät angefangen haben zu arbeiten, sie in ihrem Chaos versinken oder sie wieder zu heftig reagiert haben und damit andere Menschen verletzt haben. Es ist eine Kumulation von negativen Erfahrungen. Insbesondere die soziale Phobie ist bei ADHS häufig. ADHS-Betroffene fühlen sich häufiger beobachtet und haben Angst, irgendwie peinlich zu sein, abgelehnt oder kompromittiert zu werden. Das sehen wir insbesondere bei Frauen.

ADHS-Betroffene haben oft auch eine Art Mini-Panikattacken, die sie befallen, wenn sie das Gefühl haben, schon wieder versagt oder etwas vergessen zu haben. Er fährt dann ein riesiger Schreck durch sie: »Habe ich wieder den Termin vergessen, habe ich wieder mein Handy verloren, habe ich meinen Schlüssel dabei?«

Auch hier gilt es, möglichst ADHS zuerst zu behandeln. Bei der Behandlung mit Stimulanzien sollte in diesen Fällen vorsichtiger dosiert werden, weil diese als Nebenwirkung Angstattacken auslösen können. Hierüber sollte man bei sehr ängstlichen Patienten aufklären, auch wenn es selten ist. Es zeigt sich auch hier, dass sich die Selbstkontrolle und die Planungsfunktion verbessern, wenn die ADHS-Symptome und die Angstzustände besser behandelt werden. Tritt keine wesentliche Besserung ein, sollte zusätzlich eine kognitive Verhaltenstherapie erfolgen.

Zusammenfassung

- Angststörungen sind bei ADHS häufig.
- Es sollte zunächst das ADHS behandelt werden.
- SSNI und SNRI sind bei der Behandlung der Angststörungen sehr gut wirksam.

3.3 Zwangsstörungen

ADHS-Betroffene bewegen sich oft zwischen Perfektion und Chaos. Man kann sich zunächst nicht vorstellen, dass ADHS-ler mit ihrem Chaos doppelt so häufig eine Zwangsstörung entwickeln wie die Normalbevölkerung. In ihrem ›ganz oder gar nicht‹-Modus denken und fühlen sie oft binär. Schwarz oder weiß: entweder total chaotisch oder perfekt aufgeräumt. Es gibt häufig keine Grautöne oder Zwischenstufen. Sie können Bereiche abstecken, wo sie mit großer Perfektion und Zwanghaftigkeit ihre Partner zwingen, eine pedantische Ordnung einzuhalten. Und direkt neben dran kann es sein, dass sie von dem Inhalt ihres Kleiderschranks erschlagen werden, wenn sie die Schranktür öffnen. Es kann auch sein, dass sie in ihren sich auftürmenden Häufchen von Wäschebergen, unerledigten Schriftstücken, nicht entsorgtem Recycling-Müll ganz plötzlich einen Drive bekommen und dann hyperfokussiert für Stunden aufräumen und eine kurzfristige Ordnung schaffen, die schon nach Stunden wieder im Chaos untergeht. Chaos scheint bei ihnen oft wie von Geisterhand zu entstehen, und es ist wie ein Aufbäumen gegen die Kräfte der Entropie, die sie kurzfristig dazu befähigen, eine Ordnung zu schaffen, die aber nicht lange währt. Menschen mit ADHS entwickeln oft Zwänge, um dem eigenen Chaos entgegenzuwirken. Sie müssen dann ständig kontrollieren, ob sie den Herd ausgemacht oder die Fenster verschlossen haben, weil sie oft erlebt haben, dass sie genau das vergessen haben. Zwang kann zu einer Kompensation der Vergesslichkeit und Unaufmerksamkeit werden. Der Zwang kann sich sogar verselbstständigen und in den Vordergrund treten. ADHS-Betroffene sind oft schon langsam und umständlich, aber je mehr Kontrollzwänge sie entwickeln, desto langsamer werden sie. Oft schämen sie sich dafür; Zwangsstörungen sind gut gehütete Geheimnisse, über die uns Betroffene nicht berichten. Ein Teil der Zwangsstörungen wird schon durch die alleinige Behandlung der ADHS besser. Bei ausgeprägterer Symptomatik sollten SSRI- und SNRI-Medikation und eine kognitive Verhaltenstherapie eingesetzt werden.

Zusammenfassung

- Chaos und Perfektion stehen oft nebeneinander.
- Zwänge entstehen durch Überkompensation der eigenen desorganisierten Verhaltensweisen.
- Zwangsstörungen machen besonders unaufmerksame ADHS-Betroffene noch langsamer und dysfunktionaler.
- SSRI und VT sind wirksam.

3.4 Suchterkrankungen

Das Suchtrisiko ist bei ADHS um den Faktor 2 bis 3 erhöht, und ca. 25% aller Suchtpatienten hat zusätzlich ADHS. Jede Klinik mit einer Suchtabteilung müsste die dortigen Patienten auf ADHS screenen, und auch in der ambulanten Praxis sollte bei Vorliegen einer Suchterkrankung abgeklärt werden, ob zusätzlich ADHS vorhanden ist. Das ist auch deshalb wichtig, weil sich deutlich bessere Behandlungsmöglichkeiten ergeben, wenn ADHS zusätzlich vorhanden ist. ADHS-ler können alles übertreiben und von allem abhängig werden. Sie sind oft Extremisten und sie neigen dazu, exzessive Verhaltensweisen zu entwickeln.

Der Verlauf der Suchterkrankung beginnt mit ADHS früher und ist oft deutlich schwerer. Ich stelle die Frage immer schon ganz am Anfang: Was macht das Suchtmittel für Sie? Dabei zeigt sich sehr oft, dass Patienten mir auf diese Frage genau die Symptome ihrer ADHS beschreiben. Die innere Unruhe, das Getrieben-Sein und die vielen Gedanken im Kopf stressen und belasten sie. Die häufigste Sucht bei ADHS ist Rauchen. Und hier erzählen uns die Patienten, dass sie mit Nikotin gelassener werden, aktivierter und dass sie sich besser konzentrieren können. Eine bekannte Reklame aus den 60er Jahren waren Cartoons mit dem HB-Männchen, das immer wieder etwas versucht, sehr ungeschickt und unüberlegt dabei handelt, und dann voller Wut an die Decke geht, weil sein Vorhaben nicht klappt. Es kam dann eine Figur, die sagte: »Warum denn gleich in die Luft gehen, greife lieber zu HB (eine Zigarettenmarke), dann geht alles wie von selbst«. Es ist bemerkenswert, wie genau das HB-Männchen in seinem Verhalten den ADHS-Betroffenen darstellt, und tatsächlich funktioniert Nikotin sehr gut zur Behandlung der ADHS, denn es erhöht den Dopaminspiegel. Doch aufgrund der gesundheitsschädigenden Wirkung ist es keine wirklich zu empfehlende Behandlungsalternative.

Also Nikotin zur Aktivierung und dann abends zum Herunterkommen Alkohol oder Cannabis. Viele Patienten beschreiben mir, dass sie mit Cannabis ruhiger und

gelassener werden und endlich mal entspannen können. Wir haben in meiner Heimat eine Bierreklame, die heißt, »Saufen ist Urlaub im Kopf«. Genau das bewirkt Alkohol für viele ADHS-Patienten: all die tausend Gedanken und Eindrücke abstellen und endlich mal Ruhe im Kopf haben. Diese Art der Selbstbehandlung ist natürlich keine gute Idee, denn kurzfristig erfolgt zwar eine kurze Linderung der ADHS-Symptome, aber langfristig schlägt die Suchtpotenz der Suchtmittel zu und schafft viel größere Probleme.[64]
In der sozial verträglicheren Variante bedeutet das oft für ADHS-Betroffene, morgens schon Unmengen von Kaffee zu konsumieren, um wach zu werden, Energy Drinks den ganzen Tag über, um wach zu bleiben, Cola, wenn man müde wird; und Cannabis kann jetzt auch noch völlig legal als Downer benutzt werden.

Interessant ist, dass MDMA, Kokain und Metamphetamin bei ADHS-Betroffenen oft paradox wirken: mehr Klarheit, innerlich ruhiger und mehr Fokus. Aber die Nebenwirkungen und die Suchtentwicklung sind beachtlich. Fragen Sie z.B. Ihre Patienten, die Amphetamine oder Kokain konsumieren, was diese Substanzen mit ihnen machen. Viele ADHS-Betroffene erzählen, dass sie mit Amphetamin endlich einmal ruhig und klar werden. Das ist eine paradoxe Wirkung, eine Selbstbehandlung und noch dazu in diesem Fall eine richtige. Sie müssen natürlich trotzdem aufpassen, dass die Patienten nur die Amphetamin-Dosis einnehmen, sie Sie ihnen verschrieben haben. Wenn eine Amphetaminabhängigkeit vorliegt, dann würde ich keine Stimulanzien aufschreiben, sondern es in die Hände eines erfahrenen Suchtmediziners geben. Bei Kokain ist das oft ähnlich. Patienten, die Kokain nehmen, um an aufregenden Sexparties teilzunehmen, haben wahrscheinlich kein ADHS. Wenn ihnen aber ein Anwalt erzählt, dass er Kokain einnimmt, um endlich mal einen schwierigen Schriftsatz zu Ende zu bringen, dann sollten sie an ADHS denken.

Noch ein Wort zu Cannabis. In den Leitlinien steht sehr klar, dass Cannabis keine Behandlung der ADHS darstellt. Cannabis kann ruhiger machen, aber es verstärkt meist auch die schon bestehende Prokrastination. Besonders bei jungen Erwachsenen ist der Konsum problematisch, weil die Synapsenverschaltung in der Pubertät gestört wird. Das Psychoserisiko ist zudem viermal häufiger.

Es gibt noch weitere Gründe, warum Substanzkonsumstörungen bei ADHS häufiger sind. Die bestehende soziale Unreife sowie die Unfähigkeit, Bedürfnisse aufzuschieben (»Ich will jetzt sofort und immer alles«) begünstigen ebenfalls eine Suchtentwicklung. Und hyperaktive ADHS-Betroffene sind häufig auf der Suche nach mehr und dem ultimativen Kick. Sie probieren eine Substanz und wissen nicht einmal, was sie da konsumieren. Sie sind eben risikobereit und neugierig. Die Impulsivität und das nicht zukunftsgerichtete Denken erhöhen das Risiko von Drogenkonsum bzw. -abhängigkeit.

Ein weiterer Grund für eine erhöhte Suchtrate ist, dass ADHS-Betroffene häufiger soziale Ausgrenzung erleben und ihr Anderssein und diese Gefühle der Einsamkeit und Isolation als unerträglich empfinden. Sie haben einen starken Wunsch nach Zugehörigkeit – und sei es auch nur zum gemeinsamen Kiffen oder Schnupfen.

Manche ADHS-ler wollen bewusst Grenzen überschreiten und provozieren. Sie wollen sich von niemandem etwas sagen lassen. Regeln erleben sie als Bevormundung, sie sind gegen alles, was sie einengt. Sie stilisieren dann ihr oppositionelles Verhalten, ihren Trotz, ihre Provokationen zu einem anarchistischen Freiheitskampf. Unerlaubter Substanzgebrauch ist da nur ein Mittel, um sich über gesellschaftliche Grenzen und Regeln hinwegzusetzen. Das Konsumieren von Suchtmitteln verheißt zunächst das schnelle Glück und das Entfliehen aus der Realität: Belohnung ohne Aufwand und ohne Engagement.

Wichtig ist noch zu erwähnen, dass die Substanzkonsumstörung und ADHS sich gegenseitig negativ beeinflussen. Denn je weniger Inhibition, desto weniger Kontrolle und desto schneller Impulsdurchbrüche und Reizüberflutung. Interessant ist, dass ADHS-ler von allem abhängig werden können. Das gilt auch für nicht stoffgebundenen Süchte wie die Kaufsucht.

Nicht stoffgebundene Abhängigkeiten und sexuelle Verhaltensstörung

Online
- Internetpornographie
- Soziale Medien (Instagram, Chats ...)
- Computerspiele
- Online-Glücksspiele
- Börsenspekulationen

Sexuelle Verhaltensstörung
- Zwanghafte sexuelle Verhaltensstörung (ICD-11)
- Gesteigertes sexuelles Verlangen (ICD-10)

Offline
- Pornographie
- »Hypersexuelles Verhalten«
- Einkaufen (»Shopping«)
- Offline-Computerspiele
- Glücksspiele (Automaten, Casino etc.)
- Sensation seeking
- Börsenspekulationen

Die Kaufsucht ist bei ADHS ein großes Thema. Es ist der Kick, Beute in Form von Schnäppchen zu machen. Es ist lustig, wie sehr die Schnäppchenjagd genau der Jagd nachempfunden wurde. Um ein Schnäppchen zu machen, muss man auf der Lauer liegen oder shoppen (umherstreifen) und z. B. im Internet die Beute beobachten und genau ermitteln, wann man am besten zuschlägt, um sie per Knopfdruck zu erlegen. Evolutionsbiologisch etwas dekadent, aber deutlich bequemer muss man die Beute nicht mehr nach Hause schleppen, sondern sie wird geliefert. Das ist praktisch für diese Firmen, denn je schneller geliefert wird, desto kürzer die Vorfreude und desto eher entsteht erneut das Bedürfnis nach Konsum, nach einer Belohnung oder einem erneuten Kick.

Ich habe viele ADHS-Patienten, die hochverschuldet sind und gar nicht genau wissen, wo sie ihr Geld gelassen haben. Es ist zerronnen zwischen vielen kleinen erlegten Schnäppchen. In der Psychotherapie muss man ADHS-Betroffenen immer wieder erklären, dass der Konsum von materiellen Dingen nur kurzfristig glücklich macht und teuer ist. Gerade aber die Impulsivität verführt zu Spontankäufen und erhöhten Geldausgaben.

Frauen sind anfälliger für Influencerinnen, die ihnen einreden, dass sie mit dem Konsum dieses Produktes schöner, attraktiver oder schlanker werden. Es ist leider so, dass ADHS-Frauen leichter beeinflussbar sind. Vielleicht deshalb, weil sie ein geringeres Selbstwertgefühl haben und mit ihrer Impulsivität leicht zu triggern sind. Ein »must have« kann dann zu einem unwiderstehlichen Wunsch werden. Hinter der Kaufsucht steckt der Versuch, sich »glücklich zu kaufen«. Es gibt sogar ein Internetkaufportal, dass genauso heißt.

Ich sehe zudem eine hohe Rate von Internet-, Social Media-Sucht und Onlinespielsucht. Hier sind ADHS-ler besonders anfällig: spannende Spiele, unmittelbare Belohnung. Das Krankheitsbild Gaming Disorder skizziert die Suchtentwicklung bei Onlinespielen, Social Media etc.: Konsum, schnelle Belohnung, Hyperfokus im Sinne eines Flow, zunehmende Einengung auf den Konsum dieser Medien, Vernachlässigung von sozialen Kontakten, Verschuldung und Kontrollverlust. Das scheint in der Generation der aktuell Pubertierenden das gängige Konsummuster. Mehr als 7% haben einen problematischen Umgang mit ihrer Internetnutzung. Visuelle Medien füllen heute einen großen Teil der Freizeit von Jugendlichen aus. Langeweile wird immer weniger ausgehalten, und es gibt kaum eine Zeitspanne für die jungen Menschen, in der sie einfach nichts tun und entspannen oder abschalten. Sie sind sozusagen ›dauer-online‹. Ständige Stimulation zeigt aber auch, dass Bedürfnisse immer weniger aufgeschoben werden können und viel schneller eine Dysphorie entsteht, der mit neuem Spielen oder Social Media-Konsum entgegengewirkt wird. Es fehlen hierzu leider Langzeitstudien. Aber es zeigen sich schon heute zunehmende Probleme mit der Selbstregulierung, Entscheidungsfähigkeit und Stimmungsregulation. Viele Jugendliche lernen gar nicht mehr, sich zu konzentrieren, weil sie durch Social Media systematisch dekonzentriert werden. Wenn Videosequenzen meist nur 30 Sekunden betragen, wie dort häufig der Fall, können keine komplexen Informationen mehr aufgenommen und vertieft werden. Es gibt eine klare Korrelation zwischen Depressionen und der Dauer des Online Gamings bzw. der täglichen Internetnutzung. Je besser die Spiele werden, desto stärkere Dopaminausschüttung können sie erzeugen, und je besser die virtuelle Realität dargestellt wird, desto weniger Kontakt besteht zur realen Welt. Assoziiert ist dies weiterhin mit schlechten Schulleistungen, Haltungsschäden, Kurzsichtigkeit und Adipositas. Wichtig ist noch zu erwähnen, dass Gaming Disorder die stärkste Assoziation mit ADHS hat.[65]

Sogar Sexualität kann süchtig machen. Wir sehen bei ADHS eine höhere Rate von sexuell abweichendem Verhalten, von Pornosucht oder exzessivem Fremdgehen. Hier spielt wieder die Suche nach dem Kick eine Rolle, ebenso wie die Angst, etwas zu versäumen (FOMO = fear of missing out) oder aber schlicht das Nicht-Aushalten – Können von nicht ganz so prickelnden sexuellen Begegnungen in einer stabilen Beziehung. Oft ist in Beziehungen anfangs das sexuelle Verlangen sehr groß.

Insbesondere bei Frauen kann es den Reiz verlieren, wenn die Beziehung sicherer geworden ist.

Immer wieder berichten mir Frauen, dass sie bei der Sexualität sehr ablenkbar sind. Sie denken dann an nicht erledigte Pflichten, Einkaufslisten, oder sie fühlen sich durch Geräusche gestört. Interessant dabei ist, dass diese Frauen oft berichten, dass sie nach einer medikamentösen Einstellung ihre Sexualität stärker genießen können, weil sie nicht mehr so ablenkbar seien. Auch Sexualität braucht Fokus.

Eine Besonderheit der Sucht ist das Messiesyndrom. Das ist häufig das gutgehütete Geheimnis, weil es sehr schamhaft erlebt wird. Die Sammelsucht zeigt sich bei vielen ADHS-Betroffenen in unterschiedlicher Ausprägung. Manche können nur einfach nichts wegwerfen und heben alte Zeitschriften auf, weil sie glauben, dass sie diese noch einmal lesen, obwohl sie nicht die geringste Chance haben, den gewünschten Artikel in ihren Zeitungshäufchen zu finden. Wenn die Sammelsucht sehr stark ausgeprägt ist, dann gelingt es Betroffenen nicht einmal, leere Pizzaschachteln zu entsorgen.

ADHS-Betroffene können auch exzessiv Sport betreiben oder arbeitssüchtig werden. Sie finden einfach die Mitte so schwer, und wenn sie eine Sucht beenden, können sie ganz schnell in die nächste schlittern.

Die positive Nachricht ist, dass die Suchtproblematik oft deutlich besser behandelt werden kann, wenn eine medikamentöse Behandlung der ADHS erfolgt. Betroffene müssen dann keine Selbstbehandlung mehr betreiben, weil die ADHS-Symptome durch die Behandlung verbessert werden und Patienten mehr Selbstkontrolle entwickeln. Selbstkontrolle ist schließlich besonders wichtig, um die Sucht in Schach zu halten. Bei der Verschreibung von Stimulanzien zeigt sich ein Rückgang des Konsums von Drogen um mehr als 30 %. Bei regelmäßiger Einnahme von Stimulanzien halbiert sich z. B. auch die Anzahl der konsumierten Zigaretten. Je länger die Dauer der Medikation, desto geringer wird die Rate des Substanzmissbrauchs. In jedem Fall sollte bei der Doppeldiagnose ADHS und Sucht auch eine Suchttherapie erfolgen.[66]

Zusammenfassung

- Die Suchtentwicklung entsteht meist früher als bei neurotypischen Menschen und der Verlauf ist schwerer.
- Häufig stellt die Sucht einen missglückten Versuch der Selbstbehandlung dar.
- Stimulanzientherapie ist möglich, sollte aber in die Hände von erfahrenen Suchtmedizinern gegeben und mit einer Psychotherapie kombiniert werden.
- Es sollten langsam anflutende Stimulanzien wie Elvanse eingesetzt werden.
- Man muss auf Missbrauch achten und regelmäßige Drogenscreenings machen, wenn ein Suchtproblem bekannt ist.
- Beim Vorliegen einer Sucht sollte immer ein Screeening auf ADHS erfolgen.
- Bei unbehandeltem ADHS zeigen sich geringere Abstinenzraten.
- Substanzmittelkonsum und ADHS beeinflussen sich gegenseitig.
- Cannabis ist keine empfohlene Therapie zur Behandlung der ADHS.

3.5 Essstörungen

Bulimie, Adipositas und binge eating treten bei ADHS-Betroffenen dreimal häufiger auf als bei neurotypischen Personen. Es ist vor allem die Impulsivität, die das Risiko für die Entwicklung einer Essstörung erhöht.[67]

Die Impulsivität und die emotionale Dysregulation sind ein hoher Prädiktor für die Entwicklung einer Essstörung. ADHS-Betroffene suchen nach sofortiger Belohnung, nach sofortiger Bedürfnisbefriedigung. Zucker löst bei ADHS-Betroffenen oft ein suchtartiges Verlangen aus. In Situationen, in denen sie sich frustriert fühlen, kann Essen die innere Spannung und Unruhe verringern. Aber auch ihre sie quälende Langeweile kann mit Essen kompensiert werden im Sinne von Ess-Fülle gegen Ereignis-Leere. Essen kann die Unzufriedenheit, den Selbsthass und die Dysphorie verringern, weil auch Essen zu einer Dopaminfreisetzung führt, besonders beim Konsum von Zucker. Der Genuss von Zucker kann aber in die Spirale der ständigen Insulinausschüttung, Insulinresistenz und Typ-II-Diabetes führen. In aktuellen Studien zeigt sich, dass das Risiko für die Entwicklung eines Typ-II-Diabetes bei

ADHS verdoppelt ist. Die kurzfristige Befriedigung durch die Zufuhr von Zucker löst im Gegenzug via Insulinausschüttung wieder die Gier nach noch mehr Zucker aus (Craving) – und die nächste Essattacke ist vorprogrammiert. Mit jeder Essattacke wachsen aber auch die Schuld- und Schamgefühle, Selbstbestrafung und Selbstverachtung. Betroffene hassen sich oft dafür, dass sie so unbeherrscht sind. Sie wissen genau, dass ihr Übergewicht sie krankmacht und eine Menge an Folgeerkrankungen nach sich zieht wie: Bluthochdruck, Typ-II-Diabetes, Schlafapnoesyndrom, chronische Müdigkeit und Depression usw. Genau diese Erkrankungen sehen wir bei ADHS deutlich erhöht.[68]

ADHS-Betroffene können oft schlecht wahrnehmen, wenn sie satt sind. Oft zeigt sich diese Problematik schon im Kindesalter: Die Eltern haben häufig selbst ADHS und eine Essstörung, daher sind sie oft keine Hilfe beim Thema Selbstregulation und -disziplin. Wir als Fachleute müssen uns immer daran erinnern, dass die Zubereitung von Nahrungsmitteln komplexe Planungsfunktionen voraussetzt. Wenn wir ein Gericht zubereiten möchten, müssen mehrere Schritte geplant und ausgeführt werden: Wir müssen uns einen Essensplan ausdenken, festlegen, was wir essen möchten, die Zutaten einkaufen und dabei an alles denken. Dann müssen wir das Essen zubereiten, möglicherweise ein Kochrezept befolgen, den Tisch decken, danach die Küche wieder aufräumen und den Abfall entsorgen. Hunger kommt bei ADHS-Betroffenen unerwartet, unaufschiebbar und dringlich. Sie können nur schwer warten. An den Hunger haben sie im Voraus nicht gedacht, darum haben sie keine Vorräte im Kühlschrank.

Bedürfnisse aufzuschieben, ist keine Option. Der Griff zu Fertigsuppe, Tiefkühlpizza oder Fertignudeln ist der einfachste, um schnell satt zu werden. Oft werden dazu noch exzessiv Softdrinks konsumiert, die die Zuckerspirale weiter nach oben treiben. Durch Fehlernährung entsteht häufig eine sogenannte Dysbiose. Reizdarm, chronisches Müdigkeitssyndrom, Übergewicht, Diabetes und Depressionen können die Folge sein.

ADHS-Betroffene haben oft eine eingeschränkte Selbstwahrnehmung, weil sie ihre Bedürfnisse nur vernebelt oder diffus wahrnehmen. Ihr Unbehagen können sie schlecht zuordnen. Essen dient als Ersatzbefriedigung in einem unzufriedenen Leben. Häufig nehmen Betroffene in ihrer vernebelten Selbstwahrnehmung ihr Sättigungsgefühl gar nicht mehr wahr. Hinzukommt manchmal eine verzerrte Körperwahrnehmung. Die übergewichtige Frau erfasst ihre Körperfülle oft gar nicht, während sich die Bulimikerin bei Normalgewicht viel zu dick fühlt. Die Essstörungen können ineinander übergehen. Das ist wie bei neurotypischen Menschen auch. Nur die anorektischen Patienten sehen wir nicht häufiger.

ADHS und Bulimie

In den USA sind Stimulanzien zur Behandlung der Bulimie zugelassen. Ich mache immer wieder die Erfahrung, dass mit der Behandlung der ADHS die Bulimie oft ganz verschwindet, selbst wenn schon jahrelang relativ erfolglos eine Psychotherapie gemacht wurde. Sowohl binge eating wie auch Bulimie lassen sich gut mit Stimulanzien behandeln; es ist selten in der Medizin, dass man mit einem Medikament zwei Erkrankungen gleichzeitig behandeln kann. Wenn durch die Medikation die innere Spannung, der Stress und die Frustration geringer werden und sich die Selbstkontrolle verbessert, muss man sich nicht mehr so häufig mit Essen trösten oder falsch belohnen.

Auch hier gilt, dass jede Klinik, die Essstörungen behandelt, ein Screening auf ADHS machen sollte. Dies vor allem, weil die Möglichkeiten der Stimulanzientherapie die Prognose der Essstörung dramatisch verbessern. Es ist zu fordern, dass jede Patientin mit einer Essstörung auf ADHS gescreent werden sollte. 31 % der Frauen mit Essanfällen leiden daran. 20 % der Bulimikerinnen und Übergewichtigen leiden an ADHS.

Zusammenfassung

Bulimie, Adipositas und binge eating sind bei ADHS dreimal häufiger.
Der Konsum von Süßigkeiten und viel Essen führen zu einer Dopaminausschüttung.
Menschen mit ADHS essen auch, weil sie sich leer und unzufrieden fühlen und weil sie mit Essen eine Spannungsabfuhr erzielen.
Stimulanzien verbessern die Impulskontrollstörung und die Selbstkontrolle.
Stimulanzien verursachen eine Appetitstörung. Auch das hilft, das Gewicht und die Essenaufnahme besser zu regulieren.

3.6 Posttraumatische Belastungsstörung

Wir finden bei ADHS häufig mehrere Familienmitglieder, die von ADHS betroffen sind. Dann kumulieren hypersensitive Menschen mit impulsiven Verhaltensweisen und emotionale Dysregulation. Ich kenne ADHS-Familien, in denen jeder von ADHS betroffen ist. Das kann zur Folge haben, dass man sich ständig gegenseitig triggert. Hinzu kommen oft noch die Folgeerkrankungen der ADHS wie Suchterkrankungen oder Störung des Sozialverhaltens. Ein kleiner Teil der ADHS-Betroffenen entwickelt eine antisoziale Persönlichkeit. Das alles sind Gründe, warum ADHS-Familien häufiger dysfunktional sind. Impulsivität, Aggression und Suchtprobleme der Eltern führen häufiger zu Gewalterfahrungen der Kinder.

Und ADHS-ler werden häufiger Opfer von Verbrechen, weil sie leichtsinnig sind, eher zu viel Alkohol trinken und dann Situationen nicht mehr richtig einschätzen können. Es fällt ihnen sowieso schwer, zwischen Freund und Feind zu unterscheiden. ADHS-Mädchen werden häufiger vergewaltigt bzw. missbraucht, weil sie naiv und gutgläubig sind, was möglicherweise ihrer verzögerten Reifungsstörung geschuldet ist. Sie lassen weniger Vorsicht und Umsicht walten, was an ihren eingeschränkten Planungsfunktionen liegen kann. Ich sehe oft, dass die Diagnose Traumafolgestörung vergeben wird, ohne dass eine weitere Diagnostik erfolgt. Gerade der von ADHS – Betroffene kann unter einer Traumafolgestörung leiden und bedarf auch dafür einer störungsspezifischen Behandlung. Trotzdem ist es wichtig, seine ADHS-Problematik zu erfassen und richtig zu behandeln.[69]

Zusammenfassung

ADHS ist auf Grund der Erblichkeit oft bei mehreren Familienmitgliedern vorhanden.

Die Impulsivität und Begleiterkrankungen wie Sucht können zu Aggressionen führen, die Kinder traumatisieren können.

Vor allem ADHS-Frauen sind häufiger traumatisiert, weil sie leichtsinnig sind und nicht ausreichend die Konsequenzen ihrer Handlungen bedenken, öfter Suchtprobleme haben und sich nicht genug abgrenzen können

3.7 Borderline-Persönlichkeitsstörung (BPS)

Eine emotional-instabile Persönlichkeitsstörung (BPS) ist ADHS in manchen Symptomen ähnlich, beide können gemeinsam vorkommen. BPS und ADHS zeigen Stimmungsschwankungen und Impulsivität. Auch die Überempfindlichkeit in zwischenmenschlichen Beziehungen passt zu beiden Störungen. Ein wichtiger Unterschied besteht darin, dass ADHS sich meist schon in der frühen Kindheit zeigt, während sich die BPS erst in der Pubertät entwickelt.

Bei der BPS zeigt sich keine Konzentrationsstörung, Betroffene sind auch nicht so leicht ablenkbar. Sie haben meist auch kein Problem mit der Selbstorganisation und den Planungsfunktionen. Sie kennen die Motivationsprobleme nicht in derselben Ausprägung wie bei ADHS.

Die BPS kann sich wieder zurückbilden, während ADHS als Entwicklungsstörung meist das ganze Leben lang nachweisbar ist. Die Ausprägung kann allerdings im Lauf des Lebens variieren. Der ADHS-Betroffene möchte sich nicht verletzen. Das kann ihm passieren, weil er unüberlegt handelt, tollpatschig und unachtsam ist. Er intendiert das allerdings nicht. Bei BPS zeigen sich deutlich mehr Selbstverletzungen durch Ritzen oder Schneiden. Sie werden als Spannungsregulation eingesetzt. Ferner ist die Rate der Selbstmordversuche bei BPS deutlich höher, vor allem in Situationen, in denen eine unerträgliche Leere empfunden wird oder sie Angst haben, verlassen zu werden.

ADHS-ler haben eher Probleme mit Langeweile und Unterstimulation. Sie versuchen dann, einen Kick, Spannung und Aktionismus zu produzieren, um ihrer Langeweile zu entkommen. Bei BPS kann das Schmerzempfinden herunterreguliert sein. Ihre Beziehungen sind instabil, und sie haben eine noch höhere Sensitivität für Zurückweisungen als ADHS-Betroffene (»fear of rejection«). Wenn sie sich abgelehnt fühlen, kann für sie die Welt untergehen. BPS hat als Symptomatik oft eine Dissoziation (Abspaltung von Erinnerungen und/oder eine Veränderung der Ich – Haftigkeit). Ferner zeigen sich bei BPS öfter ausgeprägte Gefühle von Groll, Feindseligkeit und Ärger. Sie sind schnell misstrauisch, ablehnend und erleben ihre Umwelt oft als feindselig. Außerdem können sie weniger Freude empfinden.

Sowohl bei BPS als auch bei ADHS zeigen sich Probleme mit der Gefühlskontrolle. Beide können schnelle Stimmungswechsel zeigen und beide müssen Gefühls- und Handlungskontrolle lernen. Die Psychotherapie ist bei beiden Krankheitsbildern ähnlich. Am besten und erfolgreichsten ist hier die Dialektisch-Behaviorale Therapie (DBT), die mit Achtsamkeit und Verhaltenstherapie arbeitet. Prof. Marsha Linehan hat DBT für die Therapie der BPS entwickelt. Später ist DBT von Prof. Alexandra Philipsen für die Behandlung der ADHS modifiziert worden. Bezüglich der Medikation gibt es noch einen wichtigen Unterschied: ADHS-Betroffene sprechen sehr gut auf Stimulanzien an, Borderline-Patientinnen scheinen davon nicht zu profitieren.

Tab. ADHS und Differentialdiagnose BSP

ADHS	BPS
Konzentrationsstörungen seit der Kindheit	Konzentrationsstörungen sind nicht so ausgeprägt vorhanden
Impulsivität seit der Kindheit, dabei mehr Wutausbrüche	Impulsivität seit der Pubertät, dabei mehr Selbstverletzungen
emotionale Dysregulation	emotionale Dysregulation seit der Pubertät
desorganisiertes Verhalten seit der Kindheit	desorganisiertes Verhalten nicht stark ausgeprägt
Prokrastination	meist keine Prokrastination
Risikoverhalten um der Langeweile zu entgehen	selbstverletzendes Verhalten aus Selbsthass
keine Dissoziation	Dissoziation
erhöhte Suizidgefahr durch Impulsivität	erhöhte Suizidgefahr bei Leere und drohendem Verlassen werden
Probleme mit Unterstimulation und Langeweile	vermehrt instabile Beziehungen und daraus resultierende impulsive Handlungen
schnell reizüberflutet	mehr Feindseligkeit und Groll
Beziehungen sind stabiler	meist Wechsel zwischen Idealisierung und Entwertung
innere Unruhe meist seit der Kindheit vorhanden	meist keine innere Unruhe
Stimulanzien helfen gut	keine Reaktion auf Stimulanzien

Wie häufig ist eine Borderline-Persönlichkeitsstörung?

Die Prävalenz der BPS zeigt sich bei ca. 1,6% der Erwachsenen. Etwa 16-27% der ADHS – ler zeigen zusätzliche Borderline-Symptome. Die Häufigkeit kann jedoch von verschiedenen Faktoren abhängen, z.B. welche Gruppe man untersucht oder welche Fragebogen man verwendet. Und wie erfahren der Untersucher in der Unterscheidung beider Erkrankungen ist.

Warum kommt eine Borderline-Störung bei ADHS gehäuft vor?

Die Beziehung zwischen BPS und ADHS ist komplex und bisher nicht vollständig geklärt. Diskutiert werden muss unter anderem, dass BPS und ADHS gemeinsame erbliche und umweltbedingte Risikofaktoren haben könnten oder dass die Wahrscheinlichkeit einer BPS bei ADHS dadurch erhöht ist, dass mehr Probleme und Traumata bei Vorliegen einer ADHS wahrscheinlich sind.[70]

Zusammenfassung

- BPS entsteht meist in der Pubertät, ADHS zeigt sich meist schon deutlich früher
- BPS-ler haben keine Konzentrationsstörung und keine Störung der Planungsfunktionen
- BPS-ler zeigen kein desorganisiertes Verhalten und keine Prokrastination ADHS zeigt keine Selbstverletzung und keine Dissoziation
- ADHS fürchten Langeweile und Unterstimulation BPS-ler haben Angst vor Leere und Verlassenwerden
- ADHS und BPS treten in 16–27 % der Fälle gemeinsam auf. Beide werden mit VT und DBT behandelt
- Nur bei ADHS wirken Stimulanzien

3.8 Autismusspektrumstörung

Autismus (ASS) ist wie ADHS eine neuronale Entwicklungsstörung, das heißt: Beide bleiben das ganze Leben lang bestehen und beide sind Spektrumerkrankungen. Etwa ein Prozent der Bevölkerung ist von Autismus betroffen. ASS hat eine noch höhere Erblichkeit als ADHS und 15 bis 20 % der von ADHS-Betroffenen sind gleichzeitig von Autismus betroffen.

Über 40 % der ASS-ler haben auch ADHS-Symptome. Wenn beides zusammen auftritt, kann die Diagnostik schwieriger sein, da sich Symptome überlagern und die Kombination der Symptome oft schwer zuzuordnen ist. Auch ASS ist »eine besondere Art zu sein«, also neurodivers, aber anders als ADHS. Es hilft auch ASS-Betroffenen sehr, dass Sie verstehen, warum und wie sie anders sind. Auch hier gilt der gleiche Grundsatz: Niemand hat Schuld, und man kommt einfach anders auf die Welt. Auch Menschen mit ASS hilft es sehr, Wesensverwandte zu treffen, die so ähnlich ticken wie sie.

Was ist anders bei ASS-lern?

ASS-ler sind häufig Einzelgänger und scheuen soziale Kontakte. Es fällt ihnen schwer, die Mimik und Gestik ihrer Mitmenschen zu lesen und sich in Gefühle anderer Menschen hineinzuversetzen. Manchmal verstehen sie auch nicht, warum sich Menschen so von Gefühlen leiten lassen. Sie nehmen ihre Gefühle oft nur diffus wahr und können sie nur schwer orten und kommunizieren. Small Talk ist ihnen zuwider.

Insgesamt haben sie weniger Interesse an sozialen Kontakten. Sie wissen oft nicht, wie sie wirken und welche Erwartungen andere an sie haben. Ihre Kommunikation ist oft dadurch eingeschränkt, dass sie die Gefühle und Erwartungen ihrer Mitmenschen so wenig erfassen können. Sie empfinden Nähe und intensive Gefühle häufig als unangenehm und wollen diesen Situationen eher ausweichen. Deshalb reden sie lieber über ihre Spezialinteressen und bemerken dann nicht, dass ihre Mitmenschen nicht das gleiche Interesse für ihre oft etwas ausgefalleneren Hobbys aufbringen. Sie beschäftigen sich gerne allein und brauchen nicht viel Kontakt, den sie meist sowieso eher als anstrengend erleben. Überhaupt wollen sie Situationen vermeiden, in denen sie keine Kontrolle über die Geschehnisse haben.

Diese Empathiestörung, also die Fähigkeit, sich in die Gefühle seiner Mitmenschen hineinzuversetzen, kann sie in sozialen Beziehungen sehr beeinträchtigen. Wenn man andere Menschen nicht lesen und in ihren Reaktionen verstehen kann, wird es schwierig, sich sozial angemessen zu verhalten.

Hierzu ein Beispiel:
In meiner Gruppentherapie redete eine Frau darüber, dass sie Selbstmordgedanken habe. Ein Autist aus der Gruppe meinte dazu: »Frauen bringen sich statistisch seltener um als Männer.« Faktisch ist das richtig, aber sein Beitrag trug wenig dazu bei, dass sich die Frau mit den Selbstmordgedanken verstanden und unterstützt fühlte.

ASS-ler haben große Probleme mit Veränderung. Am liebsten sollte die Welt berechenbar sein und genauso bleiben, wie sie ist. Sie wollen alles planen und im Griff haben, und wenn das nicht geht, was ja im Leben oft der Fall ist, dann können sie sehr angespannt und unruhig werden. Veränderungen können sie als bedrohlich erleben.

Auf Reizüberflutung reagieren sie sehr angespannt, weil sie diese nicht unter Kontrolle haben. Sie neigen zu stereotypen Verhaltensweisen, weil das ihnen Sicherheit gibt. So haben sie oft bestimmte Rituale, deren Einhaltung in einer klaren Reihenfolge ihnen sehr wichtig ist. Das kann ein Aufstehritual oder ein Zubettgehritual sein etc. Oder aber sie ziehen immer das Gleiche an oder müssen das Gleiche essen.

Sie können auf unterschiedlichen Kanälen hypersensitiv sein. So sind sie eventuell von einem kratzenden Pullover total gestört und können nur wenige Materialien auf ihrer Haut ertragen. Sie können empfindlich gestört und hochgradig irritiert werden, wenn es zu laut, zu hell, zu grell um sie herum ist oder aber hypersensitiv auf Reize reagieren. ASS-ler haben oft eine sensorische Überempfindlichkeit.

Sie können perfektionistisch, rigide und zwanghaft sein. Grundsätzlich sind sie sehr ehrlich und verbiegen sich nicht für andere. Sie können und wollen nicht lügen, selbst wenn sie mit ihrer manchmal rigiden Ehrlichkeit anecken. Manchmal können sie sich in der Übergenauigkeit und Unbeugsamkeit verrennen und neigen dann zu Querulantentum.

Soziale Regeln sind für ASS-ler schwer zu erlernen. In normalen Lebenssituationen benötigt man Teamgeist, Kommunikationsfähigkeit, Empathie und Beziehungsfähigkeit. ASS-lern fällt es schwer, soziale Regeln zu erlernen und zuverlässig anzuwenden. Sie haben dafür einfach kein Gespür. Oft fällt ihnen Blickkontakt schwer. Auch Nähe und Intimität kann für sie sehr unangenehm sein und sie in Spannung versetzen. Sie reden lieber analytisch, nüchtern, klar auf das Thema bezogen, und das Sprechen über Gefühle kann ihnen unangenehm sein oder aber sie verstehen nicht, warum Menschen so unlogisch reagieren und sich von ihren Gefühlen leiten lassen. Oft verstehen sie auch nicht Humor, Ironie oder Sarkasmus. Über Witze können sie oft nicht lachen, weil sich ihnen die Pointe nicht erschließt.

Aber wie ADHS-ler verfügen sie über viele positive Eigenschaften, die es immer wieder zu betonen gilt. In unterschiedlichen Situationen sind Menschen unterschiedlich begabt und einsatzfähig. Man könnte sagen, dass ASS-ler in Friedenszeiten oder in Alltagssituationen eher etwas benachteiligt sind, weil sie weniger soziale Kompetenzen haben. Geht es aber um Situationen, in denen man einen klaren Kopf braucht und analytisch und wenig emotional handeln muss, wie zum Beispiel bei Naturkatastrophen oder in Kriegssituationen, haben Autisten viele Vorteile, die sie nutzen können, denn sie sind in der Lage, klar und rational zu handeln und gut abzuwägen. Es kann ein großer Vorteil sein, nicht von Gefühlen überwältigt zu werden.

Viele Autisten sind hervorragende Spezialisten in den Bereichen, für sie sie besondere Interessen aufbringen. Sie sind die Spezialisten, die mit fundiertem Fachwissen eindrucksvolle Leistungen erbringen können, dann aber wieder bei kleinen Anlässen völlig lebensuntauglich erscheinen, weil sie wenig soziale Kompetenzen haben. Viele unserer herausragendsten Forscher (zum Beispiel Einstein oder Gauß) waren offensichtlich von ASS betroffen. Sie können sehr detailgenau sein und hier besonders zuverlässig. Auch für diese Menschen gilt, dass sie besondere Arbeitsbedingungen brauchen. Teamwork und Betriebsfeiern, Großraumbüros und Reizüberflutung können sie vor große Probleme stellen. Auch für ASS-ler ist es wichtig, ihre besondere Art zu sein begreifen und sich selbst besser erklären zu können. Es ist für sie wie für andere neurodiverse Menschen wichtig, den richtigen Platz für sich zu finden und Menschen um sich zu haben, die ihnen guttun.

Bei ASS-Frauen zeigt sich das gleiche Phänomen wie bei ADHS-Frauen: Sie fallen später auf, weil sie prosozialer und angepasster sind. Sie haben ein höheres Interesse daran, von ihren Mitmenschen Anerkennung zu bekommen und wollen sich zugehörig fühlen. Ihre ASS-spezifischen Symptome sind diskreter, und sie strengen sich mehr an, um ihre Symptomatik zu verbergen. Das ist von Nachteil, weil sie deswegen häufig erst spät eine Diagnose bekommen.

In einem weiteren Punkt gleicht die ASS der ADHS: Beide werden erst zur Störung, wenn sich deutliche Einschränkungen in beruflichen und sozialen Bereichen zeigen – und natürlich, wenn sich Begleiterkrankungen entwickeln. Auch ASS-Betroffene müssen lernen, mit ihrer Besonderheit umzugehen und ein Verständnis für ihr Anderssein zu entwickeln. Auch sie können sehr von einer medikamentösen Behandlung ihrer ADHS-Symptome profitieren.

In der Psychotherapie, die bei ASS ebenfalls störungsspezifisch sein sollte und zwingend voraussetzt, dass Therapeuten Erfahrung damit haben, geht es darum, dass Betroffene die Interpretation von Gestik und Mimik erlernen, genauso wie die ungeschriebenen Gesetze des Lebens. Für sie ist es oft schwer zu verstehen, welche Erwartungen in sozialen Kontexten an sie gestellt werden. Auch hier kann es wichtig sein, dass ASS-Betroffene lernen, anderen Menschen eine Gebrauchsanweisung für ihr Anderssein mitgeben zu können.

Es ist von großem Vorteil, wenn ihre Besonderheit früh erkannt, erklärt und sie speziell gefördert werden. Das kann ein soziales Training sein oder die Erklärung von Gesichtsausdrücken oder das Vermitteln von den ungeschriebenen Gesetzen des Lebens. Es ist oft hilfreich, ihnen zu erklären, was andere Menschen von ihnen erwarten, wie z. B. zuhören, statt Monologe über das eigene Lieblingsthema zu halten. Gerade ASS-Betroffene können besondere staatliche Unterstützung bekommen. Ähnlich wie für ADHS-Betroffene gibt es für ASS-ler an den Schulen und Universitäten Nachteilsausgleiche.

Tab. Die Unterschiede zwischen ADHS und Autismusspektumstörung

ASS	ADHS
Entwicklungsstörung	Entwicklungsstörung
sie mögen keine Veränderung	brauchen Action, Novelty seeking
vermeiden soziale Kontakte eher	brauchen viele Menschen und Reize
eher perfektionistisch	eher chaotisch
zurückhaltend	suchen nach Stimulation
erleben Nähe und Emotionen eher bedrohlich	suchen heftige Gefühle
geschraubter oder nüchterner Sprachstil	reden ganz viel und ohne Priorisierung
humorlos	können sehr ausgelassen und witzig sein
geben vernünftige Ratschläge	können sehr einfühlsam sein
sensorische Überempfindlichkeit	Hypersensibilität
Fähigkeiten: Spezialisten, können auch monotone Aufgaben erledigen	Fähigkeiten: Kreativität, künstlerische Berufe, brauchen Herausforderung und Abwechslung
detailgenaues, perfektionistisches Arbeiten	sprunghaft oberflächliches, aber kreatives Arbeiten
logisches analytisches Denken	intuitives Denken
brauchen Routinen	fühlen sich von Regeln und Routinen eingeengt
sind ehrlich, dabei nicht immer sozialverträglich	sind authentisch, können in ihrer Impulsivität verletzend sein

Schöttle et al. (2019), Tebarzt van Elst (2022), Kittel-Schneider et al. (2022), Suen et al. (2024).[71]

Zusammenfassung

- ASS und ADHS sind Entwicklungsstörungen und nicht veränderbar. Man kann damit aber einen guten Weg finden
- ASS-ler haben Probleme mit Empathie, dem Entziffern von Gestik, Mimik und sozialen Regeln
- ASS-ler versuchen, die Kontrolle zu haben und reagieren aversiv auf Veränderungen
- ASS-ler sind häufig Spezialisten und haben Spezialinteressen
- ASS-ler haben oft Routinen, die sie genau befolgen, und sie bekommen Stress, wenn das nicht möglich ist
- Auch ASS-ler profitieren von Stimulanzien und einer störungsspezifischen Verhaltenstherapie, wenn ADHS ebenfalls vorhanden ist

3.9 Psychosomatische Erkrankungen

Psychosomatische und somatische Erkrankungen treten bei ADHS häufiger auf. Je genauer die Lebensläufe von ADHS-Betroffenen wissenschaftlich untersucht werden, desto deutlicher wird, dass sich im Lauf der Entwicklung und im Erwachsenenalter immer mehr ADHS-bedingte Begleiterkrankungen entwickeln. Sie können die ADHS – Symptome derart stark überlagern, dass die ADHS übersehen wird. Ich hatte schon ausgeführt, dass ADHS-Betroffene aufgrund ihrer störungsspezifischen Symptome mehr Stress haben. Dieser Stress kumuliert im Lauf des Lebens. Wahrscheinlich sind viele psychosomatische Erkrankungen bei ADHS einfach mit einer höheren Stressbelastung erklärbar. Betroffene müssen sich in ihrem ganzen Leben stärker kontrollieren, mehr anstrengen, und sie scheitern häufiger. Das alles kann in zunehmenden körperlichen und seelischen Erkrankungen münden.

Wir sehen eine erhöhte Rate von chronischen Schmerzsymptomen, denn ADHS-ler sind häufiger angespannt-verspannt, und daraus kann sich eine Fehlhaltung entwickeln, die schmerzhaft sein kann. Es zeigen sich bei ADHS-Betroffenen mehr Muskelverspannungen und eine erhöhte Rate von Fibromyalgie. Das ist ein interessantes bisher nicht ganz geklärtes Phänomen, warum bei Fibromyalgie die Schmerzgrenze so herunter reguliert ist, dass bereits kleine Berührungen wehtun können. Vielleicht sind die Hypersensitivität und die Hyperreagibilität ein Korrelat dafür, denn wir wissen, dass ADHS-Betroffene verletzlicher, dünnhäutiger und sensitiver sind. Bisher gibt es noch keine fundierte Erklärung.

ADHS-Betroffene zeigen auch früher Erschöpfungssyndrome. Es ist einfach anstrengend, ADHS zu haben, bitte fragen Sie immer Ihre Patienten, was sie so anstrengt. Wenn Ihnen Patienten erzählen, dass Aufräumen so anstrengend ist oder aber das Anfangen von Aufgaben: Denken Sie an ADHS!!! ADHS-ler leiden auch häufiger unter Schlafstörungen, die wiederum ein Risikofaktor für weitere seelische Erkrankungen sind. Bluthochdruck kommt bei ihnen doppelt, Typ-II-Diabetes dreimal so häufig vor. Außerdem haben ADHS-ler mit Erkrankungen wie Diabetes und Bluthochdruck aufgrund ihrer schlechten Planungsfunktionen viel größere Schwierigkeiten, die Erkrankung in den Griff zu bekommen. Diabetes-Betroffene mit ADHS müssen doppelt so häufig notfallmäßig ins Krankenhaus wie neurotypische Diabetiker. Sie können oft ihre Diät nicht einhalten, vergessen ihren Blutzucker zu messen und ihre Medikamente zu nehmen. Der Verlauf ihrer Erkrankung ist ungünstiger, weil sie diese nicht ausreichend managen können, denn dazu braucht es Planungsfunktionen.

Migräne, Spannungskopfschmerz und Zähneknirschen treten ebenfalls häufiger auf, vielleicht, weil Betroffene sich häufig zusammenreißen müssen und ihnen das Druck macht. Auch Hypothyreose und Hashimoto-Thyreoditis sind bei ADHS häufiger. Deshalb ist ein Screening der Schilddrüse zu empfehlen. Bisher habe ich keine wissenschaftliche Erklärung dafür gefunden, warum Schilddrüsenerkrankungen häufiger sind.

Sogar Erkrankungen, die gar nicht an ADHS denken lassen, treten gehäuft auf. Das gilt für Psoriasis, aber auch für Nahrungsmittelunverträglichkeiten, Zöliakie und alle Immunerkrankungen. Vielleicht ist auch hier die Erklärung, dass ADHS-Betroffene auf alle Reize von außen oder von innen heftiger und überschießender reagieren. Und das gilt wohl auch für das Immunsystem. Auch das Reizdarmsyndrom kommt bei ADHS häufiger vor, ebenso wie entzündliche Darmerkrankungen wie Colitis ulcerosa oder Morbus Crohn. Dass diese durch Stress verschlechtert werden, ist bekannt. Möglicherweise spielt die ADHS-typische Fehlernährung hier noch zusätzlich eine Rolle.

30 % der Kinder, die an Epilepsie leiden, haben auch ADHS. Im Erwachsenenalter ist das Vorkommen einer zusätzlichen Epilepsie doppelt bis vierfach erhöht.

ADHS-Betroffene konsumieren auch häufiger Zigaretten, Cannabis und Alkohol und ernähren sich schlechter. Die häufig ungesunde Lebensweise erhöht für sich alleine schon das chronische Krankheitsrisiko.

Je länger über die gesamte Lebensspanne der ADHS-Betroffenen geforscht wird, desto deutlicher wird das Ausmaß der Erkrankungen und die dadurch bedingten Einschränkungen der Lebensqualität. Das ist ein Grund, warum ein frühes Erkennen der ADHS-Symptome so wichtig ist: Je eher man Betroffene behandelt, desto weniger

Begleiterkrankungen entwickeln sie und desto besser kommen sie in ihrem Leben zurecht. Je mehr Erfolg sie mit ihren ADHS-Symptomen haben, desto zufriedener und glücklicher können sie in ihrem Leben sein und desto mehr Stabilität entwickeln. Es ist bemerkenswert, dass die Tragweite der körperlichen Erkrankungen bei ADHS in der somatischen Medizin bisher kaum erfasst worden ist. Klar ist aber, dass die Verbesserung der ADHS-Symptome die somatischen und psychischen Begleiterkrankungen verringert.[72]

3.10 Schlafstörungen

ADHS-ler leiden meist schon von Kindheit an häufiger unter Schlafstörungen. Sie schlafen schlechter ein und haben eine höhere Rate an Durchschlafstörungen. Viele von ihnen werden erst gegen Mittag richtig wach, und wenn man sie lassen würde, wäre ihre Einschlafzeit im Morgengrauen. Auch plötzliche Schreckhaftigkeit im Schlaf und Schlafwandeln sind bei ADHS häufiger.[73] Detailliertere Ausführungen siehe Kap. 4.12.

Zusammenschau: Basics der ADHS-Behandlung

- Die Behandlung der ADHS soll im Rahmen eines multimodalen therapeutischen Gesamtkonzeptes erfolgen
- Grundsätzlich sollte eine ausführliche Psychoedukation angeboten werden
- Medikation sollte als erstes eingesetzt werden, weil sie effektiv und sehr erfolgreich ist
- Es muss beachtet werden, dass die Compliance oft schlecht ist und die Medikation häufiger vergessen wird
- Für die Psychotherapie hat die Verhaltenstherapie eine Empfehlung
- Häufig haben die Patienten schon erfolglose psychotherapeutische und medikamentöse Behandlungen hinter sich und geben sich selbst die Schuld, warum das alles nicht gewirkt hat
- Nicht jeder ADHS-Patient braucht eine Psychotherapie
- Der Psychotherapeut sollte ein fundiertes Wissen über ADHS haben
- Generell ist die Behandlung der ADHS weitgehend identisch mit der Therapie anderer psychiatrischer Erkrankungen
- Eine ADHS-Therapie zeigt meist schnelle Erfolge, und Sie haben dann sehr dankbare und erleichterte Patienten.
- Immer an Sport erinnern

TEIL 4

Modul: Einzel- und Gruppentherapie

Das Therapiemodul kann für Einzel- oder Gruppentherapien verwendet werden. Sie können in der Einzeltherapie auch einzelne Themen aus dem Therapiemodul entnehmen und mit dem Patienten durcharbeiten. Das Modul ist auf 12 Sitzungen konzipiert. Es orientiert sich damit an den Vorgaben der gesetzlichen Krankenversicherung. Sie können einen Antrag auf Kurzzeitgruppentherapie stellen und die Gruppenziffer dafür abrechnen, für die sie eine Zulassung haben. Ich finde es ideal, mit 9 Mitgliedern anzufangen, und rechnen Sie mit einem Schwund im Laufe der Therapiesitzungen. Das ist ziemlich störungsspezifisch, dass ADHS-Betroffenen dann doch einfällt, dass sie zu dieser Zeit nie gekonnt hätten, dass ihr Chef darauf besteht, dass sie unbedingt zu den Gruppenzeiten anwesend sein müssen oder dass ein neuer Arbeitsplatz angefangen wird. Im Übrigen sind ADHS-Patienten äußerst erfinderisch darin einen Grund zu finden, warum sie etwas nicht machen können.

Jedes Modul ist inhaltlich für eine Therapiesitzung von 100 Minuten kalkuliert.

Hier die Inhalte der Gruppensitzungen, die ich dann näher erläutern werde:

4.1 *Was ADHS ist, seine Symptome, Entstehung und seine positiven Seiten*
4.2 *Achtsamkeit und Bewusstheit – Strategien gegen Ablenkbarkeit aufbauen*
4.3 *Hyperaktivität und Antriebsstörung*
4.4 *Umgang mit heftigen Gefühlen und emotionaler Dysregulation*
4.5 *Selbstorganisation – zwischen Chaos und Perfektionismus*
4.6 *Prokrastination und Zeitmanagement*
4.7 *Beziehungen in Partnerschaft und am Arbeitsplatz*
4.8 *Selbstwertgefühl*
4.9 *Begleiterkankungen*
4.10 *Gesundheitsfürsorge: Kraftquellen, Ernährung und Sport*
4.11 *Umgang mit Geld und Finanzen*
4.12 *Risikoverhalten, Stressmanagement, Schlafhygiene und der Umgang mit Rückfällen*

Ich habe dieses Modul so konzipiert, dass Sie es direkt auch in wörtlicher Rede übernehmen können. Es ist in einer Sprache verfasst, die sowohl Bildungsferne wie auch Akademiker akzeptieren und verstehen können. Bedenken Sie, dass Sie wahrscheinlich in Ihrer Gruppe große Spannen bezüglich Bildung und Alter haben werden und dass es auch ganz unterschiedliche Vorerfahrungen und Wissen über dieses Thema in ihrer Gruppe geben wird. Ihre Herausforderung besteht darin, diesen Spagat zu überbrücken, so dass es Ihnen gelingt alle mitzunehmen. Wenn ADHS-Betroffene gelangweilt sind, weil sie sich unterfordert fühlen oder aber durch den Duktus überfordert sind, werden sie eventuell stören, endlos reden oder gar nicht mehr kommen. Die Frustrationstoleranz der ADHS-ler ist leider gering und am besten fahren Sie nach meiner Erfahrung mit einem lockeren, humorvollen, leicht verständlichen Stil und einem gewissen Unterhaltungswert.

Sie finden auf den folgenden Seiten Beispiele für die direkte Ansprache – vor allem als Hilfe am Anfang. Sie werden sehen, dass je mehr Erfahrung Sie sammeln, desto mehr entwickeln Sie Ihren eigenen Stil und Ihre Erfahrungen mit ADHS und desto weniger werden Sie dieses Skript brauchen.

Ansonsten finden Sie in dem Skript Anleitungen, Übungen und therapeutische Interventionen, die für Patienten mit ADHS hilfreich sind und die genau auf die ADHS-Kernsymptomatik und ihre Begleiterkrankungen abzielen. Natürlich können Sie in 100 Minuten nicht alle Punkte abarbeiten. Suchen Sie sich heraus, welche Themen Sie für sich selbst als relevant ansehen. Sie werden mit der Zeit ein Gefühl dafür bekommen, mit welchen Tools Sie und Ihre Patienten gut arbeiten können.

Noch an paar Tipps für Sie:

Seien Sie sich nicht zu schade, einzelne Sätze oder Sachverhalte sowie Regeln oft zu wiederholen. ADHS-ler profitieren stärker von Wiederholungen als andere, weil sie schnell vergessen und die Implementierung von Wissen langwieriger ist.

Das Trainingsmodul soll helfen, gute Strategien für ADHS zu entwickeln. Stellen Sie es sich so vor, wie ein Werkzeugkasten, in den Sie nützliche Werkzeuge hineingeben, um Patienten zu lehren und auch selbst immer wieder in diese Werkzeugkiste zu greifen. Ziel ist es, dass Ihre Patienten Strategien lernen, mit ihren ADHS-Besonderheiten besser in ihrem Leben zurechtzukommen. Es ist vor allem wichtig, dass Sie Ihren Patienten erst einmal Ihre ADHS-Besonderheiten erklären.

ADHS-Patienten sind besondere Patienten. Sie sind oft chaotisch, begeisterungsfähig, schnell gelangweilt, ausschweifend, spontan, ungeduldig und sie können sich schwer an Regeln halten. Das müssen Sie bei einer Gruppentherapie im Blick haben, denn zu viel Spontaneität kann die aktuellen Gruppenthemen sprengen. Sicherlich müssen Sie immer wieder auf das Einhalten der Gruppenregeln pochen, wie den anderen ausreden lassen, beim Thema bleiben, pünktlich sein, sozialverträgliche Umgangsweisen pflegen etc. Natürlich erleben Sie in den Gruppensitzungen genau dieselben Probleme, die ADHS-Betroffene sonst in ihrem Leben anderen bereiten. Lassen Sie sich nicht beirren und lassen Sie sich auf keine Endlosdiskussion ein. Es braucht Klarheit und Struktur. Auch deshalb habe ich dieses Trainingsmodul geschrieben, nämlich um andere Therapeuten zu ermutigen, sich an dieses so wichtige Thema heranzutrauen. Sie werden sehen, dass es viel leichter geht, als Sie denken. Ich werde dabei nicht müde, immer wieder zu betonen, dass ADHS die dankbarste Krankheit in der Psychiatrie ist, denn Sie werden niemandem schneller helfen können als einem ADHS-Betroffenen mit der richtigen Diagnose, der richtigen Medikation und der richtigen Psychoedukation und Psychotherapie. Ich habe bereits über 70 Trainingsmodule so gemacht und bis heute lerne ich immer wieder Neues über diese besondere Art zu sein. Und Sie werden sich wundern, wie viele andere Probleme noch neben dem ADHS auftauchen. Das ist oft eine therapeutische Herausforderung, die aber auch sehr spannend sein kann. Und Sie werden sicher die Erfahrung machen, dass es mit ADHS nie langweilig wird. ADHS wird Ihnen noch häufiger begegnen, und je mehr Sie darüber wissen, desto mehr werden Sie feststellen, wie häufig es wirklich ist.

Besonderheiten, auf die man bei Gruppentherapien achten sollte

Treffen Sie mit Ihren Patienten klare schriftliche Vereinbarungen über Fehlzeiten und darüber, dass diese den kompletten Kurs belegen müssen. Wir haben die Regelung, dass wenn Patienten während des Kurses aufhören, sie den kompletten restlichen Kurs selbst zahlen müssen, denn das können Sie nicht den Krankenkassen in Rechnung stellen.

Ich lasse meine Patienten, wenn sie über 10 Minuten zu spät kommen, 5 € zahlen, und das bekommt dann der Bundesverband der Selbsthilfegruppen für ADHS. Es ist erstaunlich, dass diese Regelung oft Wunder wirkt. Haben Sie keine Vereinbarung getroffen, dann werden Sie oft die Erfahrung machen, dass ADHS-Betroffene jedes Mal verspätet erscheinen. Ich leite meine Patienten an, vieles mitzuschreiben. Das ist für sie hilfreich, weil sie sich beim Mitschreiben besser konzentrieren können und vieles dann später nachlesen können.

Meine Erfahrung mit ADHS-Gruppen ist, dass gerade die Vielfalt im Hinblick auf Geschlecht, Bildungsgrad und Alter eher nützlich ist. Eine Gruppe lebt vom Austausch und der Lebendigkeit der Teilnehmer, und es ist hilfreich, wenn Patienten ihre durch ihr Alter unterschiedliche Erfahrungen einbringen können. Ich bin immer wieder erstaunt, wie hilfreich es für ADHS-Betroffene ist, Wesensverwandte zu treffen, die ähnlich ticken und ähnliche Biografien haben. Das ist für sie ungeheuer entlastend. Sie bemerken aber auch an Anderen, wie störend es sein kann, wenn dauernd unterbrochen wird oder aber jemand von Thema zu Thema springt. Es ist grundsätzlich weniger kränkend, wenn man über ADHS-Symptome redet und jeder seine eigene Betroffenheit wiedererkennt. Es schafft meist ein Gefühl von Zugehörigkeit und Identifikation mit dem neurodiversen Anderssein, und das ist ja bereits ein therapeutischer Prozess.

Versuchen Sie, vieles mit Bildern zu vermitteln. ADHS-Betroffene sind oft sehr visuell und können Bilder besser abspeichern.

Machen Sie Ihre Erfahrungen und fangen Sie einfach an. Der Weg entsteht beim Gehen und selbst wenn sich so manche Schwierigkeiten zeigen, alles ist besser als ADHS gar nicht zu diagnostizieren und zu behandeln.

Und suchen Sie sich aus dem Modul heraus, welche Interventionen für Sie wichtig sind. Sie werden nicht alles vermitteln können, was in dem Modul aufgezeigt wird. Schauen Sie, mit welchen Themen Sie sich wohl fühlen und welche für Ihre Gruppe besonders geeignet sind.

Hintergrundinformationen für Sie als Fachfrauen und -männer und Fachwissen stehen im Folgenden in der normalen Grundschrift.

→ **Mit einem Pfeil und in halbfetter Schrift sind Aufforderungen, Anleitungen, direkte Fragen an die Patienten gekennzeichnet, die für die Moderation einer ADHS-Gruppe hilfreich sind.**

Mit einem Sprechblasen-Symbol am Anfang und in einer serifenlosen Schrift sind Ansprachen, Erläuterungen und Hinweise für Ihre Patienten gekennzeichnet, als Vorschlag für die Gesprächsführung von Ihrer Seite.

4.1 Was ADHS ist, seine Symptome, Entstehung und seine positiven Seiten

→ **Eine Vorstellungsrunde machen mit den Themen:**
Wie sieht mein ADHS aus?
Welche ADHS-Symptome habe ich?
Welche Behandlungen habe ich bisher gehabt?
Seit wann wurde es bei mir diagnostiziert?

Anhand der Beiträge der einzelnen Mitglieder können immer wieder die einzelnen ADHS-Symptome genauer erklärt werden.

ADHS ist erst einmal eine besondere Art zu sein. ADHS-Betroffene haben ein anderes Stärke- und Schwächeprofil als andere Menschen. ADHS-Betroffene haben meist ein paar PS mehr, aber es klemmt oft bei der Übersetzung. Sie haben oft Probleme damit, ihre Energien und ihr Potential auf die Straße zu bringen. Das ADHS-Gehirn kann zu tollen Leistungen fähig sein, aber leider oft nur dann, wenn ein brennendes Interesse besteht oder Gefahr in Verzug ist. Das ADHS-Auto ist dann ein Flitzer und ein Sportwagen, der schnell und leistungsstark sein kann. Oft aber funktionieren die Bremsen und die Steuerung nicht so, wie der Fahrer des Sportwagens sich das wünscht.

ADHS ist eine neurobiologische Besonderheit, die durch Symptome wie Unaufmerksamkeit, Hyperaktivität und Impulsivität gekennzeichnet ist. Diese Symptome können in verschiedenen Kombinationen und Schweregraden auftreten und diese sogenannten Kernsymptome können das Leben der ADHS-Betroffenen erheblich beeinträchtigen. Die Unaufmerksamkeit zeigt sich durch Schwierigkeiten, sich auf Aufgaben zu konzentrieren, durch schnelle Ablenkbarkeit, Vergesslichkeit und dass man oft Gegenstände verliert oder verlegt. Hyperaktivität zeigt sich durch innere Unruhe, Anspannung und Nervosität und dadurch, dass man nicht stillsitzen kann. Impulsivität kann dazu führen, dass man die Konsequenzen der eigenen Handlungen nicht ausreichend überlegt, und das kann zu kopflosen oder sogar gefährlichen Entscheidungen führen. Man neigt auch dazu, andere zu unterbrechen, weil man eine Superidee hat, oder aber zu wenig Geduld, um anderen zuzuhören.

> Wichtig ist es, gegenüber den Patienten immer wieder zu betonen: Niemand hat Schuld an ihrem ADHS, die Betroffenen nicht und Angehörige auch nicht. ADHS entsteht nicht, sondern man bringt es mit auf die Welt.

Was ist ADHS?

In diesem Abschnitt habe ich das wichtigste des vorher bereits geschilderten noch einmal für Sie als Therapeuten oder Sozialarbeiter konzise zusammengefasst: Informationen über die Symptome, die ADHS-Typen, Begleiterkrankungen und die Diagnostik. Vertiefende Informationen finden Sie in den obenstehenden Kapiteln.

Sie haben ADHS und niemand hat daran Schuld, Sie sind nicht faul oder unmotiviert. Sie können sich schlecht organisieren und motivieren, weil Sie ADHS haben, und das haben Sie bisher nicht gewusst. Ihre Eltern haben nichts falsch gemacht und Sie auch nicht. Sie sind einer von ca. 4 %, also von ca. 3,5 Millionen Menschen in Deutschland, die neurodivers auf die Welt gekommen sind. Neurodivers heißt: nicht besser oder schlechter, sondern einfach anderes. Sie haben ein anderes Stärke- und Schwächeprofil als andere Menschen, und für die Entwicklung der Menschheit war es gut so, dass wir Menschen bis heute über eine große Spanne von Kompetenzen verfügen.

Wahrscheinlich verursacht ADHS ein altes Gen, nach der These von Thom Hartmann ein Jägergen. Stellen Sie sich einfach mal vor, wie Menschen vor 10 000 Jahren leben mussten. Die Savanne Afrikas war einsam und extrem gefährlich. Es passierte den ganzen Tag nichts, aber die Menschen damals waren darauf angewiesen, jedes kleinste Geräusch wahrzunehmen und sofort darauf zu reagieren. Sie hatten wohl eine Art Radarsystem, mit dem sie ständig ihre Umgebung beobachtet haben, und sie mussten einfach alles registrieren und zwar völlig unpriorisiert. Ich nenne das den Pirsch- oder Hab-Acht-Modus. Jedes Geräusch konnte von einem Feind oder einem Löwen stammen oder aber von einer Antilope, die man jagen wollte, weil man ja Hunger hatte und die Familie oder den Stamm versorgen musste. Es hat wahrscheinlich derjenige am längsten überlebt, der am meisten wahrgenommen hat und am schnellsten reagieren konnte. Heute leben wir allerdings nicht mehr in der Savanne Afrikas, sondern in einer reizüberfluteten Welt, in der ständig etwas passiert.

Als ADHS-Betroffener verfügen Sie aber noch über einen anderen Modus. Das ist der Jagdmodus. Wenn Sie ein begehrenswertes Objekt erspäht haben, dann können Sie hyperfokussieren. Das ist dann der Fernrohrblick, und Sie können dann so konzentriert sein, dass Sie alles um sich herum vergessen. Das kann eine Superkraft sein.

ADHS-Betroffene wechseln zwischen Pirsch- und Jagdmodus, aber sie können das meist nicht willentlich steuern. Neurotypische Menschen haben meist eine Wahrnehmungsspanne von 5–10 Metern und ihr Gehirn blendet automatisch unwichtige Reize aus bzw. werden diese nur am Rande wahrgenommen. Damit gelingt ihnen eine Priorisierung besser, und sie fühlen sich nicht so schnell von den vielen Eindrücken und Reizen überfordert.

ADHS-ler haben auch eine scharf gestellte Alarmanlage, die für unsere heutige Zeit zu scharf eingestellt ist. In früheren Zeiten musste man Gefahr wittern, vorausahnen und immer mit dem Schlimmsten rechnen. Lieber 10 mal zu viel Alarm als einmal zu wenig, denn das konnte den sicheren Tod bedeuten. Diese scharf gestellte Alarmanlage haben ADHS-ler bis heute. Stellen Sie sich ein Haus mit einer Alarmanlage vor. Dies gibt normalerweise erst Alarm, wenn der Einbrecher ins Haus einsteigt. Die Alarmanlage der ADHS-ler meldet aber oft schon Gefahr, wenn der Schmetterling vorbeifliegt oder der Maulwurf durch den Garten krabbelt. Aber der ADHS-ler glaubt seiner Alarmanlage und er regiert so darauf, wie er sie wahrnimmt. Wenn die Alarmanlage feuert und Gefahr, Kränkung oder Angriff meldet, dann regiert der ADHS-ler überschießend – und das ist für seine Mitmenschen nicht immer verständlich. Wichtig ist es für ADHS-ler zu lernen, nicht immer der Alarmanlage zu glauben, sondern zu überprüfen, ob es nicht ein Fehlalarm ist. Die scharfgestellte Alarmanlage kann schnell aus einer Mücke einen Elefanten oder einen Säbelzahntiger machen und bisher haben Sie ihrer Alarmanlage geglaubt und so reagiert, als wäre die Mücke der Elefant oder Säbelzahntiger. Das haben Ihre Mitmenschen oft nicht verstanden, vielleicht sie öfter auch nicht, warum sie manches immer so heftig erleben und so heftig reagieren.

ADHS ist aber auch eine Störung der Planungsfunktionen. Der Jäger musste nicht planen. Er hat ganz im Hier und jetzt gelebt, und es war für ihn nicht vorhersehbar, wann die Antilope um die Ecke kommen würde oder jemand sein Leben bedrohen könnte. Wahrscheinlich hat er nur von Morgen bis Abend darüber nachgedacht, wie er satt wird und seine Familie versorgen kann. Es galt für ihn, zu überleben und Beute zu machen, indem er sich als Jäger und Sammler jeden Tag aufs Neue Nahrungsquellen erschließt. Erst als Menschen sesshaft wurden, hatten sie den Luxus, in ihren Behausungen geschützt zu sein und Nahrungsmittelvorräte anlegen zu können. Erst dann entstand Kultur, weil Menschen Zeit hatten, Erfahrungen auszuwerten und zu lernen. In dieser komfortablen Situation waren sie in der Lage, Planungsfunktionen und ein Zeitgefühl zu entwickeln. »Wann sähe ich, wann ernte ich, wie betreibe ich Vorratshaltung?« waren wahrscheinlich die Fragen, die sie sich gestellt haben. Sie mussten auch lernen, Zeit besser einzuschätzen, denn das war wichtig, um zum richtigen Zeitpunkt zu säen und zu ernten. ADHS-Betroffene kommen genetisch wohl eher aus der Jägerzeit. Das heißt nicht, dass ihr Gehirn schlechter funktioniert, nur eben anders. ADHS-Gene haben auch viele Vorteile, weil die Wahrnehmung und Intuition besser sind es in manchen Situation Vorteile haben kann, Gefahr zu wittern und hypersensibel zu sein.

Sagen Sie Ihren Patienten folgendes:

→ **Sie können Ihr ADHS nicht abschaffen oder aus Ihrem Leben verbannen, und darum geht es auch gar nicht. Es ist gut für Sie, mehr über ADHS zu lernen, um sich und Ihre Lebensgeschichte besser zu verstehen. Sie können lernen, Ihre Stärken und Ihr Potential zu verbessern und für Ihre Schwachstellen wie z. B. Selbstorganisation gute Strategien zu finden. Sie müssen nicht so werden wie neurotypische Menschen. Ziel ist, dass Sie mit Ihrem Anderssein gut leben können, stabile Beziehungen entwickeln und ein glückliches und erfolgreiches Leben führen können.**

Welche Typen von ADHS gibt es?

Es gibt drei Typen von ADHS: den Hyperaktiven, den unaufmerksamen oder hypoaktiven (die Begriffe unaufmerksamer Typ und hypoaktiv werden synonym verwendet) Typ und den Mischtyp, und diese können im Laufe des Lebens wechseln, vor allem in der Pubertät.

Der hyperaktive Typ

Während die Kinder mit ADHS häufig die klassischen Zappelphilippe sind, nicht stillsitzen, wild sind und sich nicht an Regeln halten können, zeigt sich die Symptomatik bei Erwachsenen verdeckter. Meist haben ADHS-Betroffene gelernt, ihre innere Unruhe zu maskieren bzw. sich zusammenzureißen. Das heißt nicht, dass die Unruhe nun nicht mehr da ist, sondern dass sie einfach versteckt wird und es oft einer großen Anstrengung bedarf, diese innere Getriebenheit nicht auch außen zu zeigen. Trotzdem existiert diese Unruhe innerlich weiter, und oft ist es schwierig, abends abzuschalten und zu entspannen.

→ **Vielleicht kennen Sie das auch, dass Sie häufig unter Strom stehen, nur schwer abschalten können und dass es Ihnen nur schwer gelingt, über lange Zeit stillzusitzen und zu warten. Wippen Sie auch öfter mit den Füßen oder müssen Sie Ihre Finger häufig bewegen und an etwas herumspielen?**

Der unaufmerksame Typ

Dieser Typ kommt häufiger bei Frauen vor und ist viel unauffälliger. Er ist trotzdem bedeutend, und es ist für Frauen ein Nachteil, dass sie durchschnittlich 4 Jahre später diagnostiziert und behandelt werden. Und er birgt ein hohes Risiko für die Entwicklung von Depressionen und Angstzuständen.

→ **Kennen Sie das, dass Sie öfter wegträumen, abwesend sind und immer wieder mit Ihren Gedanken abschweifen, wenn Ihnen jemand etwas erzählt? Sind Sie auch häufiger eher langsam und kommen morgens schwer in die Gänge? Sind Sie oft unsicher, ob Sie alles richtig gemacht haben und schämen Sie sich für Ihre Vergesslichkeit?**

Der Mischtyp

Im Erwachsenenalter ist der Mischtyp am häufigsten. Das bedeutet, dass von beiden ADHS-Typen Symptome vorhanden sind. Allerdings hat jeder ADHS-Betroffene eine besondere Ausprägung der Kernsymptome des ADHS. Der eine hat mehr Unaufmerksamkeit, der nächste mehr Impulsivität oder Desorganisation. Insofern ist jeder ADHS-Betroffene individuell und benötigt therapeutische Interventionen, die auf seine Problematik abgestimmt sind.

Was bedeutet eigentlich ADHS?

ADHS bedeutet Aufmerksamkeits-Defizit-Hyperaktivitätssyndrom. Eigentlich ist der Begriff nicht ganz richtig, denn nicht jeder ADHS-Betroffene hat auch eine Hyperaktivität. Wenn man nun ADHS des unaufmerksamen Typs beschrieben wollte, müsste man eigentlich sagen, dass ein Aufmerksamkeits-Defizit-Hyperaktivitätssyndrom ohne Hyperaktivität vorliegt. Ziemlich widersinnig, aber leider hat sich das so eingebürgert. Man müsste eigentlich als Oberbegriff ADS sagen, und ADHS ist eine Sonderform. Das nur zu Klarstellung.

Die einzelnen Kernsymptome

Alles gleichzeitig wahrnehmen

Wahrscheinlich waren ADHS-Betroffene früher für die Jagd und ihre Lebensbedingungen besonders gut gerüstet. Der ursprüngliche Jäger in Afrika lag wahrscheinlich tagelang auf der Lauer, um Antilopen zu jagen. Er musste seine Aufmerksamkeit wie ein Radarschirm auf alles gerichtet haben, und das kleinste Geräusch war wichtig und konnte für sein Überleben entscheidend sein. Er musste einfach alle Reize registrieren, auch das Knacken des Grashalms, der hinter ihm umgetreten wurde. Es konnte vielleicht eine Antilope oder ein Feind sein, der ihm nach dem Leben trachtet. Das ADHS-Gehirn nimmt Informationen anders auf als das Gehirn neurotypischer Menschen. Es ist genetisch so programmiert, dass jeder Reiz wichtig ist und alles gleichzeitig und gleich wichtig wahrgenommen wird. Wenn der Jäger eine Antilope ausgespäht hatte, war es notwendig, dass er sofort und gezielt handelte: Flucht oder Angriff lautete sein Überlebensprogramm. Wenn er eine Beute im Auge hatte, dann musste er darauf hyperfokussieren, denn oft bedeutete das, dass er dem Tier tagelang folgen musste, um es zu erlegen. Die kleinste Ablenkung hätte dazu führen können, dass er die Fährte verliert. Hyperfokus und »der Radarschirm überall« waren also wichtige Überlebensstrategien. Damals im dünn besiedelten Afrika war diese Art der Wahrnehmung und spontanen Reaktionen ein klarer Überlebensvorteil.

Heute sieht das etwas anders aus: In unserer reizüberfluteten Welt stellen eine derartige Reizoffenheit und diese feine Wahrnehmung von Sinneseindrücken oft eine Überforderung dar. So gibt es nicht nur eine Antilope, sondern ständig wechselnde Sinneseindrücke und Ereignisse und das ADHS-Gehirn ist schnell reizüberflutet, weil es viel zu viele Informationen aufnimmt. Der Jäger will eigentlich alle Antilopen jagen und so springt das Gehirn von einer vermeintlichen Antilope (heute Sinneseindrücke!) zur nächsten, ohne entscheiden zu können, ob etwas wichtig oder unwichtig ist. Das führt zu einer ständigen Ablenkbarkeit und Zerstreuung. Man kann auch sagen, dass das ADHS-Gehirn nur wenige Reizfilter hat, und deshalb gelangen einfach viel mehr Informationen auf die Gehirnfestplatte, die dann nicht sortiert und geordnet werden können. Es sind einfach zu viele und oft sogar unwichtige Reize, die alle ungefiltert, gleichzeitig und gleich als wichtig wahrgenommen werden.

→ **Kennen Sie das, dass Sie ständig von neuen Reizen abgelenkt werden? Fällt es Ihnen schwer, eine längere Zeit aufmerksam zu bleiben? Haben Sie viele Gedanken im Kopf, die hin und her springen?**

Der Hyperfokus

Wenn aber etwas als wirklich wichtig und fesselnd erkannt wird, dann entsteht eine Art Jagdfieber, nämlich eine Hyperfokussierung auf das interessante oder begehrte Objekt oder eine spannende Tätigkeit. Früher war das vielleicht eine Antilope, heute eher ein Gegenstand, den man käuflich erwerben kann, oder eine Tätigkeit, die einen ganz in Beschlag nimmt. Wenn dieser Hyperfokus auftritt, dann ist das wie ein Fernrohrblick, und man hat dann nur noch das Ziel im Auge. Alles andere wird dagegen unwichtig und auch soziale Beziehungen werden dann vernachlässigt. Das kann auch ein Videospiel sein oder eine spannende Serie oder ein Buch, wobei man ganz in die Geschichte abtauchen kann. Das kann im positiven Fall ein Flow-Erlebnis sein, in dem man völlig in einer Tätigkeit aufgeht und um sich herum alles vergisst. Es kann auch ein negativer Hyperfokus sein, wo man ständig über eine kritische Bemerkung nachdenken muss und gar nicht mehr von diesem Gedanken loskommt. Der Hyperfokus kann extrem kreativ sein und Höchstleistungen hervorbringen, aber auch enorm störend, wenn man sich stundenlang z. B. mit vermeintlichen Kränkungen beschäftigt. Oder man fängt an, über die eigenen Ungeschicklichkeiten zu grübeln. Ein hyperfokussierter Pickel kann dann zur Pestbeule in der eigenen Wahrnehmung werden und eine stundenlange Beschäftigung damit nach sich ziehen.

⟶ **Was haben Sie für Erfahrungen mit Ihrem Hyperfokus gemacht?**

Emotionale Dysregulation und Impulsivität

ADHS-Betroffene leiden unter schnellen Stimmungswechseln und gefühlsmäßigen Überreaktionen. Hiermit ist gemeint, dass die Betroffenen oft eine emotionale Achterbahn fahren von himmelhochjauchzend bis zu Tode betrübt. Sie leben quasi dauernd im Extremen. Auf kleinste äußere Begebenheiten reagieren sie emotional heftig, häufig auch überzogen. Da geht gerade die Welt unter, weil eine relativ harmlose Bemerkung eines Mitmenschen eine tiefe Kränkung verursacht oder wenn irgendetwas nicht funktioniert, kann ein ADHS-ler von jetzt auf gleich einen Wutanfall bekommen. Und fünf Minuten später kann die Welt schon wieder in Ordnung sein. Diese extrem schnellen Stimmungswechsel können Menschen mit ADHS, aber auch ihre Mitmenschen, sehr belasten. Für Betroffene ist das meist sehr anstrengend und für Angehörige ebenfalls, weil sie nie wissen, welche extremen Reaktionen quasi aus dem Nichts entstehen können. Das kann für alle ständiger Stress und Anspannung bedeuten.

Die Impulsivität ist ein weiteres Problem. ADHS-Betroffene handeln blitzschnell aus dem Bauch heraus, überschießend. »Erst gemacht, dann gedacht …« Es tut ihnen oft hinterher leid, dass sie wieder so extrem reagiert haben, aber sie bekommen in dem Augenblick ihre heftigen Gefühle nicht unter Kontrolle. Es sind die alten HB-Männchen, die Hitzeblitze, die Rumpelstilzchen, aber auch die Menschen mit den zwei Gesichtern, von denen man alles haben kann, wenn sie gut gelaunt sind, aber im nächsten Moment können sie feindselig und aggressiv sein und sich total gekränkt fühlen?[74]

⟶ **Kennen Sie das, dass für Sie schnell eine Situation zum Drama wird und Sie einfach viel zu heftig reagieren? Oder dass es Ihnen nachher leidtut, dass Sie Ihre Mitmenschen verletzt haben, weil es einfach so aus Ihnen herausgeplatzt ist? Oder dass Sie sich von etwas haben total begeistert lassen, ohne die Konsequenzen Ihrer Handlungen zu bedenken?**

ADHS bedeutet also oft ein extremes Gefühlsleben, oft im Ausnahmezustand, ganz oder gar nicht, schwarz oder weiß. Ein Mittelweg ist für ADHS-Betroffene oft nicht in ihrem Verhaltensrepertoire verankert. Frustrationen und Niederlagen werden nur schwer ausgehalten. So können ADHS-ler Feuer und Flamme sein und mit Begeisterung eine Tätigkeit anfangen, um bei der kleinsten auftretenden Schwierigkeit die Lust verlieren. Sie neigen dazu, Spaß zu suchen und es sich im Leben leicht zu machen. Das ist allerdings nicht die Erfolgsformel für das Bestehen von Examen, konstant guten Arbeitsleistungen oder stabilen Beziehungen.

Chaos, desorganisiertes Verhalten

Viele ADHS-ler sind sehr chaotisch und können nur schwer Ordnung halten, weil sie keine innere Struktur haben und nur schlecht planen können. ADHS-Betroffene haben wissenschaftlich nachgewiesen Probleme mit ihren Planungsfunktionen. Erinnern wir uns hier wieder an den Jäger. Der war Nomade und hatte wahrscheinlich nur ein paar Habseligkeiten wie Stricke, Pfeil und Bogen, die er auf der Jagd und Wanderschaft leicht transportieren konnte. Er musste nichts aufräumen, weil er nichts besessen hat. Heute im Kulturmodus hat sich unsere Welt dramatisch gewandelt. Überall Konsum und geweckte Begehrlichkeiten für Gegenstände, die sich in der Wohnung ansammeln, dazu eine schnelle Multitasking-Welt, die Überblick, Entscheidungen und Ordnung jedem von uns abverlangt.

⟶ **Kennen Sie das, dass Sie schnell chaotisch werden und immer wieder gegen Ihr eigenes Chaos ankämpfen müssen? Haben Sie Probleme damit, etwas wegzuwerfen? Haben Sie öfter gestapelte Häufchen, die Sie nicht verarbeitet bekommen?**

Das Chaos in der Umgebung gleich sich ab mit dem inneren erlebten Chaos auf der Gehirnfestplatte. Wenn zu viel Unordnung in der Umgebung vorhanden ist, werden wichtige Sachen nicht gefunden und der Überblick verloren.

Aber viele ADHS-Betroffene können auch Perfektion! Wenn sie dann anfangen aufzuräumen, dann machen sie das perfekt; z.B., wenn schon Aufräumen, dann alles, und so werden dann Kleiderschränke neu sortiert und Ordnungssysteme angeschafft, die schnell wieder vergessen werden.

ADHS-Betroffene haben oft auch Probleme damit zuverlässig und vollständig zu arbeiten, rechtzeitig anzufangen und Vereinbarungen einzuhalten.

⟶ **Was davon kennen Sie?**

Schwierigkeiten mit Mitmenschen und am Arbeitsplatz

Impulsivität und desorganisiertes Verhalten können erhebliche Probleme in sozialen Beziehungen und am Arbeitsplatz bedingen. Oft fühlen sich ADHS-Betroffene ungerecht behandelt, weil sie Kritik schnell als Angriff und Vorwurf erleben. Sie haben oft wenig Zugang zu ihrem schwierigen Arbeitsverhalten. Auch Angehörige stellt das oft vor Probleme, weil diese Schwierigkeiten damit haben, mit den täglichen Stimmungsschwankungen und dem Chaos umzugehen. Es zeigt sich eine Vervierfachung der Scheidungsrate, wenn ein Familienmitglied von ADHS betroffen ist. Und ADHS tritt auf Grund der Erblichkeit häufiger in der Herkunftsfamilie auf. Je mehr Familienmitglieder betroffen sind, desto stärker können die ADHS-Symptome zu Tage treten, weil man sich gegenseitig triggert.

Schnelle Erschöpfung und Motivationsstörung

ADHS zu haben ist anstrengend, weil es viel Kraft kostet, sich zu konzentrieren, in die Gänge zu kommen, die eigenen Gefühle zu regulieren und die innere Unruhe nach außen nicht sichtbar werden zu lassen.

⟶ **Kennen Sie das, dass Sie schon öfter an sich gezweifelt haben, weil Sie das Gefühl haben, viel mehr Kraftanstrengungen aufbringen zu müssen als andere Menschen? Und fühlen Sie sich häufiger nach getaner Arbeit abends total erschöpft?**

Selbstzweifel und mangelndes Selbstwertgefühl

ADHS-Betroffene haben oft schon mehr Misserfolge in ihrer Kindheit als neurotypische Menschen erlebt. Häufig sind bereits die Familien sehr problematisch, weil sie ebenfalls von ADHS betroffen sein können. Kinder haben nicht selten schon früh die Erfahrung machen müssen, dass sie sich den Schulstoff nicht merken konnten oder aber der gelernte Stoff nicht abrufbar war. Wenn sie auch noch hyperaktiv agiert haben, dann machen sie oft die Erfahrung, ausgegrenzt und missachtet zu werden. Es kann sein, dass sie sich dumm, ungeliebt und böse gefühlt haben. Das sind Erfahrungen, die das Selbstwertgefühl stark beschädigen.

⟶ **Welche Erfahrungen haben Sie in dieser Hinsicht gemacht?**

Hohe Unfallrate und die Suche nach dem Kick

ADHS-Betroffene haben eine viermal höhere Unfallrate. Sie suchen oft die Gefahr, weil ihnen langweilig ist und sie einen Kick brauchen, um sich zu stimulieren. Wegen der Konzentrationsschwierigkeiten zeigt sich auch eine höhere Unfallrate.

Schlechtes Zeitmanagement

ADHS-Betroffene haben oft ein schlechtes Zeitgefühl, Sie können die Zeit nicht zuverlässig einschätzen und einordnen. Mal ist die Zeit endlos gedehnt, dann wieder vergeht sie wie im Fluge. Das ist auch der Grund, warum sich ADHS-Betroffene oft verspäten. Zeit kann nicht zuverlässig erfasst und genutzt werden.

→ **Wer kennt das von den Gruppenmitgliedern? Es ist sehr hilfreich, wenn die Gruppe hier ihre eigenen Erfahrungen zusammenträgt.**

Zusammenfassung

ADHS ist ein Syndrom, d. h., dass viele Symptome zu ADHS gehören. Wie ausgeprägt jedes einzelne Symptom ist, das ist höchst individuell. ADHS ist eine Spektrumerkrankung. In einer leichten Form ist es einfach nur eine Besonderheit und nicht behandlungsbedürftig. In einer ausgeprägten Form kann ADHS ein schweres Krankheitsbild sein bis hin zu Berufsunfähigkeit, und es können noch viele Begleiterkrankungen hinzukommen.

Zusammenfassend kann man sagen, dass ADHS-Betroffene Probleme in den folgenden Bereichen zeigen:

- Selbstorganisation, Selbstkontrolle
- Zeitmanagement
- Finanzmanagement (auch dafür braucht es Planung)
- Beziehungsgestaltung, Kommunikation
- Arbeitsorganisation
- Teamfähigkeit, soziale Kompetenz
- Kindererziehung
- Straßenverkehr, Unfälle

ADHS-Diagnostik

Es ist wichtig, dass ADHS richtig erkannt und behandelt wird. ADHS braucht eine störungsspezifische Behandlung, denn ADHS-Betroffene haben oft andere Probleme als neurotypische Menschen. Wichtig ist, dass die Kernsymptome der ADHS schon in der Kindheit vorhanden waren. Man muss das aber genau erfragen und auch anhand der Schulzeugnisse oder Befragung der Eltern versuchen herauszufinden, ob die Störung bereits im Kindesalter nachweisbar war. Es gibt kein erworbenes ADHS! Natürlich zeigt jeder Symptome eines ADHS, aber es geht darum festzustellen, ob die Patienten die Kriterien dieses komplexen Syndroms zu großen Teilen und im ganzen Verlauf des Lebens erfüllen und es dadurch zu erheblichen Beeinträchtigungen kommt.

ADHS wird nicht verursacht durch Psychotraumen oder Erziehungsfehler. Mütter von ADHS-Kinder sind oft zu Unrecht für die Probleme ihrer Kinder verantwortlich gemacht worden. Es gibt viele Eltern, die sich mit großem Einsatz für die Entwicklung ihrer ADHS-Kinder engagiert haben, aber dies geht meist nicht ohne heftige Auseinandersetzungen und Kampf. Wenn die Eltern ebenfalls von ADHS betroffen sind, fällt es ihnen oft besonders schwer, ihren Kindern Struktur zu geben und sie klar und konsequent zu erziehen. ADHS kann allerdings durch günstige Faktoren beeinflusst werden. Hierzu zählen engagierte Eltern oder Ehepartner, die sich intensiv mit dem Krankheitsbild auseinandersetzen, die Stabilität geben, berechenbar und geduldig sind und Ressourcen haben, um den Betroffenen zu unterstützen. Ungünstige soziale Faktoren sind schwieriges Milieu, überforderte, impulsive Eltern oder Lebenspartner, Arbeitslosigkeit und Sucht in der Familie.

Und noch ganz wichtig: Kein Test kann ADHS beweisen. Es gibt keinen Bluttest und kein bildgebendes Verfahren und kein EEG, die ADHS beweisen können. ADHS ist immer eine klinische Diagnose, die gestellt wird anhand der Kernsymptome und von ADHS-Symptomen, die sich schon in der Kindheit gezeigt haben sollten.

Die positiven Seiten der ADHS

→ **Eventuell hier wieder eine Runde zum Thema machen und dann ergänzen. Was sehen Sie bei sich als positive Eigenschaften Ihrer besonderen Art zu sein?**

ADHS-Betroffene haben ein anderes Stärke- und Schwächeprofil als andere Menschen. Mit ihrer Neurodiversität verfügen sie andererseits über große Stärken, und es ist wichtig für ADHS-ler, dass sie diese kennen und nutzen können.

Kreativität und Originalität

ADHS-Betroffene nehmen mehr und anders wahr, und genau das befähigt sie auch zu ungewöhnlichen Lösungen. Ihre sprunghafte und reizoffene Wahrnehmung kann sie sehr originell und kreativ machen.

Der Hyperfokus

Der Hyperfokus ist ein ganz spezieller Zustand höchster Konzentration und kann eine Superkraft sein und einen Flow auslösen. Dann geht alles leicht und fließend, und es können tolle Leistungen erbracht werden. Man kann den Hyperfokus trainieren, aber meist kommt er spontan und unerwartet. Der Hyperfokus entsteht am ehesten, wenn etwas spannend und interessant ist. Mit dem Hyperfokus können ADHS-Betroffene oft Berge versetzen und völlig konzentriert sein. Der Hyperfokus kann zu enormen Leistungen befähigen. Betroffene können lernen, ihn zu erkennen und zu nützen.

Das Stehaufmännchen-Gen

ADHS-ler können zwar öfter scheitern, aber sie haben auch eine enorme Fähigkeit, wieder wie Phönix aus der Asche aufzustehen und neu anzufangen. Menschen mit ADHS haben zwar meist keine gradlinigen Lebensverläufe, dafür aber verhaltensoriginelle und kreative. ADHS-Betroffene finden oft erstaunliche Lösungen, auf die neurotypische Menschen gar nicht kommen würden. Sie können dabei sehr flexibel und anpassungsfähig sein.

Oft großes Engagement für andere

Viele Menschen mit ADHS sind sehr engagiert, mitfühlend und selbstlos und kämpfen für Gerechtigkeit. Sie pochen auf Fairness und sie können an Ungerechtigkeiten verzweifeln oder sich wütend dagegen auflehnen. Sie können einen selbstlosen Kampf für Gerechtigkeit führen und mutig für ihre Meinungen eintreten. Mit ihrer Umtriebigkeit und Sprunghaftigkeit können sie sehr originell sein und ihre Mitmenschen durch verrückte, aber geniale Einfälle verblüffen. Sie können Stimmungskanonen sein und wirklich witzig und spritzig mit Einfällen, auf die sonst niemand kommt. Mit ADHS-lern wird es nicht langweilig, weil sie vor allem Langeweile vermeiden, nichts ist schlimmer für sie als monotone und langweilige Arbeiten und Situationen. Sie sind oft sehr unterstützend und bereit zu helfen, und ihre Leidenschaft, sofern sie für eine Sache brennen, kann beeindruckend sein. ADHS-Betroffene haben große Stärken und ein enormes Potential. Sie sind sehr originelle, kreative Menschen, die einen anderen Blick auf die Welt haben und spontan mit großem Einsatz handeln. Unsere Welt wäre ohne ADHS-ler ärmer, denn sie bereichern uns mit ihren kreativen Ideen, ihrer Verhaltensoriginalität und ihrer Unbeugsamkeit, wenn sie von etwas überzeugt sind. Anderssein als neurotypische Menschen bedeutet auch Vielfalt und trägt zu Veränderung und Entwicklung der Menschheit bei. Es gibt viele erfolgreiche Menschen, die ADHS ohne Krankheitswert haben, als Normvariante im Sinne einer »bestimmten Art zu sein« haben. Wichtig ist es für ADHS-Betroffene, den richtigen Platz zu finden, wo sie mit ihrer »besonderen Art zu sein« ihre Stärken nutzen können und wo ihre Schwachstellen wie Selbstorganisation nicht so im Vordergrund stehen. Als Journalisten, Schauspieler, Künstler finden wir sie häufig als high-functioning ADHS-Betroffene, die sehr erfolgreich sein können. Der gleiche ADHS-ler kann andererseits in einem Job als Sachbearbeiter kläglich scheitern, weil da Eigenschaften wie Ordnungssinn und Gründlichkeit von ihm gefordert werden, die nicht zu seinen Kernkompetenzen gehören. Die Herausforderung besteht für ADHS-ler immer darin, den Platz zu finden, an dem sie so sein können und damit Anerkennung und Wertschätzung erfahren. Natürlich ist es wichtig, einen Partner zu finden, der die ADHS-Eigenschaften schätzen und lieben kann. ADHS-Betroffene haben also ein besonderes Stärke- und Schwächeprofil, und damit werden wir uns im weiteren Kursverlauf eingehender beschäftigen.

Wie entsteht nun ADHS?

Zu einem großen Prozentsatz ist ADHS erblich. Aber wie können Mediziner das beweisen? Den sichersten Nachweis für die Erblichkeit können Wissenschaftler mit Hilfe der Zwillingsforschung erbringen. Eineiige Zwillinge haben ein fast identisches Erbgut, während zweieiige Zwillinge unterschiedliches Erbgut aufweisen, so wie es auch bei Geschwistern unterschiedlichen Alters üblich ist. Man geht davon aus, dass eineiige wie zweieiige Zwillinge unter relativ gleichen Bedingungen aufwachsen. Die Ergebnisse zeigen, dass bei eineiigen Zwillingen, also die mit dem gleichen Erbgut, in über 80 % der Fälle beide ein ADHS entwickeln. Die zweieiigen Zwillinge, die erblich nur wie Geschwister verwandt sind, entwickeln nur in 28 % der Fälle gemeinsam ein ADHS. Das bedeutet, dass bei gleichem Erbgut die Wahrscheinlichkeit, ein ADHS zu entwickeln, um den Faktor zwei bis drei steigt.

Aber wie das nun mit dem ADHS im Laufe der Entwicklung weitergeht, das ist auch von vielen Umweltfaktoren und der persönlichen Entwicklung abhängig. Der Mensch wird durch sein Erbgut, seine Umwelt und seine persönlichen Erfahrungen geprägt. Man ist als Persönlichkeit ja nicht nur ADHS-ler, sondern das eigene Temperament, die Lernfähigkeit, die Intelligenz und viele Lebensereignisse nehmen ebenfalls Einfluss auf die Entwicklung einer Persönlichkeit. Natürlich spielt auch das Umfeld, in der man aufwächst, eine große Rolle. Erlebt man viel Unterstützung und Förderung im Elternhaus? Gibt es Verständnis für das ADHS-bedingte Anderssein? Gibt es genug sportliche Betätigung oder eine Gemeinschaft oder einen Verein, wo man Zugehörigkeit und Erfolg erleben kann? Ein stützendes, liebevolles, aber klar strukturierendes Elternhaus kann viele ADHS-Probleme besser handhaben als Eltern, die selbst überfordert und vielleicht selbst von ADHS betroffen sind. Es spielt eine Rolle, ob man in beengten Räumlichkeiten wohnt und/oder finanziell eher knapp gestellt ist. Eine Großfamilie hat mehr Ressourcen als eine alleinerziehende überforderte Mutter. Es spielt auch eine Rolle, ob es genügend Platz und Auslauf gibt. Wir wissen, dass es ADHS-lern auf dem Land besser ergeht, weil dort weniger Reizüberflutung, mehr Bewegung und mehr soziales Miteinander gegeben sind. Allgemein kann man sagen, dass ADHS-Betroffene mehr Probleme haben, wenn sie weniger Halt und Struktur in ihrer Familie erleben und sie sich selbst stärker überlassen sind. ADHS-Kinder können sich selbst schwer steuern, und wenn es nur wenige Regeln gibt und man ihnen nichts abverlangt, dann besteht die Gefahr, dass sie gar nichts machen, passiv bleiben und ihre Zeit vor dem Bildschirm vernichten.

Es gibt allerdings noch andere Risikofaktoren für ADHS. Das sind Drogenabhängigkeit, Zigaretten- und Alkoholkonsum während der Schwangerschaft der Mutter. Auch Früh- und Mangelgeburten bergen ein höheres Risiko für die Entwicklung einer ADHS.

Es gibt viele Theorien zur Entstehung der ADHS, die noch weiterer Bestätigung bedürfen. Sicher ist heute, dass das ADHS eine Störung bzw. eine Normvariante des Frontalhirns darstellt. Das Frontalhirn ist zuständig für die Verhaltensregulierung, also Selbstkontrolle, aber auch für Entscheidungen, Auswertung von Erfahrungen und für die gesamte Steuerung des Organismus. Das Frontalhirn steuert die Informationsverarbeitung all der Millionen Reize, die jede Sekunde auf uns einströmen. Um nicht von all dieser Reizüberflutung überwältigt zu werden, müssen Reize sortiert und bezüglich Dringlichkeit und Gefahr bewertet werden. Wenn aber zu viele Reize aufgenommen werden, dann springen die Gedanken, und Betroffene werden durch jeden neuen Reiz erneut abgelenkt. Diese ständigen Ablenkungen können sowohl äußere Reize sein wie auch Gedanken, die im Kopf entstehen. Oft bemerken ADHS-Betroffene das erst an einem nebeligen Gefühl im Kopf: Brainfog oder Gehirnnebel, der dazu führt, dass man keinen klaren Gedanken mehr fassen kann. Der Gedankennebel verhindert einen Überblick und ein klares Sehen, Erkennen und Auswerten der aktuellen Situation, und die eigenen Handlungen können dann oft nicht passgenau auf die aktuelle Situation abgestimmt werden. Wenn man selbst im Nebel steht, dann findet man schwer seine Ziele oder eine Richtung. Stattdessen entsteht dann ein diffuses Bild der aktuellen Situation, vergleichbar mit dem Blick durch eine Brille, die unscharf eingestellt ist. Leider wird unsere Welt ständiger schneller, und es gibt immer mehr Ablenkungsmöglichkeiten. Social Media und die ständige Verführung durch neue Informationen verstärken diese erhöhte Ablenkbarkeit. Das tun sie zwar bei jedem Menschen, aber bei ADHS-lern ganz besonders.

ADHS-Betroffene haben außerdem eine Störung der Impulskontrolle und der Verhaltensregulierung, die ebenfalls vom Frontalhirn gesteuert wird.

Das ist gemeint mit der scharf gestellten Alarmanlage: Das Verhalten der Mitmenschen und ihre Gefühle werden oft viel heftiger erlebt als es ursprünglich beabsichtigt war. Daraus entsteht dann öfter eine überschießende Reaktion auf Seiten der ADHS-Betroffenen, die sich schnell angegriffen und schneller gekränkt und verletzt fühlen. So, wie Reize ungefiltert auf den ADHS-Betroffene einstürzen, so ungefiltert können sie auch ihre Gefühle äußern, oft zu heftig und ohne Beachtung, wie das bei ihren Mitmenschen ankommt. Das kann zu unnötigen Irritationen und Verletzungen anderer führen, weil eine angemessene Verhaltensregulierung nicht ausreichend erfolgt. Einfach gesagt, fehlt bei ADHS-lern öfter die Handbremse, um sich herunterzufahren und das eigene Fühlen und Verhalten angemessen zu steuern. ADHS-ler sind öfter ein bisschen drüber und emotional überschießend.

Menschen mit ADHS haben auch Probleme, ihre Motivation über einen längeren Zeitraum hinweg aufrecht zu erhalten. Sie haben, wie gesagt, Probleme mit ihrer Aufmerksamkeit, vor allem damit, Reize zu filtern und Informationen zu verarbeiten. Es gelingt ihnen nur schwerlich, über einen längeren Zeitraum die Aufmerksamkeit aufrecht zu erhalten, die Aufmerksamkeit zu teilen, andere wichtige Dinge gleichzeitig wahrzunehmen wie auch solche Informationen zu unterdrücken, die in diesem Moment unwichtig sind. Ferner scheint es schwieriger zu sein, Informationen vom Kurzzeitgedächtnis in das Langzeitgedächtnis zu transferieren. Der Arbeitsspeicher scheint insgesamt kleiner zu sein, und daher ist der ADHS-Betroffene auf gute Lernstrategien angewiesen, auf Verlagerung seines kleinen Arbeitsspeichers auf Zettel bzw. auf viele Lernwiederholungen, damit der Lerninhalt dauerhaft gespeichert werden kann.

Neurobiologisch kann man nachweisen, dass der Botenstoff Dopamin zu schnell abgebaut wird. Dopamin ist in unserem Gehirn zuständig für Motivation und Konzentration. Wenn nun zu wenig Dopamin im Gehirn vorhanden ist, dann sind die Netzwerke der Motivation und Konzentration nicht gut verschaltet. Deshalb besteht die Behandlungsempfehlung, bei ADHS zuerst den Botenstoff Dopamin hoch zu regulieren. Das ist ganz ähnlich wie bei Diabetes. Da produziert die Bauchspeicheldrüse zu wenig Insulin, und man muss das Insulin mit Hilfe einer Spritze oder medikamentös erhöhen. Bei ADHS erhöht man den Dopaminspiegel mit Methylphenidat oder Dexamfetamin. Damit verschalten sich die Netzwerke der Aufmerksamkeit und Konzentration im Gehirn besser, und das Gehirn arbeitet funktionaler.

4.2 Achtsamkeit und Bewusstheit – Strategien gegen Ablenkbarkeit aufbauen

→ **Es ist hilfreich vor jeder Sitzung noch einmal die Fragen aus der letzten Sitzung zu behandeln. Gerade die erste Sitzung beinhaltet viele Informationen, und es ist gut, wenn sich Gruppenmitglieder noch einmal darüber austauschen und Fragen stellen können.**

Ablenkbarkeit und Konzentrationsstörungen sind das Gegenteil von Bewusstheit und Achtsamkeit. Der Buddhismus hat seit Jahrtausenden Techniken entwickelt, wie Menschen mehr Bewusstheit und Achtsamkeit praktizieren können, hierzu nur ein paar Beispiele:

- Achtsame Meditation (engl. mindfulness meditation) z. B. mit einem Mantra
- Yoga
- Achtsamkeitsbasierte Stressreduktion (engl. mindfulness-based stress reduction, MBSR)

Eine Hilfe gegen Zerstreutheit und Ablenkbarkeit ist das Erlernen von Achtsamkeit. Das bedeutet zu lernen, ganz im Hier und Jetzt zu sein und Gedanken nicht abschweifen zu lassen. Genau das ist für ADHS-Betroffene oft schwer, weil sie nach ständiger Action suchen, nach Zerstreuung und Ablenkung. Oft erleben sie Langeweile als etwas Bedrohliches. Aber immer Action ist Stress und Anspannung, und es kann dann immer schwieriger werden, abends zu entspannen und abzuschalten.

> Achtsamkeit bedeutet: in Ruhe die eigenen Gedanken, Gefühle, Sinneswahrnehmungen beobachten und sie einfach wahrzunehmen, ohne sie zu bewerten.

Achtsamkeit führt zu einer Stressverminderung und das genau ist für ADHS-Betroffene wichtig, weil sie durch ihre Reizoffenheit, ihre Getriebenheit und ihre ständigen Stimmungsschwankungen oft stark gestresst werden. Mit Hilfe von Achtsamkeit kann man lernen, sich selbst besser wahrzunehmen und die eigenen Gefühle besser zu regulieren.

ADHS-ler neigen ja zu Extremen und sie haben oft kein Gefühl dafür, was eigentlich eine angemessene Reaktion wäre. Achtsamkeit hilft, einen Entspannungsmodus zu finden, den man gezielt abrufen und einsetzen kann. Damit kann Stress vermieden werden, und das kann sich sogar auf körperliche Symptome auswirken. Entspannung kann z. B. helfen, hohen Blutdruck zu vermindern oder Essattacken zu reduzieren.

> Achtsamkeit ist eine zentrale Therapiesäule bei der Behandlung der ADHS.

Den Alltag bewusst wahrnehmen

Um Achtsamkeit zu praktizieren ist es wichtig bewusst wahrzunehmen, was gerade in diesem Moment passiert.

Sie sollten sich klarmachen, dass Bewusstheit der Schlüssel für Veränderung ist, denn nur wenn ich weiß, wie ich gerade fühle, denke oder handele, kann ich diesen Moment nutzen, um mein Denken, Fühlen und Handeln zu verändern. Der einzige Moment, in dem ich in mein Leben eingreifen kann, ist das Hier und Jetzt. Es ist also wichtig, meine Energie und meine Wahrnehmung genau in diesen Moment zu bringen. Dinge, die bereits geschehen sind, und meine Reaktionen von vorhin lassen sich nicht mehr ändern. Ich kann zwar etwas aus diesen Situationen lernen, aber ich kann die Vergangenheit nicht ungeschehen machen. Was in der Zukunft liegt, lässt sich nur erahnen, und es kommt meist anders als man denkt. Nur der Moment des Hier und Jetzt gibt mir die Handlungsfreiheit, mein Leben zu entwerfen und es bewusst zu gestalten. Deshalb ist es gut, Techniken zu lernen, die mein Bewusstsein im Hier und Jetzt fördern.

→ **Übung 1**

Es ist hilfreich, einen äußeren Beobachter zu entwickeln. Er ist Ihr Hilfs-Ich, mit dem Sie sich ohne Bewertung besser wahrnehmen können. Stellen Sie sich einfach vor, dass dieses Hilfs-Ich ein Video über Sie dreht und auch das erfasst, was Sie gerade denken, wie Sie gerade fühlen und wie Sie gerade handeln.

Dieses Hilfs-Ich filmt das einfach nur und nimmt es wahr. Stellen Sie sich vor, dass dieses Hilfs-Ich eine neutrale Person ist, die nicht wie Sie heftig reagiert und von Gefühlen überwältigt wird, sondern die cool bleibt und sich die Situation mit Gelassenheit anschaut. Sie registriert einfach nur, was in diesem Moment passiert.
Hierzu eine Runde machen, am besten mit geschlossenen Augen:
Was tue ich gerade?
Was denke ich gerade?
Was fühle ich gerade
Was will ich gerade?

Sie können das weiter üben, indem Sie sich mehrmals am Tag einfach für 2–5 Minuten stoppen. Einfach anhalten und die Scheinwerfer der Aufmerksamkeit statt nach außen nach innen richten. Diese Zeit sollten Sie es sich wert sein. Es ist wichtig, das eigene Denken, Fühlen und Erleben klar wahrzunehmen und damit mehr Kontrolle über das eigene Handeln zu bekommen, weil Sie mit Zeit und Bewusstheit Ihre Reaktionen besser steuern können. Nicht »Ich bin mein Gefühl und muss es ungefiltert in die Welt schleudern«, sondern »Ich bin mir meines Gefühls bewusst, nehme es an und entscheide, was ich mit diesem Gefühl mache«. Das schafft Gefühlskontrolle und gibt Ihnen Handlungsfreiheit und die Zeit, Ihre Handlungen bewusst abzuwägen. Es geht um bewusste Wahrnehmung mit der Möglichkeit, zielgerichtet und sozialverträglich zu handeln, statt sich gefühlsmäßig triggern zu lassen und überzureagieren. Ziel ist es: ADHS zu beherrschen statt von ADHS beherrscht zu werden.

Übung 2

Es geht darum, Gefühle und Gedanken achtsam wahrzunehmen und zu beschreiben. Stellen Sie sich vor, dass Sie Ihren Geist beim Denken beobachten. Nehmen Sie einfach nur wahr, was Sie gerade denken, und versuchen Sie, es nicht zu bewerten. Schauen Sie sich dabei zu, wie Ihre Gedanken springen und wohin. Versuchen Sie wahrzunehmen, wie Sie gerade jetzt in diesem Moment auf dem Stuhl sitzen, wie sich Ihr Körper anfühlt. Wo spüren Sie Verspannungen, Schmerz oder Unwohlsein? Welche Körperregion fühlt sich angenehm an? Versuchen Sie wie ein Detektiv herauszufinden, wie Sie sich gerade fühlen, und nehmen Sie dies einfach nur wahr und bewerten Sie es nicht. »Aha, ich fühle Trauer und Wut«. Oder: »Das ist Trauer und das ist Schmerz, so fühlt sich das an und so nehme ich dieses Gefühl in meinem Körper wahr. Ich spüre Anspannung und Nervosität, meine Halsmuskeln sind verkrampft, ich habe Kopfschmerzen

und einen Kloß im Hals. Ich möchte gerne etwas sagen, aber ich weiß nicht, ob ich es richtig rüberbringe. Ich fühle mich unverstanden und missachtet, und ich möchte die Gelegenheit bekommen, meine Sichtweise auszuführen …«
Am besten danach eine Runde machen und fragen, wie das die Teilnehmer erlebt haben.

Gefühle zu haben bedeutet nicht, dass Sie sie ausdrücken und sich abreagieren müssen. Zunächst ist es wichtig, die eigenen Gefühle achtsam wahrzunehmen. Dann können Sie selbst entscheiden, was Sie mit Ihren Gefühlen machen wollen.

Übungen für zuhause
Man kann Achtsamkeit im Alltag sehr gut praktizieren, indem man z. B. ganz bewusst die Küche aufräumt und dabei versucht, die eigenen Gedanken von der aktuellen Tätigkeit nicht abschweifen zu lassen. Es ist oft wirklich eine Herausforderung, konzentriert nur abzuspülen und nicht ständig Gedanken nebenher zu haben.

Sie können auch damit üben, Achtsamkeitsspaziergänge zu machen. Hier gilt es, nur Ihre Umgebung wahrzunehmen, die Blumen am Wegesrand, die Menschen, die ihnen begegnen, die Formation der Wolken. Sie werden damit eine andere Art von Wahrnehmung erleben, jenseits von Grübeln.

Versuchen Sie, öfter innezuhalten und Ihrem Hilf-Ich Raum zu geben, zu erspüren, was Sie gerade denken, fühlen und wollen.

Wenn Sie nicht mehr weiterwissen und es droht, dass Sie die Kontrolle verlieren, sagen Sie sich »Stopp« und versuchen Sie, Ihre Gefühle zu beschreiben. ohne zu werten.

Versuchen Sie, für sich selbst die Situation zu beschreiben und sich selbst zuzuschauen, statt zu handeln.

Konzentrationsstörung und Ablenkbarkeit

Das sind beide Kernsymptome der ADHS, und diese sind ziemlich genau das Gegenteil von Achtsamkeit. Unsere Welt ist voller Ablenkungen, Reizüberflutung und Aufmerksamkeitsfallen. ADHS-Betroffene haben Probleme damit, den Scheinwerfer der Aufmerksamkeit und Konzentration längere Zeit auf etwas zu richten und konzentriert bis zum Abschluss einer Tätigkeit bei der Sache zu bleiben. Der Scheinwerfer verstellt sich bei der kleinsten Ablenkung sofort in Richtung der Störquelle oder eines neuen Reizes. Viele ADHS-ler merken oft gar nicht, wenn sich der Scheinwerfer schon wieder mit einem neuen Reiz beschäftigt, weil sie es nicht anders kennen, denn es war bei ihnen schon immer so. Wenn aber der Scheinwerfer der Aufmerksamkeit sich immer wieder unmerklich verstellt, besonders dann, wenn viele Reize und Störquellen vorhanden sind, dann kann der aktuelle Arbeitsvorgang nicht stringent und konzentriert bearbeitet werden. Aufgaben werden in der Folge dauernd unterbrochen, und man arbeitet sprunghaft, oberflächlich und mit vielen Flüchtigkeitsfehlern, weil man nicht bei der Sache ist. Schon die kleinste Störquelle kann zu einer Ablenkung führen und das besonders schnell, wenn es sich um eine monotone und langweilige Tätigkeit handelt.

Aufmerksamkeitsfallen und Hilfsmöglichkeiten

→ **Frage in die Runde: Wovon lassen Sie sich im Alltag am meisten ablenken?**

Aufmerksamkeitsfallen sind die Stolpersteine der ADHS-ler. Es ist oft tragisch und vor allem völlig unnötig, dass ADHS-ler an den Kleinigkeiten des Lebens scheitern, weil sie schlecht organisiert sind und immer wieder Aufgaben vergessen, zu spät anfangen oder sie nicht fertig werden. Diese ständigen Ablenkungen können zu einer enormen Vergesslichkeit und Schusseligkeit führen. Wenn viele Gedanken hin und her springen und ständige Ablenkungen den Fokus weg von der eigentlichen Aufgabe bringen, dann bekommen viele Menschen mit ADHS das Gefühl, nicht mehr klar denken zu können (Gedankennebel) oder ein nicht funktionierendes Gehirn zu haben. Manche ADHS-Betroffenen wähnen sich dümmer als andere, weil sie selbst einfache Aufgaben nicht erledigen können. Das kann stark verunsichern und das Selbstwertgefühl massiv erschüttern. Es ist deshalb wichtig, diese Aufmerksamkeitsfallen zu erkennen und Strategien zu entwickeln, um sie zu vermeiden.

→ **Was lenkt Sie alles ab und was hilft dagegen? Runde dazu machen.**

- **Ablenker**: Eigentlich alles, aber besonders Handys, denn sie sind der größte Dekonzentrierer. Aber auch laufende Fernseher, Musik, Straßenlärm etc. schaffen dauernde Ablenkung. Wichtig ist es, für eine Reizabschirmung zu sorgen. Auch unaufgeräumte Schreibtische lenken Sie ab, weil alles, was auf der Tischplatte liegt, kann schon wieder Assoziationen und damit Gedanken-drifting auslösen. Wichtig ist es, Ablenker zu reduzieren!
- **Ohrstöpsel** oder noise cancelling helfen, die akustischen Reize zu reduzieren und damit akustische Reizfilter zu schaffen. Wenn man schon keine guten Reizfilter hat, dann kann man wenigstens künstliche benutzen!
- **Störungsfreie Räume** können z. B. Bibliotheken sein, hier sollten Sie mit dem Rücken zum Eingang sitzen und Ihren Blick in eine Richtung lenken, wo nicht viel passiert.

Solche störungsfreien Räume haben den Vorteil, dass man sich nicht dauernd ablenken kann und es schwieriger ist, aufzustehen und sich abzulenken.

- **Sich auf eine bestimmte Zeit verpflichten**: Es ist oft hilfreich, sich selbst zu verpflichten, mindestens eine halbe Stunde sitzen zu bleiben, also nicht aufs Klo gehen, Espresso trinken, Mails checken, Sonderangebote sichten oder WhatsApp-Nachrichten zu beantworten. Das hat den Vorteil, dass man zu sich selbst sagen kann, nur eine halbe Stunde ...
- **Ziel definieren:** Es hilft, sich laut vorzusagen, an welcher Aufgabe man arbeiten möchte und dieses Thema sich z. B. auf einen Post-it Zettel auf den Bildschirm zu schreiben. ADHS-Betroffene vergessen leider sehr schnell, an was sie arbeiten wollen. Sie verlieren dann ihr Ziel aus den Augen und landen dann im Nirgendwo. Deshalb hilft es, immer wieder auf den Zettel zu schauen und sich dann zu erinnern, welche Arbeitsaufgabe man gerade für sich definiert hat. Man kann sich auch mit einem Timer alle 30 Minuten einen Ton einstellen. Wenn dieser Ton ertönt, dann schauen Sie nach, ob Sie noch bei Ihrer Aufgabe sind. Selbstkontrolltechniken helfen!
- **Aufgaben in Teilschritte zerlegen**: Es ist auch sinnvoll, Arbeiten in kleine Abschnitte aufzuteilen, z. B. in 30-Minuten-Abschnitte. Wir nennen diese Methode: Pomodoro-Technik. Nach 30 Minuten eine kurze Pause machen, aber nichts anfangen, was längere Zeit benötigt, also keine Videospiele und kein Social Media, dann die nächste 30 Minuten Session und nach ca. eineinhalb Stunden eine längere Pause machen und sich mit etwas Nettem belohnen. Das schult die Selbstdisziplin.
- **Erreichbare Ziele:** Man sollte sich nicht zu viel vornehmen, denn die Gefahr ist sonst groß, dass man erst gar nicht anfängt. Wenn man das Gefühl hat, dass das Ziel nur mit großen Mühen erreichbar ist, dann erlahmen alle Lebensgeister. ADHS-Betroffene suchen mehr als andere nach Spaß und Abwechslung, und wenn eine Tätigkeit absehbar mit Schwierigkeiten und einer langen Dauer verbunden ist, dann entwickelt das ADHS-Gehirn eine Aversion, und Betroffene können sich dann zu gar nichts aufraffen. Statt die Latte zu hoch zu hängen, sollte man sich erreichbare Ziele setzen und realistische Erwartungen an sich selbst entwickeln.
- **Veränderungen gelingen mit: »Immer öfter schaffe ich das!«** Gute Gewohnheiten lassen sich nicht mit einem Lichtschalter einschalten und das Licht brennt für immer. Eine realistische Erwartung an sich selbst wäre: Immer öfter schaffe ich es rechtzeitig, mit meinen Arbeiten anzufangen etc. Nur so entsteht Veränderung! Stellen Sie sich dabei eine zu hohe Treppenstufe vor, die Sie nicht nehmen können, weil der Abstand zur nächsten Stufe zu groß ist. Versuchen Sie, diese zu großen Treppenstufen in kleinere Stufen über einen längeren Weg zu verwandeln. Sie haben mit dem längeren Weg und den kleineren Stufen eine viel realistischere Chance, wirklich anzu-

kommen und erfolgreich zu sein. Es müssen keine weltbewegenden Schritte passieren, sondern Sie sollten lernen, Mini-Gewohnheiten zu ändern: Handy weg, rechtzeitig anfangen, ruhiger arbeiten und dranbleiben.

- **Nutzen Sie Ihr ADHS-Gehirn, wenn es kreativ ist:** In all dem Gedankenlärm verstecken sich immer wieder gute Gedanken. Diese gilt es zu nutzen. In den ungewöhnlichsten Momenten können ADHS-Betroffene geniale Gedankenblitze haben. Die gilt es festzuhalten und nutzbar zu machen.

Halten Sie gute Gedanken mit den immer gleichen Strategien fest!

Gedankenernten: Stellen Sie sich vor, dass Ihre vielen Ideen Gedankenseifenblasen sind. Wenn also plötzlich in Ihren Gedankenseifenblasen eine gute Idee auftaucht, dann halten Sie die Ideen-Seifenblase fest, bevor sie zerplatzt. Diese Seifenblasenmaschine produziert ständig neue Bubbles, die aber zerplatzen oder nicht mehr auffindbar sind, wenn man sie nicht festhält und später zu einem geeigneten Zeitpunkt weiterverarbeitet. Man kann das auch Gedanken ernten nennen. Wenn Sie also eine gute Idee haben, dann halten Sie diese Idee fest, indem Sie sie aufschreiben, z. B. auf Post-it Zettel, in ein Notizbuch oder einer Notiz in Ihrem Handy. Sie können sich diese guten Gedanken auf Ihr Handy oder Ihre Smart Watch sprechen und diese sich schicken lassen. Eine Smart Watch ist praktisch, weil man sie immer zur Hand hat. Abends dann können Sie diese geernteten Gedanken ordnen und verschiedenen To-do – Listen zuordnen. Es ist immer wieder bemerkenswert, welche kreativen Leistungen ein ADHS-Gehirn am Tag zustande bringt. Das Problem ist, dass diese Ideen sich in Nichts auflösen, wenn sie nicht festgehalten werden. Mit guten Gewohnheiten können Sie Ihre Planungsfunktionen verbessern. und das immer öfter! Und denken Sie daran, dass Sie immer das gleiche System verwenden.

Das hilft: Keep it simple, ein einfaches System, was immer verfügbar ist, einfach beibehalten.

- Vergessen Sie es, Sie werden **kein gutes Gedächtnis** entwickeln können. Ohne Aufschreiben geht es nicht. Hier hilft Akzeptanz, nämlich dass Ihr Gedächtnis schlecht bleiben wird, sie aber die Möglichkeit haben, das mit guten Strategien zu kompensieren. Sie sollten sich dabei klarmachen, dass Ihr Gedächtnis sporadisch arbeitet: Was Sie gerade als sicher abgespeichert wähnen, kann im nächsten Augenblick schon wieder im Nirgendwo verschwunden sein. Das ADHS-Gehirn arbeitet nach dem Motto: aus den Augen aus dem Sinn. Ein guter Gedanke, ganz wichtig, aber wenn ein neuer Reiz oder ein neuer Gedanke kommt, dann ist die gute Gedankenseifenblase geplatzt oder nur sehr schwer und oft nicht zeitnah wiederzufinden. Eine gute Strategie ist immer, ein leeres Blatt neben sich zu legen. Wenn Sie eine gute Idee haben, schreiben Sie sie einfach sofort auf und kümmern Sie sich nicht weiter um den Gedanken. Halten Sie ihn einfach schriftlich fest. Sie können auch Ihr Handy als ausgelagerte Gehirnfestplatte nutzen. Dann ist es nicht mehr nur ein Zeitvernichter. Wenn Sie jetzt einen guten Gedankenblitz haben, z. B., ich muss meinen Arbeitskollegen anrufen, aber gleichzeitig müssen Sie noch eine angefangene Arbeit erledigen, dann schreiben Sie auf den Zettel, wen Sie anrufen wollen und ein Stichwort, was Sie mit ihm sprechen wollen. Das reicht, dass Ihr Gehirn wieder an den alten Gedanken anknüpfen kann. Nehmen Sie sich abends Zeit, die guten Gedanken, die Sie den ganzen Tag über gesammelt haben, zu sortieren, Projekten zuzuordnen oder gleich zu erledigen. Schreiben Sie sich konkrete Arbeitsschritte dafür auf, was Sie am nächsten Tag erledigen müssen. Setzen Sie sich ggf. einen Reminder in Ihr Handy, damit Sie es nicht vergessen. Es ist erstaunlich, wie kreativ das ADHS-Gehirn arbeitet, wenn man Techniken entwickelt, die kreativen Einfälle festzuhalten und diese zu einem späteren Zeitpunkt weiterverarbeiten. Akzeptieren Sie Ihre Zettel und gehen Sie nicht ohne Liste einkaufen, denn Sie werden mehr kaufen als Sie brauchen und wichtiges vergessen. Benutzen Sie hilfreiche Einkaufsapps, die Sie genau auf Ihre Bedürfnisse personalisieren können. Wenn Sie feststellen, dass Ihnen etwas fehlt, schreiben Sie es sofort in Ihre Einkaufsliste. Es ist einfach ärgerlich, wenn man etwas vergessen hat, und es erzeugt unnötigen Stress.

> Wer schreibt, der bleibt oder ohne Zettel ist verzetteln.
> Nie ohne Liste – und alles Wichtige aufschreiben.

Das Arbeitsgedächtnis der ADHS-Betroffenen ist kleiner

Diese Tatsache bedeutet für Sie, dass Sie den Lernstoff am besten schriftlich zusammenfassen und leider öfter wiederholen müssen. Das bedeutet aber gerade nicht, dass ADHS-Betroffene dümmer sind, doch wegen ihrer Ablenkbarkeit können sie Lernstoff schlechter abspeichern. Es ist hilfreich, vor dem Schlafengehen den Stoff noch einmal zu wiederholen. Das Gehirn wird im Schlaf schlauer, und es behält den Stoff vor dem Einschlafen am besten. Das kann man besonders in Lernphasen nutzen. Nicht abends Fernsehen, Netflix oder Videospiele, wenn Lernen angesagt ist, sondern den gelernten Stoff noch einmal kurz wiederholen.

Disziplin muss man trainieren und das ist harte Arbeit

Disziplin ist Training von Durchhaltevermögen und das Erlernen von Frustrationstoleranz. Es ist leider oft so, dass man sich für einen Erfolg quälen muss. Weder Abitur noch Ausbildung oder Studienabschluss sind für die meisten Menschen ohne Selbstdisziplin und harte Arbeit zu erreichen. ADHS-Betroffene haben hier besondere Probleme, weil ihr Gehirn vorwiegend belohnungsorientiert arbeitet. Das heißt, alles, was keinen Spaß macht, wird schwierig, und der Anfang von unliebsamen Arbeiten wird oft immer weiter herausgeschoben. So manchen ADHS-ler kostet das trotz guter Intelligenz einen soliden Schulabschluss oder gleich ganz seine berufliche Karriere. In unserer heutigen Zeit lauern so viele Verführungen, die jeden Ansatz von Disziplin torpedieren können. Mal schnell eine Serie schauen, aus der dann drei werden, oder ein kurzes Videospiel, und schon ist der halbe Tag weg. Mal schnell schauen, was andere posten, und schon wieder ist Zeit verloren. ADHS-Betroffene sind besonders internetaffin, weil sie hier schnelle Ablenkung und Spannungsmomente finden. Eine Milliardenindustrie weiß, wie man Menschen davon ablenkt, das zu tun, was für sie und ihren beruflichen Erfolg wichtig wäre. Ein wichtiger Satz für ADHS-Betroffene lautet:

> Eine Sache richtig machen und vollständig zu Ende bringen.

Das klingt sehr leicht, ist aber für ADHS-Betroffene meist sehr schwer umzusetzen. Es setzt nicht nur Konzentration voraus, sondern auch Disziplin und immer wiederkehrende Anwendung, wenn es helfen soll. Versuchen Sie zu trainieren, eine Handlung abzuschließen. Wenn Sie Ihren Kaffee getrunken haben, nehmen Sie Ihre Kaffeetasse und bringen Sie diese direkt in die Spülmaschine. Wenn Sie ein bestelltes Päckchen aufgemacht haben und es gefällt Ihnen, entsorgen Sie den Karton direkt im Altpapier usw. Man kann sich damit helfen, dass man sich laut vorsagt, was man gerade tun möchte. Das hilft dabei, Aufgaben zu Ende auszuführen.

Priorisieren und Entscheidungen treffen

Wenn alles gleich wichtig ist, dann wird es schwer mit der Priorisierung. Um zu priorisieren, muss man wissen, was mein Hauptkriterium meiner Entscheidungen ist. Man kann schon ein Problem damit haben, sich für eine Packung Butter zu entscheiden, wenn Öko, billig, aus der Region, gesalzen oder ungesalzen einem gleich wichtig erscheinen. ADHS-Betroffene müssen Priorisierung oft richtig üben. Entscheiden sie nämlich nicht, dann schieben sie auf, und die Häufchen in der Wohnung wachsen täglich, weil sie nicht weggearbeitet werden.

Es ist auch eine Entscheidung, sich gute Gewohnheiten anzueignen. Das ist für ADHS-ler ganz besonderes wichtig. Gute Gewohnheiten helfen, das Leben leichter zu machen. Es sind Regeln, die das Leben regeln, und ADHS-Betroffene tun sich mit Regeln besonders schwer, weil sie sich nicht gerne einschränken lassen. Aber gerade Regeln sind für sie besonders wichtig, weil sie Struktur und Taktung schaffen. Und mit Regeln kann man das Leben vereinfachen. Hier ganz einfache Beispiele:

Wenn man abends seine Kleidung gleich sortiert danach, was an die frische Luft muss, was in die Wäsche gehört oder wieder in den Schrank soll, dann bleibt es geordneter, und wahrscheinlich werden die Wäscheberge geringer, weil nicht alle Kleider unsortiert auf einem Stuhl landen und wahrscheinlich nach einiger Zeit alles ohnehin im Wäschekorb landet. Wenn man gleich Werbung in den Papierkorb wirft und den Briefkasten beschriftet, dass man keine erhalten möchte, muss man später weniger wegschmeißen und man hat einen besseren Überblick.

Strategien für mehr Konzentration

- Vermeiden Sie Reizüberflutung (Ohrstöpsel, ruhiger Raum).
- Arbeiten Sie an einem aufgeräumten Tisch.
- Sagen Sie sich laut das Thema oder die Aufgabe vor, an der Sie arbeiten möchten, und schreiben Sie es auf.
- Überprüfen Sie immer wieder alle 30 Minuten (Timer), ob Sie noch an Ihrem Thema arbeiten.
- Machen Sie sich einen Arbeitsplan und überprüfen Sie ihn.
- Schreiben Sie sich wichtige Gedanken und Ideen, die Ihnen spontan eingefallen sind, auf, verwahren Sie diese bitte immer an derselben Stelle und ordnen Sie diese immer wieder den entsprechenden Projekten zu.
- Schließen Sie eine Aufgabe, wenn möglich, vollständig ab und springen Sie möglichst nicht von einer Aufgabe zur anderen.
- Schreiben Sie sich wichtige Dinge immer auf, ohne Zettel ist verzetteln!
- Gestehen Sie sich ein, dass Sie ein schlechtes Gedächtnis haben und Sie auf Zettel und Listen angewiesen sind.
- Alles, was Sie neu lernen wollen, müssen Sie oft wiederholen, am besten vor dem Schlafengehen.
- Schreiben Sie sich Merksätze auf, die Ihnen wichtig sind und hängen Sie diese gut sichtbar auf, so dass Sie sie immer wieder vor Augen haben.
- Überfordern Sie sich nicht mit zu vielen neuen Verhaltensregeln.
- Üben Sie immer wieder neue Verhaltensregeln und lassen Sie sich nicht entmutigen. Denken Sie an: immer öfter!

- Machen Sie sich bewusst, was für Sie gute Arbeitsbedingungen sind.
- Planen Sie störungsfreie Zeiten, an denen Sie nicht abgelenkt werden.

4.3 Hyperaktivität und Antriebsstörung

Hyperaktivität und Antriebsstörung scheinen sich zu widersprechen, aber ADHS ist immer gut für Gegensätze und Extreme. ADHS-Betroffene können auch ganz schnell von einem Extrem zum anderen wechseln, z. B. von Getriebenheit zu abgrundtiefem Phlegma, von nervöser Unruhe zu völliger Passivität. Leider haben Menschen mit ADHS meist nicht die Wahl, über ihre Extreme zu entscheiden oder besser noch die Mitte zu finden. ADHS-ler können das auch hintereinander: den Wechsel zwischen Hyperaktivität und bleierner Schwere, die sie nicht anfangen lässt.

Im Erwachsenenalter haben viele Menschen mit ADHS und Hyperaktivität gelernt, diese innere Unruhe zu verbergen, weil sie als Kind oft dafür kritisiert worden sind. Sie haben gehört, dass sie nerven und anstrengend sind, und das wollen sie nicht sein. Also verstecken sie ihre Hyperaktivität, die nun nach außen nicht mehr auffällt, aber oft noch innerlich ein großes Problem darstellt. Manchmal erkennt man sie an dem unruhigen Wippen der Füße oder daran, dass sie in langweiligen Situationen immer etwas tun müssen: malen, kritzeln, stricken, Nägel kauen. Viele ADHS-Betroffene können z. B. besser lernen, wenn sie in Bewegung sind.

Welche Probleme kann Hyperaktivität bereiten?

Die innere Unruhe

Dieses Gefühl der Getriebenheit und kann dazu führen, dass man nicht mehr entspannen und herunterkommen kann. Die Folgen davon können Gereiztheit und Kontrollverlust über die eigenen Gefühle sein.

Die motorische Unruhe

Diese kann dazu führen, dass ADHS-Betroffene nicht ruhig sitzen können, ständig herumlaufen müssen und nicht warten können. Längere Sitzungen können für sie echten Stress bedeuten, weil sie sich dauernd zusammenreißen müssen. Sie können dann sprunghaft, hektisch und nervös werden. Manche müssen ständig aufstehen, weil sie sich gequält fühlen von dem erzwungenen Stillsitzen.

Langeweile oder Ruhe werden vermieden

Nichts fürchtet der ADHS-ler mehr als Langeweile und Nichtstun. Lieber einen gepflegten Streit oder etwas Aufregendes machen, als einfach nur in Ruhe die Zeit verstreichen lassen. Ruhe kann schlechte Laune und Stress hervorrufen.

Beruf und Ausbildung

Hyperaktivität kann zu erheblichen Problemen führen, weil es ein sozial unerwünschtes Verhalten ist, das andere nervös machen kann. Vor allem aber leidet die eigene Performance darunter, denn wenn man immer unter Strom steht und Action braucht, kann man schlecht in Ruhe einen Stoff lernen, ein Problem gründlich bedenken und Entscheidungen abwägen.

Nicht abwarten können

Das Warten führt bei ADHS-Betroffenen oft zu großer Anspannung und Ungeduld. Sie haben Angst, dass sie ihre drängenden Ideen vergessen oder sie sind so begeistert von ihren eigenen Gedanken, dass sie nicht abwarten können, sie auszusprechen. Oft haben sie das Gefühl, dass sie sowieso wüssten, was der andere sagen möchte. Damit liegen sie aber nicht immer richtig, und es gilt als unhöflich, anderen ins Wort zu fallen. Andererseits können ADHS-ler sehr ausschweifend reden, weil sie nicht priorisieren können und in ihrem Wunsch, genau verstanden zu werden, immer weiter ausholen und kein Ende finden. Das kann andere überfordern und sprachlos machen.

Unfähigkeit, Belohnungen aufzuschieben

ADHS-Betroffene haben öfter Schwierigkeiten, Belohnungen aufzuschieben, weil sie eine sofortige Belohnung erwarten, selbst wenn eine aufgeschobene Belohnung vorteilhafter sein könnte. In Beziehungen ist es wichtig, dass man lernt, Belohnungen aufzuschieben, weil man mit dem Partner Kompromisse finden muss und auch dessen Bedürfnisse berücksichtigen sollte. Jetzt, sofort und immer alles haben wollen, das ist eigentlich das Verhalten von kleinen Kindern und nicht von Erwachsenen. Das ist ein Grund, warum ADHS-ler von Partnern oft als großes Kind wahrgenommen werden. Es kann durchaus passieren, dass ADHS-ler ziemlich schlechte Laune bekommen, falls ihre Bedürfnisse oder ihre Pläne nicht erfüllt werden.

Arbeiten nicht zu Ende bekommen

Der sprunghafte Denk- und Handlungsstil der ADHS-ler führt oft dazu, dass Tätigkeiten nicht beendet werden. Aufgaben werden mit Begeisterung angefangen, doch wenn es schwierig und langwierig wird, nicht zu Ende geführt. Dies kann zu unvollendeten Projekten oder verpassten Terminen führen. Bei Aufgaben, die keinen Spaß machen, fallen ADHS-ler tausend Ausreden ein, warum sie gerade jetzt nicht ihre Arbeiten abschließen. Oder aber sie können sich mit unsinnigen Dingen beschäftigen, um sich vor der Erledigung dieser Aufgaben zu drücken, so wie auf dem Handy spielen, Serien schauen, Kaffee holen, aufs Klo gehen usw.

Was hilft gegen Hyperaktivität?

Ganz wichtig ist für hyperaktive ADHS-Betroffene der Sport. Was wirklich hilft ist Ausdauersport und den am besten in der Natur. Im Fitnessstudio sind nämlich oft zu viele Reize, Geräusche und Gerüche vorhanden, und schon wird man wieder reizüberflutet. Viele von ihnen sind sowieso gute Sportler und profitieren davon, wenn es ihnen gelingt, ihre Power in kontrollierte Bewegung umzusetzen. Das hilft, ruhiger und ausgeglichener zu werden, Erfolgserlebnisse zu haben und von der inneren Spannung herunterzukommen.

Es ist auch hilfreich, Achtsamkeits- und Entspannungstechniken zu lernen. Diese kann man sich meist nicht selbst beibringen, und auch YouTube ist da nicht besonders hilfreich. Beide ist für ADHS-Betroffene schwer zu lernen, und man lernt sie am besten in einer Gruppe von einem Lehrer, der das gut vermitteln kann.

Wir haben kaum noch ungerichtete Zeit. Jede freie Minute wird damit verbracht zu posten, eine WhatsApp zu schreiben, Nachrichtendienste abzurufen, Mails zu checken usw. Es kann hilfreich sein, eine »me time« ganz bewusst zu planen und es einfach mal zu üben, gar nichts zu tun.

Wichtig ist es auch zu beachten, dass nicht jeder eine derartige Power hat und viele Menschen einfach ein größeres Ruhebedürfnis haben. Das spielt in Beziehungen eine große Ruhe. Viele Menschen sind gestresst, wenn sie keine ausreichenden Ruhephasen bekommen. Das gilt es für ADHS-Betroffene zu akzeptieren. Viele Angehörige sehnen sich nach einem entspannten Urlaub und brauchen nicht täglich neue Erlebnisse!

Empfehlenswert ist es, sich Menschen zu suchen, die einem guttun. Am besten wird man von anderen ADHS-Betroffenen verstanden. Das sind Wesensverwandte, die ähnlich ticken. Der regelmäßige Besuch einer ADHS-Selbsthilfegruppe kann helfen, sich mehr mit den eigenen Besonderheiten auseinander zu setzen, und bietet eine Möglichkeit, diese Wesensverwandten kennenzulernen.

Die Stärken der Hyperaktivität

Aber die Hyperaktivität kann auch eine große Stärke sein, weil sie Energie, Aktivität, Neugier und Lebendigkeit ist. Eines ihrer großen Stärken ist es, dass sie Stehaufmännchenqualitäten haben und sie ungewöhnliche Wege finden, wie Phönix aus der Asche aufzuerstehen oder Schicksalsschläge zu meistern. Sie können sehr belastbar sein und Berge versetzen, wenn sie für etwas brennen.

Antriebsstörung: Das unaufmerksame bzw. hypoaktive ADHS
Im Jugendalter sind Frauen weitaus häufiger betroffen. Die Störung zeichnet sich dadurch aus, dass sie nicht zu viel, sondern eher zu wenig Energien haben. Das ist schwieriger, denn während man für Hyperaktivität eine Art Handbremse braucht, so kann man nicht einfach aktiver sein.

Menschen mit ADHS des unaufmerksamen Typs sind oft schnell erschöpft, verzagt, versichert und antriebslos. Sie trauen sich nur wenig zu und sind schnell frustriert und resigniert. Sie treffen nicht selbst die Entscheidung, mehr Power in den Motor zu bekommen. Sport kann zwar helfen, den eigenen Trainingszustand zu verbessern und mehr Resilienz zu entwickeln, aber die fehlende Energie lässt sich nicht willentlich vermehren. ADHS-ler des unaufmerksamen Typs profitieren stärker von einer Stimulanzienmedikation. Das sind diese Medikamente, die den Dopaminspiegel hochregulieren und damit die Netzwerke der Motivation und Konzentration funktionaler machen.

⟶ **Welche unterschiedlichen Lösungen haben die Gruppenmitglieder für ihre Hyperaktivität oder Hypoaktivität gefunden?**

4.4 Umgang mit heftigen Gefühlen und emotionaler Dysregulation

Eine Kernsymptomatik bei ADHS ist die Impulsivität und die Störung der Gefühlskontrolle. Man nennt das auch emotionale Dysregulation. ADHS-Betroffene neigen dazu, ihre Gefühle in die Welt zu schleudern und diese nicht immer sozial verträglich zu kommunizieren. Das gut motorisierte Auto hat nicht immer gute Steuerungs- und Bremsfunktionen.

Erinnern wir uns an die scharf gestellte Alarmanlage. Diese schlägt zu schnell Alarm, und darauf erfolgt eine überschießende Reaktion. ADHS-Betroffene reagieren überschießend, weil sie ihre Umwelt bedrohlicher wahrnehmen, und hier tickt die Alarmanlage noch im Steinzeitmodus. Die meisten ADHS-ler haben ihre Alarmanlage nie in Frage gestellt und genau darum geht es jetzt. Es ist hilfreich zu unterscheiden, ob der Alarm ein wirkliches Gefahrensignal ist oder ob es sich um einen Fehlalarm handelt. Die Alarmanlage der ADHS-ler kann schon Alarm geben, wenn der Schmetterling vorbeifliegt, und dann reagieren sie darauf, als sei es der Einbrecher. Fehlalarm eben, aber im Erleben der ADHS-Betroffenen fühlt sich der Fehlalarm wie eine reale Bedrohung an. Für ADHS-Betroffene gilt es immer wieder zu überprüfen, ob die eigenen

Reaktionen angemessen und sozial verträglich sind und ob überhaupt ihre Wahrnehmung richtig ist.

ADHS-Betroffene können im Positiven schnell begeistert sein und wirklich für eine Sache brennen. Im nächsten Moment kann die Welt dann allerdings wieder untergehen. ADHS-Betroffene können sehr einfühlsam und hypersensitiv sein, aber auch besonders verletzlich, dünnhäutig und stimmungslabil. Kleinigkeiten können sie in ihrer Stimmung beeinflussen, und das ist für ihre Mitmenschen oft unverständlich. Die emotionale Überreagibilität oder emotionale Dysregulation führt zu einer Dünnhäutigkeit und erhöhten Vulnerabilität. Und leider oft zu einer Negativbewertung von Lebenserfahrungen.

Wichtig ist zu wissen, dass Menschen mit ADHS häufiger Angst vor Zurückweisung haben. Diese Angst vor Zurückweisung kann sie in sozialen Situationen stark hemmen, und auch hier spielt die scharf gestellte Alarmanlage eine wichtige Rolle, denn viele Zurückweisungen, die befürchtet werden, finden oft gar nicht statt.

Auch hilft es, sich in die Welt der alten Jäger hineinzudenken und hineinzufühlen. Wahrscheinlich hatten in der Steinzeit Impulsivität und heftige Gefühlsschwankungen bei Gefahr und Bedrohung einen Sinn. Schnelle Reaktionen und heftige Gefühle helfen, sich auf gefährliche Situationen blitzschnell einzustellen. In dieser Zeit, in der Bedrohung und Lebensgefahr an der Tagesordnung war, stellten diese überschießenden Gefühlsreaktionen und impulshaften Handlungen wahrscheinlich einen Überlebensvorteil dar. Heute müssen wir nicht um unser Überleben kämpfen, und deshalb erleben viele Menschen die heftigen Gefühlsreaktionen von ADHS-Betroffenen als befremdlich oder sogar bedrohlich. Das kann in Beziehungen zu ständigen Spannungen führen.

Emotionale Dysregulation und Antizipation von Gefahr. Erklärung für Patienten
Stellen Sie sich eine Alarmanlage vor, die in einem Haus installiert wurde, um vor Einbrechern zu warnen. Diese sollte normalerweise Alarm geben, wenn ein Einbrecher ins Wohnzimmer einsteigt. Bei ADHS-lern ist diese Alarmschwelle allerdings zu scharf eingestellt, so dass sie schon Alarm gibt, wenn ein Schmetterling vorbeifliegt oder ein Maulwurf durch den Garten krabbelt. Für ADHS-Betroffene ist dieser Alarm ein Signal für reale Gefahr und Bedrohung, und sie reagieren darauf oft impulsiv und überschießend, weil sie diese Gefahr, den vermeintlichen Angriff oder die Kränkung genauso erleben. Das sagt ihnen ja auch ihre Alarmanlage. Sie sind niemals auf die Idee gekommen, dass diese Steinzeit-

alarmanlage für den Kulturmodus der heutigen Zeit einfach viel zu scharf eingestellt ist. Diese Alarmanlage funktioniert immer noch so: lieber zehnmal zu oft Alarm als einmal zu wenig, weil das den Tod hätte bedeuten können. ADHS-ler glauben ihrem Frühwarnsystem, und in ihrem Erleben sind ihre heftigen Reaktionen auch angemessen. Das kann dazu führen, dass sie vermeintlich hören, was nie gesagt wurde, weil sie einen Angriff antizipieren. Oder aber sie interpretieren Bemerkungen ihrer Mitmenschen viel negativer und feinseliger, als es tatsächlich gemeint war. So mancher Mitmensch wundert sich über die Heftigkeit der aufkommenden Gefühle und findet keine Relation zwischen den Reaktionen der ADHS-ler und dem, was tatsächlich vorgefallen ist. Niemand hat ADHS-lern bisher erklärt, dass ihr scharfgestelltes Frühwarnsystem noch immer in der Steinzeit tickt und dass sie sich nicht immer auf ihre Alarmanlage verlassen sollten.

Zunächst ein wichtiger Satz: Glauben Sie nicht alles, was Sie denken und fühlen, sondern überprüfen Sie Ihre Wahrnehmung.

⟶ **Was sind dazu die Erfahrungen der Gruppe?**

Es ist hilfreich für ADHS-Betroffene zu wissen, dass sie dünnhäutiger und verletzlicher sind als andere Menschen und dass sie schneller einen negativen Hyperfokus auf vermeintliche Kränkungen und Verletzungen entwickeln können. Das kann sie instabil und auslenkbar machen. Das Leben mit der scharf gestellten Alarmanlage und den Überreaktionen kann oft anstrengend sein, nicht nur ADHS-Betroffene, sondern auch für Partner und andere Mitmenschen.

Wichtig ist es für Menschen mit ADHS, ihre Gefühle zu hinterfragen und nicht automatisch davon auszugehen, dass sie ihrer Alarmanlage trauen können. Besser ist es, den Mitmenschen eine Chance zu geben, statt sie gleich zum Angreifer oder Feind zu erklären.

Es ist so hilfreich, die folgende Zauberfrage zu stellen, ehe sich heftige Gefühle zusammenbrauen und es als Handlungsmöglichkeiten nur noch Flucht oder Angriff gibt.

Die Zauberfrage lautet: »Wie meinst du das? Erkläre es mir noch mal, wie du deine Bemerkung oder dein Verhalten gemeint hast.«

Als ADHS-Betroffener werden Sie häufiger feststellen, dass ihre Mitmenschen gar nicht beabsichtigt hatten, sie zu kränken. Und die Zauberfrage gibt auch den Mitmenschen eine Chance, ihr eigenes Verhalten zu erklären. Es können viele Missverständnisse damit vermieden werden. Noch dazu enthält die Frage nichts Aggressives, sie zeigt vielmehr das Interesse daran, das Verhalten der anderen zu verstehen.

Also, wenn Sie wieder Gefahr laufen, von heftigen Gefühlen überwältigt zu werden, schieben Sie die Zauberfrage dazwischen. Das gibt Ihnen und Ihren Mitmenschen Zeit, noch einmal über die Situation nachzudenken statt gleich auszurasten. Versuchen Sie, Ihre Alarmanlage zu überprüfen, ehe Ihr Flucht- oder Angriffsmodus aktiviert wird.

Der Umgang mit heftigen Gefühlen

Die Gefühlspalette von ADHS-lern umfasst eine große Bandbreite: abgrundtiefe Trauer, unbändige Freude, glühende Begeisterung, depressiver Absturz, Hoffnungslosigkeit und die Welt erobern. Damit entsteht eine größere Gefühlstiefe, die aber auch oft sehr herausfordernd ist. Das schwierigste Gefühl für Menschen mit ADHS ist die Wut.

Sie können die Zündschnur bis zur Wutexplosion länger werden lassen, wenn Sie früher wahrnehmen, wann das Gefühl in Ihnen aufsteigt. Dann haben Sie auch mehr Möglichkeiten, es unter Kontrolle zu bringen. Hierzu brauchen wir wieder die Achtsamkeit und Bewusstheit, denn Sie müssen ja wahrnehmen, welche Gefühle Sie gerade haben und was gerade passiert.

Je bewusster und achtsamer Sie sind, desto eher können Sie Ihre Gefühle auf Sozialverträglichkeit überprüfen. Es ist hilfreich, eine Art Kontrollinstanz sowie eine »Pressestelle« zu entwickeln. Es geht um die Überlegung, wie sage ich etwas ehrlich, aber sozialverträglich. Sie haben nichts davon, wenn Sie durch Ihre heftigen Gefühlsäußerungen andere verschrecken, kränken oder aggressiv machen, denn via Resonanz kommt das wieder zu Ihnen zurück. Sie kennen alle das Sprichwort: »So wie es in den Wald hineingerufen wird, so schallt es zurück«. Und genau das passiert auch im negativen Sinne, wenn Sie zu heftig reagieren und im Flucht- oder Angriffsmodus agieren. Für jeden von uns sind Respekt, Wertschätzung und Toleranz wichtig, und gerade ADHS-Betroffene möchten gerecht und wertschätzend behandelt werden. Wenn Sie das auch bei anderen Menschen tun, dann führt das auch bei Ihnen selbst zu mehr Selbstachtung und einer Verbesserung Ihres Selbstwertgefühls, denn Sie müssen sich dann nicht mehr so oft für Ihr Verhalten schämen oder sich selbst Vorwürfe machen oder machen lassen.

→ **Fragen an die Gruppe:**
Wer kennt das: dünnhäutig und verletzlich zu sein? Wer hat Beispiele dafür?
Wie oft verletzen Sie mit Ihren heftigen Gefühlen andere Menschen, ohne es zu wollen?

Ohne eine gute Gefühlsregulation werden die meisten Beziehungen sehr leiden. Und wir sollten alle den Anspruch haben, anderen Menschen mit unserem Verhalten nicht zu schaden. Es hilft sehr dabei, Gefühle besser zu kontrollieren, wenn Sie versuchen Ihre heftigen Gefühle genau zu beschreiben. Wie spüren Sie gerade Ihren Ärger, wo fühlen Sie ihn genau, in welchem Körperteil spüren Sie Ihre Wut und was würden Sie jetzt gerne mit Ihrer Wut tun? Probieren Sie genauer wahrzunehmen, wie unterschiedlich sich Ihre Gefühle anfühlen und wie Sie reagieren, wenn Sie solche Gefühle haben? Wichtig hierbei ist es, genauer herauszufinden, wie sich ein Gefühl bemerkbar macht. Je besser Sie sich selbst kennen und einschätzen, desto größere Handlungsfreiheit erwerben Sie im Umgang mit Ihren Gefühlen und desto besser können Sie Ihre Gefühle kontrollieren.

→ **Wie fühlen Sie, dass Sie wütend werden, welche körperlichen Reaktionen haben Sie?**
Woran können Sie erkennen, dass Wut in Ihnen aufsteigt?
Wie fühlen Sie Trauer oder Angst? Welche körperlichen Reaktionen zeigt dann Ihr Körper?

Gefühlskontrolle

Im Buddhismus lernt man sehr früh, dass Leben auch Leid bedeutet und dass Leid unausweichlich ist. Buddhisten lernen ihre Gefühle nicht zu bewerten, sondern alle Gefühle als Teil ihres Lebens zu sehen, die kommen und gehen. Es ist für sie nicht erstrebenswert, Leid und negative Gefühle zu vermeiden, denn für sie gehören diese selbstverständlich zu ihrem Leben. Sie streben nicht danach, möglichst viel Freude und Spaß zu haben, sondern sie lernen, ihre Gefühle achtsam und bewusst wahrzunehmen und sie als Teil ihrer Existenz zu akzeptieren. Sie müssen keine Anstrengungen unternehmen, um unangenehmen Gefühlen auszuweichen. Ihr Bestreben ist es, Gefühle achtsam wahrzunehmen und dann eine Entscheidung darüber zu treffen, welchen Raum sie diesen Gefühlen geben wollen.

Jeder Mensch kann sich durchaus entscheiden, Gefühle achtsam wahrzunehmen und sie dann loszulassen. Tatsächlich hat es oft einen heilsamen Effekt, wenn man lernt, Gefühle einfach haben zu dürfen, ohne dabei die Kontrolle zu verlieren. Wenn man traurig ist, dann kann es hilfreich sein, tröstende Musik zu hören und der Trauer einfach Raum zu geben, vielleicht sogar über diese traurige Situation zu weinen. Wenn man der Trauer eine zeitlang Raum gegeben hat, macht man meistens die Erfahrung, dass die Trauer weniger wird und irgendwann wieder geht. Wenn wir lernen, Gefühle anzunehmen, können wir auch die Entscheidung treffen, sie wieder loszulassen. Viele Menschen versuchen, Gefühle zu verdrängen, sich abzulenken oder Gefühle ganz zu verleugnen. Das hat oft zur Folge, dass sich Gefühle aufstauen und sich ohne Kontrolle plötzlich entladen. Es erscheint uns paradox, dass Gefühle besser zu bewältigen sind, wenn wir sie achtsam zulassen.

Am besten kann man sich das vorstellen mit einer Welle im Ozean. Dort entstehen Wellen, und diese schaukeln sich auf, werden groß und verlieren sich dann wieder in der Weite des Ozeans. Diese Wellen sind wie unsere Gefühle, sie kommen und gehen und vergehen.

Es ist hilfreich, Leid, Schmerz und negative Erfahrungen anzunehmen, weil sie unausweichlich sind und uns in unserem Leben immer wieder begegnen werden. Auch das Negative entsteht und vergeht; es ist Teil unserer Existenz, wie auch das Glück kommt und vergeht. Jeder von uns kann entscheiden, wie er mit seinen Gefühlen umgehen möchte. Wir haben die Wahl, negative Gefühle wahrzunehmen und sie zu akzeptieren oder sie mit binge watching, Alkohol, THC, Essen o. ä. zu verdrängen. Jeder von uns trifft seine eigenen Entscheidungen. Wir müssen uns aber immer bewusst machen, dass wir Verantwortung für uns selbst haben und dass wir die Konsequenzen unserer Entscheidungen tragen müssen. Wenn wir unangenehme Gefühle festhalten oder vermeiden wollen, setzen wir eine Kettenreaktion von Verstrickung und Leiden in Gang. Es gibt dazu einen sehr schlauen Satz des Dalai Lama:

> Leid entsteht, wenn man an etwas festhält, und Leid lässt sich verringern, wenn man es annimmt.

Annehmen ist also die Entscheidung, den Augenblick bewusst zu ertragen und die Gefühle zuzulassen, die gerade da sind.

Gefühlsregulation, wie geht das?

Stellen Sie sich ein Stehaufmännchen vor, so eines, mit denen kleine Kinder spielen. Man tippt es an und dann schwankt es hin und her, bis es wieder sein Gleichgewicht gefunden hat. Das ist ein gutes Bild dafür, was uns ständig in unserem Leben passiert. Wir werden geschubst und ausgelenkt, von Menschen, Schicksalsschlägen, unseren Gefühlen und was sonst noch so alles um uns herum passiert. Das können sowohl negative als auch positive Einflüsse sein, die uns bewegen und auslenken. Das Stehaufmännchen findet sein inneres Gleichgewicht wieder, weil es einen stabilen inneren Kern hat. So ist das auch mit uns Menschen. Je stabiler unser innerer Kern ist, desto eher werden wir nach einer Auslenkung wieder in unsere Mitte finden. Je leichter unser innerer Kern, desto größere Ausschläge werden wir durch ein Angeschubstwerden erleben und desto länger wird es dauern, bis wir wieder in unsere Mitte gefunden haben. Es geht also darum, einen stabilen inneren Kern zu entwickeln. Dann können uns die äußeren Einflüsse nur kurz aus der Bahn werfen und wir kehren ganz schnell wieder zu unserem inneren Gleichgewicht zurück. Es ist unrealistisch zu glauben, dass wir die Welt um uns herum und uns selbst immer unter Kontrolle haben. Vielleicht ist ein Zustand von Kontrolle in unserem Leben eher die Ausnahme. Wir können die Welt um uns herum nur begrenzt verändern. Aber wir können an unserem stabilen inneren Kern arbeiten. Je besser wir äußere Auslenkungen akzeptieren und je mehr Gelassenheit und Toleranz wir dafür entwickeln, um mit den Widrigkeiten des Lebens umzugehen, desto schneller erreichen wir wieder unser inneres Gleichgewicht und unsere Stabilität.

Da heißt aber auch, dass wir uns klarmachen müssen, dass wir andere Menschen nicht verändern können und die Launenhaftigkeit unserer Mitmenschen und unverschämter Zeitgenossen genauso immer wieder ertragen müssen wie unsere eigenen Verstimmungen. Wir können meist weder die Situation noch andere Menschen ändern, aber wir können entscheiden, wie wir auf das, was uns gerade passiert, reagieren. Meine Wahl liegt darin, wie ich mit den Reaktionen meiner Mitmenschen oder mit Schicksalsschlägen umgehe. Es ist also nicht so sehr die Veränderung im Außen, sondern die Veränderung meiner inneren Haltung. Jeder von uns kann entscheiden, wie er auf eine Kränkung oder einen Verlust reagieren möchte. Ich kann mich in tiefe Verzweiflung stürzen, wenn ich ungerecht behandelt worden bin und mich wochenlang darüber grämen. Ich kann mich aber auch entscheiden, mir die Ungerechtigkeit bewusst zu machen, meinen Ärger und meine Wut darüber achtsam wahrzunehmen und dann entscheiden, dass ich mich nicht mehr ärgern und kränken lasse. Wenn ich selbst diese Entscheidung getroffen habe, dann kann ich meinen Ärger auch loslassen. Wichtig ist, dass wir uns immer klarmachen, dass ich mit meiner erlebten Wut, einer Kränkung oder meinem Ärger einer anderen Person Macht über mich zulasse. Die Macht, dass ich mir von einem Menschen den Tag, Wochen oder Monate verderben lasse. Jeder von uns kann lernen, immer wieder selbst zu entscheiden, ob und wie lange er sich von anderen Menschen auslenken lässt.

Ein wichtiger Satz: Wer mich ärgert und wie lange, entscheide ich selbst!

Dieser Satz klingt so einfach und doch ist er so schwer immer wieder anzuwenden. Im Klartext heißt er, dass Sie selbst immer wieder entscheiden, ob Sie und wie lange Sie wütend oder verletzt sind und Ihr Selbstwertgefühl beschädigen lassen. Sie können auch eine Art Schutzschild entwickeln, mit dem Sie negative Äußerungen schlecht gelaunter Menschen einfach abwehren. Menschen, die selbst nur wenig Freude am Leben haben, warum auch immer, sind oft sehr eifrig darin, auch ihren Mitmenschen den Spaß am Leben zu verderben. Sie benutzen dafür Giftpfeile in Form von Anklagen, Angriffen, Entwertungen, Schuldgefühlen, Beleidigungen, Lügen und Provokationen, um ihre vermeintlichen Gegner zu treffen und ihnen die Stimmung zu verderben. Oft hilft es schon, wenn Sie die Achtsamkeit entwickeln, diese Giftpfeile zu identifizieren und ihnen einen Namen zu geben: »Aha, da versucht wieder jemand, mich anzugreifen oder mich zu entwerten.« Am besten sagen Sie dann zu sich selbst: »Netter Versuch, leider gescheitert, ich werde Dir keine Macht über mich geben und mich von Dir nicht herunterziehen lassen.« Fragen Sie sich immer, wenn Sie schlechte Laune bekommen oder sich ärgern, wem Sie gerade Macht über sich geben und wie lange Sie das zulassen wollen. Sie könnten es sofort ändern.

Hilfreiche Sätze sind:
»Bevor ich mich ärgere, ist es mir lieber egal«
oder
Ich gebe diesem Menschen keine Macht über mich und bleibe cool.
oder
Wer mich ärgert und wie lange entscheide ich immer noch selbst

Gelassenheit

Gelassenheit ist ein wichtiges Lebens-Tool. Doch es bedarf stetiger Übungen in Gelassenheit. Wenn Sie häufiger gelassen sein können, dann wird Ihre Welt friedlicher und entspannter! Gelassenheit hat etwas mit »lassen« zu tun, und das bedeutet Ruhe und Frieden finden, ohne kämpfen zu müssen. Dass ist für ADHS-Betroffene oft schwer, weil sie als genetisch bedingte alte Kämpfer schnell in den Kampfmodus schalten, da sie sich angegriffen fühlen, und wenn sie das so erleben, und dann können sie hart und unnachgiebig kämpfen, und aufgeben tun sie auch nicht so schnell. Menschen mit ADHS können wahre Meister darin sein, sich an etwas festzubeißen, sich tierisch zu ärgern oder aufzuregen, sich in Endlosdiskussionen zu verlieren, bei denen sie immer das letzte Wort haben wollen. Sie können in eine Art Terrier-Modus verfallen. Ein Terrier ist ein guter und mutiger Jagdhund, doch wenn er sich einmal festgebissen hat, dann lässt er nicht mehr los. Nachgeben erlebt er dann schnell als Niederlage und anderen Recht geben ist sowieso nicht die Stärke des ADHS-Betroffenen. Dabei wäre das Leben mit Lassen-Können und mehr Toleranz so viel einfacher und freudvoller. Viele Kämpfe, die ADHS-ler führen, lohnen sich gar nicht, weil der Energieaufwand hoch ist und der Preis schlechte Laune, miese Stimmung und Verhärtung. Und manchmal wissen ADHS-Betroffene am nächsten Morgen nicht einmal mehr, um was es gestern Abend so verbittert gegangen ist. Durch häufige Streitigkeiten und Kämpfe ums Rechthaben können Beziehungen vergiftet werden. Die meisten neurotypischen Menschen finden wenig Freude an Dauerspannung und Endlos-Konflikten. Man sollte immer auch bedenken, dass man selbst auch in eine negative Schwingung kommt und die eigene Lebensqualität damit erheblich beeinträchtigt wird. Hier gilt wieder die Überprüfung der Alarmanlage: Ist das wirklich mein Feind, ist diese Person wirklich gegen mich, was hat er wirklich gesagt und was habe ich gehört?

Leider ist es so, dass Menschen mit ADHS sich besser an negative Situationen erinnern als an die positiven. Dadurch können Situation verzerrt in Erinnerung bleiben bzw. negativer abgespeichert werden in dem Sinne: alle sind immer gegen mich!

Gelassen-Sein im Gegensatz zu der scharf gestellten Alarmanlage, ist eine innere Haltung, ein Geschenk, dass jeder vor allem sich selbst macht. Den eigenen Frieden finden ist so viel mehr wert als in einem verbissenen Kampf Punktesieger zu werden, denn in einem Kampf- und Kriegszustand verlieren letztlich beide, weil dieser die Stimmung verdirbt.

> Versuchen Sie, auf Rechthaben und Gewinnen zu verzichten!

Sagen Sie Ihr Anliegen und Ihre Meinung einmal und wenn der andere eine abweichende Meinung vertritt und sich sowieso nicht überzeugen lassen wird (wie Sie wahrscheinlich auch), dann ist der folgende Satz sehr hilfreich:

Ich sehe es so und du siehst es anderes, und wir lassen das jetzt einfach mal so stehen.

→ **Wie fühlt sich der Satz für Sie an?**

Schritte zur einer besseren Gefühlskontrolle

Erste Maßnahme:

Wenn Sie merken, dass Ihre Stimmung zu entgleisen droht oder Sie sich wieder tierisch ärgern, dann:

Tempo raus – Stopp zu sich selbst sagen.

Stopp zu sich selbst sagen, heißt Zeit gewinnen. Stellen Sie sich eine Bombe mit kurzer Zündschnur vor, die bisher sofort explodiert ist, wenn jemand ein Feuerzeug darangehalten hat. Mit der Stopp-Regel können sie die Zündschnur länger machen. Denken Sie dran, dass Sie nicht automatisch impulsiv reagieren müssen, sondern Sie die Wahl haben, auf die Situation angemessen zu reagieren. Dafür brauchen Sie Zeit, die Sie sich mit Stopp schaffen.

Versuchen Sie zu entschleunigen, runter vom Tempo, von der Heftigkeit und den spontanen Handlungen. Es ist sehr hilfreich, in solchen Situationen die Handbremse zu ziehen! Erst mal Klappe halten und nachdenken, statt Gefühle in die Welt schleudern.

Aus dem Bauch heraus zu reagieren ist für ADHS-ler meist keine gute Idee, weil zu heftig, zu ungesteuert … Sie wissen schon … Im Eifer des Gefechtes können Menschen mit ADHS sehr verletzend sein und das kann Beziehungen sehr belasten. Es ist hilfreich für Sie, wenn Sie mehr Gelassenheit, Bereitschaft zum Loslassen und Toleranz entwickeln.

Zweite Maßnahme:

Pressestelle anschalten und erst einmal Bestandsaufnahme machen. Was denke, fühle und will ich und wie kann ich sozialverträglich kommunizieren. Dafür braucht es Bedenkzeit! Die bekommt man, indem man auf die Toilette geht, eine Runde um den Block läuft oder einfach von 20 an rückwärts zählt. Wichtig ist es, nicht sofort zu reagieren.

Erst einmal sich einen Überblick verschaffen, Gedanken sortieren und Gefühle wahrnehmen. Prägen Sie sich das Bild der Handbremse ein und sagen Sie sich erst einmal:

Runter vom Tempo, Stopp! Auszeit statt Ausrasten.

Reagieren Sie nicht immer auf alles sofort, sondern verschaffen Sie sich zunächst einen Überblick: Was ist überhaupt passiert? Was habe ich wahrgenommen? Was ist mein Impuls und was fühle ich? Für ADHS-Betroffene ist Reden Silber und Schweigen Gold, denn im Zweifelsfall ist es erst einmal sinnvoll, den Mund zu halten und Gefühle und Gedanken zu sortieren, anstatt impulsiv zu handeln. Ihre Schnellschuss-Selbstverteidigungsanlage kann unnötigen Schaden anrichten. Es hilft, über manches eine Nacht zu schlafen. Am nächsten Morgen sieht vieles anders aus, wenn man selbst klarer und abgekühlter ist. Manche fragen sich dann, was gestern überhaupt so schrecklich war, dass sie sich so aufgeregt haben. Viel Ärger verraucht, wenn etwas Zeit verstreicht.

Ein wichtiges Prinzip ist: **Erst wahrnehmen, planen, dann handeln!**

Es kann helfen, sich einen kleinen inneren Raum vorzustellen, in den Sie sich zurückziehen und in dem Sie sich sortieren können. Sie sollten ihn einrichten, wenn es Ihnen gut geht. Stellen Sie sich einen Raum vor, an dem Sie sich geschützt und geborgen fühlen, wo Sie Ruhe und Entspannung finden. Definieren Sie diesen Raum als »Schutzraum«, in dem Sie auftanken und sich sammeln können. Sie können sich dann in Ihrer Auszeit in diesen inneren Raum begeben und Ihre Gedanken ordnen.

Versuchen Sie zu verhindern, zu handeln ohne nachzudenken. Lassen Sie sich vor allem nicht provozieren. Bei Menschen mit ADHS kann man so schnell das Knöpfchen drücken und schon sind Sie wieder im Kampfmodus. Stellen Sie sich wieder Ihr Hilfs-Ich vor, das die Hand auf Ihre Schulter legt und sagt: »Ich ziehe mir den Schuh nicht an!« oder

»Kleinen Lichtern soll man nicht so viele Bedeutung geben«! oder

»Arme Socke, der war aber schlecht gelaunt!« oder

»Schade, dass der das nicht anders sagen kann!«

Erfinden Sie am besten Sätze, die für Ihre Situation zutreffen, aber tun Sie das in einer ruhigen Minute, denn im Eifer des Gefechtes sind Sie wieder zu schnell im Kriegszustand. Versuchen Sie, dem Negativen in Ihrem Leben nicht mehr so viel Macht und Bedeutung zu geben und es möglichst schnell wieder loszulassen.

Wie kann ich Gefühle loslassen?

Das Loslassen von Gefühlen bedarf immer wieder viel Übung. Wenn Sie Gefühle achtsam wahrgenommen haben, sie genau beschrieben haben und es Ihnen gelungen ist, sie ohne Wertung anzunehmen, dann können Sie erst die Entscheidung treffen, die Gefühle loszulassen. Das gelingt besonders gut, wenn Sie das an eine Handbewegung koppeln, z. B. so, als wollten Sie einen Stein wegschleudern. Oder stellen Sie sich Ihre Gefühle vor und wie diese einfach wie Rauch aus Ihnen herausgeblasen werden.

→ Übung:
Wenn Sie wütend sind, stellen Sie sich vor, dass Sie all Ihre Wut in die rechte Faust verlagern. Wichtig hierbei ist die Vorstellung, dass Ihre geballte rechte Faust all Ihre Wut aus dem Körper zieht und dass diese Wut sich in Ihrer rechten Faust sammelt und verdichtet. Drücken Sie dafür die rechte Faust ganz fest zusammen. Wenn Sie das Gefühl haben, dass Ihre ganze Wut sich nun in Ihrer rechten Faust befindet, nehmen Sie die Wut bewusst wahr. Sagen Sie sich, *Ich habe Wut*, statt *Ich bin wütend* und fühlen Sie genau, was die Wut mit Ihnen macht und welche körperlichen Empfindungen Sie dabei haben. Machen Sie sich dann bewusst, dass Sie nicht die Wut sind und dass Sie diese Wut jederzeit loslassen können. Wenn Sie bereit sind, all diese Wut loszulassen, dann öffnen Sie die rechte Faust und lassen die Wut einfach entweichen. Entlassen Sie die Wut aus Ihrem Leben und machen Sie sich klar, dass Sie selbst bestimmen, wer und was Sie wütend macht und wie lange diese Wut anhält. Das ist die Kontrolle über die Gefühle! Sie *sind* nicht das Gefühl, sondern Sie *haben* Gefühle und Sie können selbst bestimmen, was Gefühle mit Ihnen machen. Das ist dann Ihre innere Freiheit, denn Gefühle zu haben bedeutet dann nicht mehr, sich von ihnen bestimmen zu lassen und sie unkontrolliert in die Welt schleudern zu müssen!

Weitere Hilfen zur Gefühlskontrolle:
Wenn Ihre Wut so stark ist, dass Sie sie nicht mehr unter Kontrolle bekommen, greifen Sie zu frischen Chilischoten oder Chili-Gummibärchen: Die sind sehr scharf, und unser Gehirn verarbeitet Schärfe wie einen ausgeprägten Schmerzreiz. Der ist unangenehm, schadet aber nicht und lenkt das Gehirn so ab, dass es von der Wut ablässt und sich mit diesem Reiz beschäftigt. Schon gewinnen Sie wieder Zeit und Kontrolle.

Cool Down:
Weitere Übungen zu Auszeit statt Ausrasten: Versuchen Sie, cool zu bleiben ... Wenn es nicht gelingt, das Gefühl loszulassen, dann kann man auf die folgenden Techniken zurückgreifen:

- Atemtechniken,
- die Faust unmerklich in der Hosentasche ballen,
- einfach bis 20 zählen,
- oder sich den Satz sagen: »Sei jetzt still und gib dir ein paar Minuten«.

Man kann in seiner Vorstellungskraft einen Punkt am Körper ausmachen, auf dem man Ruhe und Gelassenheit ankert und diesen Punkt immer wieder berühren.

Es ist auch gut, Menschen, die einem nahestehen, eine Gebrauchsanweisung zum Umgang mit den eigenen Schwierigkeiten zu geben und sie zu bitten, in Konfliktsituationen und bei drohendem Kontrollverlust einem selbst eine Auszeit zu gewähren. Hierbei ist es wichtig, dass eine Zeit festgelegt wird, an dem später dieser anstehende Konflikt geklärt werden soll.

Man kann auch auf seine Fähigkeit der eigenen Ablenkbarkeit zurückgreifen, indem man seinen Scheinwerfer bewusst auf einen anderen Focus stellt und sich mit etwas Positiverem und Spannenden beschäftigt. Ablenkung hilft in solchen Situationen.

Ebenso können Sie mit Hilfe Ihres Imaginationsvermögens visualisieren, das für Sie Unangenehme oder Ärgerliche in kleine Kästchen zu verpacken und diese in den Keller zu tragen oder Gedanken und Gefühle wie auf einem Fließband zu sortieren, auf dem Sie entscheiden, ob Sie das Fließband einfach weiterlaufen lassen und diese Gefühle sich weiter von Ihnen entfernen oder ob Sie die Gefühle vom Fließband herunterholen und Sie sich weiter damit beschäftigen wollen.

Sie können sich also bewusst entscheiden, ob Sie sich von negativen Gefühlen weiter herunterziehen lassen oder ob Sie bewusst dazu eine andere Haltung einnehmen, indem Sie sich aufrecht hinsetzen und zu sich selbst positive Formulierungen sagen wie:

»Ich lasse mich davon nicht aus der Fassung bringen.«

»Schade, dass ...«

Wenn emotionale Entgleisungen weiterhin vorkommen, was wahrscheinlich ist, dann ist es hilfreich, diese Situationen zu analysieren. Und wenn es schiefgeht, das dann wenigstens mit Humor betrachten und etwas daraus lernen. Es hilft, verunglückte Situationen so zu sehen: »Dumm gelaufen, aber wenigstens etwas daraus gelernt«. Denn wir lernen am allermeisten aus unseren Fehlern.

Versuchen Sie, es so zu sehen: die Menschen, die uns am meisten aufregen oder kränken, sind unsere besten Lehrer. Sie geben uns die Gelegenheit, mit ihnen Gelassenheit zu trainieren, und sie sind eine ständige Übung für uns, so dass wir mit ihnen lernen können, uns nicht von ihnen herunterziehen zu lassen.

Strategien für mehr Gefühlskontrolle

Erster Schritt:

- Entschleunigen, Zeit gewinnen, Auszeit statt Ausrasten.
- Pressestelle einschalten, nicht sofort reagieren.

Zweiter Schritt:

- Wahrnehmen was ist.
- Was denke, fühle und will ich und wie sage ich es sozialverträglich?

Dritter Schritt:

- Gefühle annehmen, ohne zu werten.
- Ich *habe* das Gefühl und ich *bin* nicht das Gefühl und ich kann entscheiden, was ich mit dem Gefühl mache.
- Wer mich ärgert und wie lange ich mich ärgere, das entscheide ich selbst.
- Ich entscheide, wie lange ich einem Gefühl Raum gebe.
- Ich kann Gefühle wahrnehmen und dann loslassen.
- Machen Sie sich eine Liste hilfreicher Sätze, wenn Situationen schwierig werden.
- Schreiben Sie ein Gefühlstagebuch.
- Wenn Ihnen die Situation entgleist ist, schreiben Sie diese auf und versuchen Sie, etwas daraus zu lernen. Was kann ich dafür tun, dass mir das das nächste Mal nicht passiert?
- Wenn Sie sich wieder ärgern, fragen Sie sich, wem Sie Macht über sich gegeben haben.
- Versuchen Sie, Kämpfe und Streitigkeiten zu vermeiden.
- Es hilft, sich immer wieder klarzumachen, dass man nicht immer Recht hat und es in der Welt viele Sichtweisen und viele unterschiedliche Gefühlsreaktionen gibt.

Was ist positiv an der Impulsivität und an starken Stimmungsschwankungen?

Impulsivität ist nicht nur eine Schwäche, sondern auch eine Charakterstärke von Menschen mit ADHS. Impulsive Menschen haben eine große Originalität, Flexibilität und Improvisationstalent, vielseitiges Interesse, Hilfsbereitschaft, Offenheit. ADHS-Betroffene sind authentisch und ehrlich und sie tricksen nicht. Man weiß bei ihnen immer, woran man ist, und das macht sie einschätzbar, wenngleich sie manchmal in ihrer emotionalen Überreaktion unberechenbar sein können. Ihr Gerechtigkeitsempfinden hat oft etwas Unerschrockenes und Mutiges, und sie sind bereit, ihre Meinung und auch gegenüber anderen Menschen und gegen Unrecht zu verteidigen.

4.5 Selbstorganisation – zwischen Chaos und Perfektionismus

Der Jäger konnte nicht planen und musste auch keine Ordnung halten, weil er wahrscheinlich nichts besessen hat außer seinen Jagdwerkzeugen. ADHS ist eine Störung der Planungsfunktionen und der Selbstorganisation. Und Planung und Selbstorganisation spielen in unserem heutigen Arbeitsleben eine große Rolle.

Beeinträchtigungen der Planungsfunktionen zeigen sich in den folgenden Bereichen

- Schwierigkeiten bei der Planung und Organisation von Aufgaben
- Schwierigkeiten, Verhalten und Emotionen zu kontrollieren
- Schwierigkeiten mit der Aufmerksamkeit
- Probleme, Entscheidungen zu treffen
- Schwierigkeiten, Zeit richtig einzuschätzen und zuzuordnen

→ **Hier wieder eine Runde: Wer kennt das und in welcher Weise?**

Ein wichtiger Teil unseres Gehirns ist der präfrontale Kortex, der vereinfacht gesagt die Hirnfunktionen koordiniert wie ein Dirigent ein Orchester. Dieser Dirigent ist sehr kreativ, intuitiv, aber er hat keinen richtigen Plan und hält sich oft nicht an die Noten. Sein Orchester hört nicht immer auf ihn, sondern jedes Orchestermitglied spielt vorwiegend das, was ihm Spaß macht. Es kann daraus ein Meisterwerk entstehen, was aber eher selten ist, oder aber ein ungeordnetes Stück, in dem jedes Orchestermitglied zwar ein großes Potential hat, dieses aber in dem Chaos nicht zur Geltung bringen kann.

Bei ADHS ist oft die Fähigkeit beeinträchtigt, Probleme gut und stringent zu lösen. ADHS-Betroffene sind also sprunghaft und machen irgendwann irgendetwas, statt in die Zukunft zu planen und einen Plan umzusetzen.

Es zeigen sich weiterhin Probleme, tägliche Aktivitäten zu planen und sich selbst zu aktivieren. Menschen mit ADHS können sich häufig nur schwer entscheiden. Wenn sie sich für etwas entschieden haben, zweifeln sie schnell und wollen wieder das andere. Es fällt schwer, sich zu entscheiden, wenn man nicht priorisieren kann. Und noch dazu haben Entscheidungen immer damit zu tun, dass man sich für eine Sache und gegen eine andere entscheiden muss. Eigentlich suchen ADHS-ler danach, eine Entscheidung zu treffen, mit der sie auf nichts verzichten müssen. Und genau das ist meist nicht möglich. Es gibt keine Entscheidung, ohne dass es dazu auch eine Schattenseite gibt oder diese Entscheidung gleichzeitig einen Verzicht bedeutet.

Was ADHS-ler brauchen ist ein Chaosmanager.

Damit Sie Ihr Leben besser organisieren können, brauchen Sie einen Chaosmanager, der Sie daran erinnert, wie Sie wieder Ordnung und Struktur in Ihrem Leben schaffen können. Sie profitieren davon, wenn Sie Rituale, gute Gewohnheiten und Regeln entwickeln, die Sie möglichst regelmäßig anwenden. Es sind die kleinen Regeln, sogenannte Minihabits, die Sie in Ihrem Leben weiterbringen. Sie erscheinen so einfach und banal, aber sie haben große Auswirkungen. Wenn Sie nicht täglich etwas gegen Ihr Chaos tun, dann entstehen wieder diese Häufchen und Sie verlieren den Überblick über Ihr Leben. Wichtig ist immer: Vom Chaos in die Struktur zu kommen.

> Chaos entsteht von selbst, Ordnung muss man immer wieder schaffen.

Da das Chaos von selbst entsteht, müssen Sie einen ständigen Kampf gegen Ihr eigenes Chaos führen. Weil Sie sich schlecht ordnen und strukturieren können, bedeutet das meist eine lebenslange Anstrengung. Letztlich müssen Sie jeden Tag wieder neu in den Ring steigen und den Kampf gegen Ihr Chaos aufnehmen. Sie können immer wieder am Zustand Ihres Schreibtisches, Ihres Arbeitszimmers oder Ihres Kleiderschrankes sehen, welchen Grad der Aufgeräumtheit Sie gerade mental haben. Das innere und das äußere Chaos beeinflussen sich nämlich gegenseitig. Je mehr Chaos um Sie herum besteht, desto chaotischer werden Sie, denn alles, was herumliegt, stellt eine Quelle ständiger Ablenkung und neuer Assoziationen dar. Umgekehrt gilt aber auch, denn wenn Sie aufräumen, dann werden Sie sogar innerlich aufgeräumter. Insofern ist Aufräumen eine Art Therapie, die dabei hilft, sich mental sortierter und geordneter zu fühlen. Das heißt nichts anderes, als dass das äußere Chaos auch Ihre innere Befindlichkeit beeinflusst und umgekehrt das Aufräumen Sie innerlich sortierter macht. Wir sagen: »Ich fühle mich aufgeräumt, und damit ist gemeint, dass man sich klar und geordnet fühlt«. Ordnung halten ist nicht spießig, sondern notwendig, um die anstehenden Aufgaben gut zu bewältigen, und es spart Ihnen viel Zeit, die Sie nicht mit Suchen verbringen müssen. Gestehen Sie sich ein, dass Suchen schlechte Laune und

Stress macht. Und noch dazu ist Chaos ansteckend. Andere Menschen, die ebenfalls Probleme damit haben, werden dann ebenfalls schneller chaotisch. Und Menschen, die Ordnung benötigen, sind genervt, gestresst und fühlen sich unwohl, wenn Sie in Unordnung leben müssen.

Nicht »Wer Ordnung hält, ist nur zum faul zum Suchen«, sondern »Wer keine Ordnung hält, sucht!« Funktionierende Selbstorganisationstechniken sind sinnvoll und erleichtern das Leben. Noch dazu fördert das die Zufriedenheit mit dem eigenen Tun und sorgt für eine Verbesserung des Selbstwertgefühls. Regeln helfen, die Ordnung aufrecht zu erhalten. Diese funktionieren allerdings nur, solange man sie jeden Tag umsetzt.

Ordnung ist in erster Linie ein Geschenk, dass Sie sich selbst machen.

⟶ **Runde mit der Gruppe: Wer hat Probleme mit seiner Selbstorganisation und wie sehen diese Probleme konkret aus?**

Regeln gegen das Chaos

Wir wollen uns nun die täglichen Ordnungsregeln genauer anschauen. Bitte beachten Sie dabei, dass Ihnen jetzt alles sonnenklar ist und dass Sie viele dieser Regeln kennen, und natürlich haben Sie diese auch immer wieder mal befolgt. Das Problem bei ADHS ist leider, dass all diese so sonnenklaren Regeln immer wieder unmerklich verloren gehen. Sie fahren in den Urlaub und wenn Sie wieder zurückkommen, haben Sie eventuell nur noch wenig Zugriff auf die Regeln, mit denen Sie vor dem Urlaub Ihr Leben ganz gut im Griff hatten. Es ist wie ein Programm, was man sich auf die Festplatte spielt, und dieses Programm wird mit der Zeit unmerklich gelöscht. Und dann nimmt das Chaos wieder seinen Lauf. Es ist deshalb notwendig, dass Sie wichtige Regeln schriftlich festhalten und sich immer wieder an deren Einhaltung erinnern. So als müssten Sie das Ordnungsprogramm immer mal wieder neu aufspielen.

Eine wichtige Regel lautet: Was du tun musst, tue gleich richtig und vollständig.

Das ist für Sie ein wichtiger Satz, den Sie sich auch immer laut vorsagen können. Z. B.: »Ich gehe jetzt in den Keller und hole zwei Flaschen Wasser! Nicht zwischendurch stehen bleiben, noch schnell etwas anders erledigen und im Keller ankommen und schon wieder nicht wissen, was man da eigentlich wollte.« Trainieren Sie das täglich. Es kann in Beziehungen täglichen Ärger schaffen, wenn Ihr Putzeimer eine Woche mit Wasser im Wohnzimmer steht. Oder die Utensilien Ihrer letzten handwerklichen Aktion wochenlang herumliegen.

→ **Frage an die Gruppe: Wer kennt das, die herumliegenden Gegenstände gar nicht wahrzunehmen, die aber den Partner massiv stören?**

Viele Sachen nur unvollständig zu erledigen und nicht zu Ende zu führen, schafft Misserfolge. Wenn Sie eine Aufgabe zu Ende bringen, schaffen Sie sich damit ein Erfolgserlebnis. Hier geht es wieder um Präsenz und Bewusstheit. Im Hier und Jetzt konzentriert bei der Sache bleiben und nicht dauernd in Gedanken und Tätigkeiten springen und sich ablenken lassen.

> Ohne Zettel ist verzetteln!

Diese Regel haben wir bereits besprochen. Seien Sie realistisch und akzeptieren Sie einfach, dass Sie vergesslicher sind als andere Menschen. Das ist gar nicht so schlimm, wenn man dafür funktionierende Strategien entwickelt. Gewöhnen Sie sich einfach an, alles aufzuschreiben. Denken Sie daran, wie genial Ihr Gehirn arbeitet, wenn Sie es sich zur Gewohnheit machen, Ihre Gedanken zu ernten und gute Ideen und Erkenntnisse sofort aufschreiben. Denken Sie wieder an den Satz »Aus den Augen aus dem Sinn«. Ein guter Gedanke, neuer Gedanke, guter Gedanke weg.

Wir wiederholen hier noch mal die Strategien gegen das Vergessen, weil diese besonders schnell vergessen werden.

Strategien gegen das Vergessen

- Versuchen Sie, Gedächtnisstützen in Form von Klebezetteln etc. anzubringen. Ganz wichtig: nehmen Sie bitte nur ein System z. B. Klebezettel oder White Board und platzieren Sie diese Zettel immer am gleichen Ort. Es nutzt nichts, überall Klebezettel herumliegen zu haben.
- Übertragen Sie abends Ihre geernteten Gedanken.
- Führen Sie Tageslisten oder ordnen Sie Ihre Geistesblitze bestimmten Projekten zu.
- Führen Sie To-Do-Listen, Urlaubslisten, Geschenkelisten und Einkaufslisten. Man muss ja nicht die Welt immer wieder neu erfinden, und Listen helfen dabei, sich selbst eine Struktur zu geben.

- Entwerfen Sie Tageslisten, Wochenpläne etc., wobei Sie die Tageslisten jeden Morgen aktualisieren sollten, indem Sie das Erledigte vom Vortag ausstreichen und neue Aufgaben hinzufügen. Es schafft ein gutes Gefühl und Erfolgserlebnisse, wenn man das Erledigte sichtbar wegstreichen kann. Wichtig ist, dass die To-do-Listen immer gleich lang bleiben sollten.
- Schreiben Sie alle guten Einfälle nach dem gleichen System auf. Legen Sie sich beim Arbeiten einen leeren Zettel und halten Sie damit Ihre Gedankenblitze fest.
- Nutzen Sie Mindmap. Das ist eine sehr gute Technik. Es gibt viele freeware Versionen im Internet. Mindmap ist sehr hilfreich, um Priorisieren zu lernen.

Weitere Regeln gegen das Chaos

Die Salamitaktik

Das ist eine Regel für komplexe Aufgaben. Diese gilt es in Teilschritte aufzuteilen, wie eine Salami, die man ja auch nicht auf einmal essen kann. Genießbar und verdaulich wird sie nur, wenn man sie in kleine Scheibchen aufteilt. Wichtig dabei ist es, die kleinen Arbeitsschritte, in die man große Aufgaben zerlegt hat, vollständig zu erledigen. Versuchen Sie, die Teilschritte einer großen Aufgabe klar zu definieren. Ein Erfolgserlebnis haben Sie dann, wenn Sie einen Teilschritt erledigt haben. Und viele Teilschritte machen einen Weg!

Vom Chaos in die Struktur kommen

Wir haben schon viel über die ADHS-Häufchen gesprochen. Die meisten Menschen mit ADHS kennen das sehr gut: Briefe werden aufgerissen und unbearbeitet liegengelassen, alte Werbung vom letzten Jahr liegt genauso ungeordnet auf dem Tisch wie Rechnungen, die wirklich brennen, weil schon die zweite Mahnung fällig geworden ist. Steuererklärungen können nicht gemacht werden, weil sich in dem Chaos-Heuhaufen die Tankquittungen oder Bücherrechnungen nicht mehr auffinden lassen.

Wichtig ist es, das Erstellen von Strukturen planvoll vorzubereiten. Kaufen Sie sich dafür bunte Ablagen (die Sie stapeln können) und einen Beschrifter. Versuchen Sie jetzt, Kategorien zu bilden, nach denen Sie Ihr Chaos sortieren: z. B. ein Ordner für die Krankenkasse, die Rente, den Verein, wo Sie einen Posten haben, Steuererklärung, Gebrauchsanweisungen usw. Mit dem Beschrifter beschriften Sie nun die bunten Aktenablagen. Eine Beschriftung hat den Vorteil, dass er gut lesbar ist, einen guten Kleber hat und Sie noch 3 Jahre später lesen können, was Sie in diesem Kästchen zugeordnet haben. Ein Kästchen ganz oben sollte rot sein, mit der Aufschrift »wichtig«.

Immer wenn Sie einen Brief oder ein Schriftstück öffnen, entscheiden Sie bitte sogleich, ob es wichtig oder unwichtig ist. Wichtig kommt in das rote Kästchen. Das sind vor allem Rechnungen oder Anschreiben, die beantwortet oder bearbeitet werden müssen. Machen Sie einen Termin einmal die Woche fest mit sich aus. und es ist wirklich wichtig, immer zur gleichen Zeit, an dem Sie dieses Kästchen vollständig bis zum Ende bearbeiten! Das ist auch eine wichtige Hilfe, um zu priorisieren. Alles Wichtige befindet sich eben in diesem Kästchen, und das muss vordringlich und vollständig bearbeitet werden.

Machen Sie es sich zur Angewohnheit, dass Sie jedes Schriftstück, dass Sie in die Hand nehmen, einem bestimmten Kästchen zuordnen. Dann wissen Sie, wo Sie den Bescheid Ihrer Rentenversicherung oder eine Mitteilung Ihrer Krankenversicherung finden.

Wenn Sie eine Ablage für z. B. Steuererklärungen haben und das ganze Jahr dort alle notwendigen Belege hineinsortieren, dann werden Steuererklärungen leicht. Sich das Leben leichter und übersichtlicher zu machen ist eine gute Idee! Wenn die Kästchen voll sind, dann packen Sie den Inhalt in einen Ordner, den Sie bitte genau beschriften. Ordnen Sie dann die Angelegenheiten nach dem ABC oder nach Datum.

Aufräumen ist für neurotypische Menschen meist einfach, aber an Menschen mit ADHS stellt es hohe Anforderungen. Schämen Sie sich nicht dafür, denn es ist eine Besonderheit, die Sie mit auf die Welt gebracht haben.

Wichtig ist es, dass Sie Ihre Organisationssysteme beibehalten. Akzeptieren Sie, dass Sie eine Struktur und Beschriftungen brauchen. Heute sind Sie davon überzeugt, dass Sie Ihr Ordnungssystem im Griff haben. Nach drei Wochen kann sich dieses Wissen möglicherweise in Nichts auflösen, und das Chaos nimmt deshalb wieder seinen Lauf, weil Sie Ihr Ordnungssystem vergessen haben. Und denken Sie daran:

> Gute Organisation schafft Zeit für die schönen Dinge des Lebens.

Alles an seinen Platz

Eine Technik gegen das Chaos besteht darin, eine gute Beschriftung für wichtige Gegenstände durchzuführen und z. B. jedem wichtigen Werkzeug einen speziellen Platz zuzuordnen. Oder die Schubladen zu beschriften, mit deren Inhalt. Dann merkt man sich auch besser, wo diese Gegenstände wohnen: z. B. Schere, Korkenzieher, Messer etc. Sie sparen viel Zeit, wenn Sie die Dinge schnell finden, die Sie brauchen. Dieses Sortieren ist natürlich erst einmal eher öde und langweilig, aber es ist ein Supergefühl zu wissen, wo was zu finden ist. Nehmen Sie Ihre Beschriftungsmaschine und beschriften Sie Schubladen und definieren Sie deren Inhalt. Ihr Gehirn kann sich dann besser merken, wo was hingehört.

Einen Startpunkt definieren

Versuchen Sie, für alle Dinge einen festen Platz einzurichten. Am wichtigsten ist ein Startpunkt. Hier sollten Sie Ihre Schlüssel, Ihre Geldbörse ablegen, Ihr Handy ins Aufladegerät stecken und Ihre Brille ablegen. Wenn Ihnen etwas Wichtiges für den morgigen Tag einfällt, dann sollten Sie die Notiz auch an diesen Startplatz legen. Und niemand anderes darf diesen Startplatz benutzen und niemand darf etwas von Ihrem Startplatz entfernen. Starten und landen Sie in Ihrer Wohnung von diesem Platz aus. Auch diese Gewohnheit sollten Sie strikt einhalten. Sie erleichtert das Leben, denn nichts ist ärgerlicher, als wieder den Schlüssel vergessen zu haben oder das Handy zu suchen.

Schaffen Sie sich ansonsten weitere Ordnungssysteme und bleiben Sie bei diesem System. Veränderungen sind Ihr Feind, weil Sie dann von Ihren Gewohnheiten abweichen. Neu ist nicht besser. Sie sind auf eine Grundordnung und ein Ordnungssystem angewiesen, sonst sind Sie in unseren komplexen Arbeitssystemen verloren.

Wichtig ist es für Sie, sich realistische Ziele zu setzen. Jahrelanges Chaos kann nur mit Geduld und Gelassenheit sortiert werden – und loben und belohnen Sie sich hin und wieder für gelungene kleine Schritte. Sie brauchen dazu immer wieder Selbstdisziplin. Hängen Sie neue Erkenntnisse und neue Regeln gut sichtbar auf. Das hilft Ihnen, sich an sie zu erinnern. Und denken Sie an »immer öfter«, denn es wird nicht gleich alles auf Anhieb klappen. Wichtig ist, dass Sie analysieren, warum es heute nicht geklappt hat. Benennen Sie die Regel und versuchen Sie, zu Ihrer Gewohnheit zurückzukehren. Rückfälle gehören zur Veränderung.

Vielleicht kennen Sie das auch, weil das bei vielen Menschen mit ADHS so ist, dass Sie alles auf einmal ändern wollen, und wenn das nicht klappt, dass Sie einfach gar nichts tun. Es ist für ADHS-Betroffene oft schwer, Dinge zu tun, die keinen Spaß machen. Und dann geht das nur auf den letzten Drücker, und das schafft wieder Stress, und oft ist es dann lange nicht so gut, wie es hätte sein können, wenn man rechtzeitig angefangen hätte.

Belohnen Sie sich dafür, dass Sie etwas erledigt haben, und erledigen Sie die unangenehmen Aufgaben zuerst. Seien Sie ehrlich zu sich selbst. Sie sind bestimmt ein Meister in Selbstausreden, aber letztlich sind Sie immer der Leidtragende. Grundsätzlich sollten Sie sich immer wieder verdeutlichen, dass das Leben kein Wunschkonzert ist und dass man sich immer wieder quälen muss, wenn man Erfolg haben möchte, und das macht gewiss nicht immer Spaß. Erfolg ist meist eine Treppe, die man Stufe für Stufe erklimmen muss, und kein Fahrstuhl, mit dem man rasch ins oberste Stockwerk fährt. Man braucht dafür Disziplin und Ordnung und Geduld. Und genau diese Eigenschaften sind für Menschen mit ADHS besonders schwer zu lernen.

Bloß kein Perfektionismus

Wahrscheinlich kennen Sie gut das »Alles oder Nichts«-Prinzip. Entweder Chaos oder alles perfekt aufgeräumt. Niemand kann Chaos und Perfektion so perfekt kombinieren wie ADHS-Betroffene. Wir hatten schon erwähnt, dass Menschen mit ADHS übergangslos von einem Extrem ins andere fallen können. Das Problem dabei ist, dass Extreme immer instabil sind. Chaotisch sein ist genauso problematisch wie perfekt sein zu wollen, denn Perfektion ist unerreichbar, und der Versuch, so sein zu wollen, kostet viel Zeit und Mühe. Versuchen Sie sich öfter zu fragen, was denn ein gesunder Mittelweg wäre. Der ist vielleicht nicht so spektakulär, meist aber erfolgreicher und nachhaltiger.

Mit anderen gemeinsam geht es besser

Arbeiten, die man nicht so gerne mag, wie Bügeln oder Hausputz etc., können Sie oft besser in Gesellschaft mit anderen Menschen, die Sie gerne mögen, erledigen. Es kann hilfreich sein, dass Sie sich z. B. eine Freundin holen und eine Woche gemeinsam zuhause und die nächste Woche bei ihr bügeln. Männer können das natürlich genauso machen. Damit fällt Ihnen das Anfangen leichter, weil Sie sich damit schon einen Termin gesetzt haben. Es ist kein Makel, nach Hilfe zu fragen und Schwierigkeiten zu benennen. Es kann auch unterstützend sein, wenn Sie sich eine gute Musik auflegen und damit unliebsame Arbeiten besser erledigen. Auch Steuererklärungen können zu zweit einfacher von der Hand gehen als alleine Belege zu sortieren. Wenn man die Wohnung aufräumen möchte, kann man auch Leute einladen und dass schafft auf einen Termindruck, vorher die Wohnung in einen vernünftigen Zustand bringen zu müssen.

Erfolgserlebnisse schaffen

Gerade Haushalt oder Lernen sind oft öde. Man kann »Vorher-Hinterher«-Fotos machen, vor oder nach dem Aufräumen oder nach dem Lernen sich noch einmal daran erinnern, was man heute alles gelernt hat. Menschen mit ADHS können oft nur schwer erkennen, welche Fortschritte Sie gemacht haben.

Die richtige Tageszeit

Sie sollten auch auf Ihren Tagesrhythmus achten. Einige von uns sind Morgenmenschen. Viele Menschen mit ADHS sind es nicht. Viele Menschen mit ADHS werden erst gegen Mittag richtig wach. Versuchen Sie herauszufinden, welche die richtige Tageszeit für Sie ist, um Aufgaben zu erledigen, die keinen Spaß machen.

Organisationsplan aufhängen

Es ist wirklich sinnvoll, einen Organisationsplan zu erstellen und Routinen zu schaffen. Montags putzen, sonntags rotes Kästchen abarbeiten etc. Versuchen Sie möglichst nicht, von den selbst gesetzten Routinen abzuweichen.

Hängen Sie sich den Organisationsplan gut sichtbar auf und schauen Sie jeden Tag drauf. Sie wissen ja: ADHS ist »aus den Augen aus dem Sinn«.

Müll entsorgen und recyceln

Unordentliche Wohnungen mit vielen Dingen sind viel schwieriger ordentlich zu halten als Wohnungen mit weniger Sachen. Menschen mit ADHS neigen zum Horten von Dingen. Vieles davon brauchen Sie gar nicht. Für Menschen mit ADHS ist es wichtig, immer wieder etwas wegzuwerfen und Platz zu schaffen und am besten die Wohnung gar nicht erst zuzumüllen mit zu vielen vermutlich wichtigen Gegenständen. Es ist z. B. hilfreich, dass Sie es sich zur Regel machen, nur etwas zu kaufen, wenn Sie vorher etwas anderes weggeworfen oder weggegeben haben. Das hilft dabei zu bedenken, ob man das Neue wirklich dringend benötigt. Versuchen Sie, Dinge loszuwerden, die Sie jahrelang nicht benutzt haben. Vielleicht haben andere Menschen dafür eine bessere Verwendung, und dann können Sie sogar anderen Menschen noch eine Freude machen.

Es ist egal, ob ein Gegenstand noch funktioniert oder teuer war. Wenn Sie ihn nicht lieben oder ihn nicht regelmäßig benutzen, ist es besser, wenn Sie sich davon trennen. Eine sinnvolle Regel wäre z. B.: ein Jahr nicht benutzt und von keinem emotionalen Wert: weg damit! Sie können auch mit sich selbst einen Wettbewerb machen: zwei Kisten Müll entsorgen und sich dafür eine Belohnung in Aussicht stellen.

Kaufen Sie nicht leichtfertig

Widerstehen Sie der Versuchung, für Ihren Haushalt immer wieder Dinge zu kaufen, die sich dann als wenig anwendbar erweisen. Kaufen Sie nur Dinge, die Ihnen wirklich helfen und über die Sie sich wirklich lange freuen. Menschen mit ADHS neigen dazu, zu viel zu kaufen.

Ein kleiner Fortschritt ist ein Fortschritt

Drei erledigte Aufgaben sind nicht viel, aber besser als nichts. Ein aufgeräumtes Regal ist kein aufgeräumtes Wohnzimmer, aber es ist besser als ein unaufgeräumtes Regal. Ein kleiner Fortschritt ist immer ein Fortschritt, und denken Sie wieder an den längeren Weg mit den kleinen Stufen. Viele kleine Schritte machen einen Weg ...

Seien Sie mitfühlend und liebevoll mit sich selbst

Es ist toll, wenn Sie Ihren Haushalt oder Ihre Arbeit gut organisieren, und loben Sie sich dafür, selbst wenn andere nicht so viel Lob dafür aufbringen. Mit Ihren Planungsproblemen ist das für Sie einfach eine höhere Anforderung.

Selbstbelohnungen sind wichtig

Wenn Sie schon von Anderen nicht gelobt werden, dann tun Sie es zumindest selbst. Gratulieren Sie sich dafür, dass Sie nie aufgeben haben und dass Sie wenigstens jetzt wissen, warum es Ihnen derart schwerfällt, sich gut zu organisieren. Tun Sie etwas, was Ihnen guttut und loben Sie sich, dass Sie jeden Tag von Neuem etwas gegen Ihr Chaos tun.

Denken Sie an Partner und Arbeitskollegen

Ihre Toleranz für Unordnung ist meist deutlich größer als die Toleranz anderer. Viele Menschen fühlen sich in Unordnung außerordentlich unwohl. Wenn Ihr Partner viel Ordnung braucht, respektieren Sie das und versuchen Sie, einen Kompromiss zu finden. Es ist Stress für Partner, ständig auf herumliegende Socken zu schauen, ungelesene Zeitungsstapel ansehen zu müssen, über heruntergefallene Badetücher zu stolpern oder jeden Tag Ihre benutzte Zahnpastatube zuzuschrauben. Machen Sie sich klar, dass dies für Ihren Partner permanente Ärgerquellen sein können, die sich mit der Zeit summieren.

Zuletzt versuchen Sie, die Vorteile zu sehen. Menschen mit ADHS sind oft der Inbegriff des kreativen Chaos und der Intuition. Deshalb kann man auch viele originelle Ideen haben und neue Wege beschreiten.

4.6 Prokrastination und Zeitmanagement

Zeitmanagement und Organisation

Unpünktlichkeit und die Schwierigkeiten, Zeit richtig zu messen, sind für viele Menschen mit ADHS ein Problem. Oft werden diese Probleme von ADHS-Betroffenen aber nicht ausreichend beachtet. Unpünktlichkeit ist für Partner und Arbeitskollegen ein Ärgernis. Niemand wartet gerne auf jemanden und schon gar nicht ADHSler, die sofort ungeduldig werden, wenn sie warten müssen.

Menschen mit ADHS verfügen über keinen zuverlässigen Sinn für Zeiterfassung und Zeitmessung. Sie können Zeit endlos gedehnt erleben, vor allem, wenn ihnen langweilig ist und sie Zeitverdichtung erfahren, wenn sie im Hyperfokus bzw. im Flow sind. Wenn sie eine halbe Stunde Zeit haben, dann ist es für sie schwer abzuschätzen, was sie in dieser Zeit tun können. Meist nehmen sie sich für diese halbe Stunde zu viel vor und schon sind sie wieder zu spät. Manche sind chronische Zuspätkommer, nicht, weil sie das wollen, sondern weil ihre Zeitmessung so unzuverlässig ist.

Schwierig ist es für Menschen mit ADHS, Zeit auf dem linearen Zeitstrang Ihres Lebens richtig einzuordnen. Oft können sie nicht genau zuordnen, wann was war. Manchmal erleben sie schon gestern als damals. Wann waren wir in Griechenland im Urlaub? Vor einem oder drei Jahren? Zeit ist für Menschen mit ADHS jedenfalls ein dehnbarer Begriff, und es führt gewöhnlich zu Problemen, wenn man Zeit nicht richtig einschätzen und einordnen kann.

→ **Runde machen: Wer hat Probleme mit dem Einschätzen von Zeit und welche Auswirkungen hat das für Ihr Leben?**

Noch mal zurück zum Steinzeitjäger, der keine Zeiterfassung brauchte und wahrscheinlich nur von morgens bis abends gedacht hat, weil er rein gar nichts planen konnte. Er war mit seinem Überleben beschäftigt und musste ständig auf der Hut sein, wann ihm jemand nach dem Leben trachtete oder wann sich eine Beute in der Ferne zeigte.

Was Menschen mit ADHS also lernen müssen, ist eine gute Zeitplanung. Das erste Problem ist aber, wie misst man Zeit, wenn man selbst keine guten Zeitmesser auf die Welt mitgebracht hat?

Wo bleibt meine Zeit?

Es ist für Sie erst einmal sinnvoll, sich auf die Suche nach der verlorenen Zeit zu begeben. Wofür verwende ich meine Zeit? Wissen Sie, wieviel Zeit Sie im Internet und mit Videospielen verbringen? Es ist hilfreich für Sie, einmal ein Time Tracking zu machen. Hierzu gibt es gute Apps. Auch das Smartphone zeigt die Länge der Internetnutzung an. Gehen Sie mal auf die Suche und erforschen, wie viel Zeit Sie mit welchen Tätigkeiten verbringen.

Was kann man tun, um ein besseres Zeitgefühl zu bekommen?

Verfolgen Sie bewusst die Zeit, die Sie zur Bewältigung einer Aufgabe brauchen. Messen Sie die Zeit und lernen Sie dabei, wie lange etwas dauert. Es gibt auch Uhren, die rückwärtslaufen. Damit können Sie sich z. B. 30 Minuten einstellen und dann erkennen Sie, wie lang diese Zeit ist und wieviel von den z. B. eingestellten 30 Minuten noch übrig sind. Setzen Sie sich ein Ziel, z. B. das Bad zu putzen, in einer bestimmten Zeit zu schaffen. Stellen Sie den Rückwärtstimer ein und versuchen Sie, die eingegebene Zeit zu unterbieten. Wettbewerbe, wie z. B. diese Time Challenge, funktionieren bei ADHS meist sehr gut.

Termine immer eintragen

Sie sollten dazu Ihre eigene Strategie entwickeln. Wichtig bei der Strategie ist: keep it simple, mach es einfach und benutze nur eine Methode! Es hat keinen Sinn, wenn Sie viele Terminkalender führen, denn Sie finden sie dann nicht und Sie wissen nicht, was in welchem Terminkalender steht. Finden Sie eine Methode, um Termine auszumachen und wenden Sie diese zuverlässig an! Je einfacher, desto besser, und Sie sollten zu diesen Erinnerungssystemen immer Zugang haben. Sie wissen schon, wegen Ihrer Vergesslichkeit! Glauben Sie nicht, dass Sie sich diesmal an einen Termin erinnern. Es ist ein absolutes Muss, jeden Termin in den Kalender oder ins Handy einzutragen.

- Es ist hilfreich, den Terminkalender und den Desktopkalender automatisch zu synchronisieren. Schon mal eine Sache, an die Sie dann nicht mehr denken müssen.
- Alle Termine und To-Dos sollten Sie in den Kalender eingetragen und keinen wichtigen Termin ohne Erinnerungsfunktion, am besten sogar 2 Erinnerungen, einen Tag vorher und den anderen 15 Minuten vorher.
- Wichtige Termine können Sie sogar mit Popup Erinnerungen versehen.
- Machen Sie nicht zu viele Termine und nicht zu viele auf einmal. Überforderung führt eher dazu, dass Sie gar nichts tun.
- Tragen Sie auch Termine in den Kalender ein, die Ihrer Freizeit und Entspannung dienen. Sport und soziale Aktivitäten sind wichtige Termine, die Ihrem seelischen Gleichgewicht dienen, und Sie sollten sich selbst nicht vernachlässigen.
- Denken Sie daran, Geburtstage und Hochzeitstage einzutragen. Andere Menschen reagieren oft gekränkt darauf, wenn man solche Tage vergisst.

Planung überprüfen

Schauen Sie immer wieder auf Ihren Plan, ob Sie Ihre Planung einhalten. Ein Zeitplan und dessen ständige Überprüfung sind wichtig für ein erfolgreiches Zeitmanagement. Machen Sie morgens einen Plan und priorisieren Sie, womit Sie anfangen wollen. Der Tag wird anders werden, wenn Sie es schaffen, schon morgens Aufgaben zu bewältigen. Fangen Sie mit den wichtigen Sachen an.

Puffer einplanen

Das Unerwartete tritt erwartungsgemäß ein, und deshalb ist es wichtig, Zeitpuffer zu planen, um nicht in Stress zu geraten. Ampeln werden rot, Parkplätze sind rar und dann gibt es noch die Langsamfahrer und der plötzlich leere Tank ...

Medien konsequent einschränken

Setzen Sie sich Grenzen für Facebook, TikTok, Twitter, E-Mail und News. Geben Sie sich dafür nur bestimmte und begrenzte Zeiten, denn all das sind unsere größten Dekonzentrierer und Zeitfresser. Schalten Sie die Töne von Ihrem Handy aus, wenn Sie arbeiten wollen, denn Sie sind wahrscheinlich doch neugierig, wenn Sie hören, dass Sie eine Nachricht bekommen haben.

Pünktlichkeit und Zuverlässigkeit sind wichtig

Pünktlichkeit ist ein Akt der Höflichkeit. Niemand wartet gerne, vor allem ADHS-Betroffene nicht. Planen Sie lieber 10 Minuten früher ein. Viel Stress entsteht, wenn man auf den letzten Drücker losfährt. Neurotypische Menschen fühlen sich unwohl, wenn sie auf ADHS-Betroffene ständig warten müssen oder wenn diese bei einer Einladung wieder zu spät erscheinen, weil ihr Partner wieder nicht entscheiden kann, was er anziehen möchte oder das Geschenk in seinem Chaos nicht findet.

Pünktlichkeit bedeutet, zuverlässig zu sein und sich aufeinander verlassen zu können. Das schafft Vertrauen und Sicherheit. Nehmen Sie es nicht auf die leichte Schulter. Wenn Sie etwas mit Ihrem Partner vereinbart oder ihm versprochen haben, halten Sie es ein. Schreiben Sie es sich auf die Liste und setzen Sie einen Timer. Wenn Sie Brot kaufen sollen, lassen Sie sich über die Ortungsfunktion erinnern, wenn Sie beim Bäcker vorbeifahren. Es ist nicht gut, wenn Ihr Partner immer auf Sie aufpassen muss, weil Sie alles verbummeln und vergessen. Die meisten Partner wünschen sich ein Gegenüber auf Augenhöhe und nicht ein großes Kind.

Wenn Sie einen Termin ausgemacht haben, versuchen Sie pünktlich zu sein, und wenn das nicht klappt, versuchen Sie wenigstens Bescheid zu sagen, wann Sie eintreffen werden und warum Sie den Termin nicht einhalten konnten.

Sich selbst Fristen setzen

Fristen sind für ADHS-Betroffene wichtig. Und je genauer und klarer desto besser! Erlauben Sie sich nicht ständig Ausreden, warum Sie gerade jetzt etwas nicht tun können.

Prokrastination

Ein Kernsymptom der ADHS ist die Motivationsstörung. Das ist gar nicht so bekannt, aber die meisten ADHS-ler haben diese Problematik. Es ist eine Art lähmende Untätigkeit, eine bleierne Schwere, die erst einmal unüberwindbar scheint. Es ist dieses »Nichtanfangen können«, »den ersten Schritt nicht machen können« für Tätigkeiten, die keinen Spaß machen. ADHS-ler wissen, dass sie anfangen müssen, aber sie können es nicht. Hier ist vor allem Medikation wichtig, aber auch Strategien, die man regelmäßig anwenden sollte. Die Prokrastination kann auch für Partner sehr stressig und nervig werden, denn sie werden selbst gestresst, wenn alles erst auf den letzten Drücker erledigt wird oder man immer zu spät kommt.

Aber warum geht bei ADHS alles nur auf den letzten Drücker oder wenn die Hütte brennt?

Wenn es wirklich brenzlich wird und richtig Stress entsteht, dann springen unsere Stresshormone an. Dann wird z. B. der Botenstoff Adrenalin ausgeschüttet, und der wirkt nun mal ähnlich wie Stimulanzien. Wenn also Menschen mit ADHS genügend Stress haben, dann kommen sie in die Gänge und produzieren ihr Stresshormon, was ihnen dann Flügel verleiht. Aber leider erst dann, wenn die Hütte brennt, und bis dahin vergeht viel ungenutzte Zeit zum Ärger der Angehörigen und der Arbeitskollegen.

⟶ Wer kennt das mit der Prokrastination?

Prokrastination kann einen großen Leidensdruck verursachen. Sie bewirkt bei Menschen mit ADHS oft erhebliche Selbstzweifel und die immer quälende Frage, warum schaffe ich es nicht, anzufangen und die Dinge zu tun, die andere Menschen ganz selbstverständlich tun können? Die ADHS-Betroffenen verlieren durch ihre Prokrastination oft auch Selbstwertgefühl und Selbstzufriedenheit, denn sie finden es überhaupt nicht gut, wenn sie wieder die Zeit vertrödelt haben und einfach nicht anfangen können.

Und dann kennen Sie meist schon seit Ihrer Kindheit den Vorwurf: »Du bist nur zu faul oder du hast einfach keine Lust, dich anzustrengen.« Dabei würden die meisten ADHS-ler sich gerne anstrengen und Leistung erbringen. Und gerade Prokrastination ist ein wirklicher Erfolgskiller, denn auf den letzten Drücker wird es dann doch meist nicht so gut, wie es hätte werden können, wenn man rechtzeitig angefangen hätte.

Wir haben das schon besprochen, dass ADHS-ler mehr Belohnung brauchen und nach sofortiger Belohnung suchen. Allerdings belohnt uns niemand für die ganz normalen Routinetätigkeiten des Lebens, denn die macht niemand gerne und die müssen einfach gemacht werden. Der Partner findet es meist höchst ungerecht, wenn er alle monotonen und langweiligen Tätigkeiten übernehmen soll, und schnell kann hieraus wieder ein Streit entstehen. Der Partner lobt Sie eben nicht für die Dinge, die auf den letzten Drücker geschafft werden, oder wenn Sie es endlich nach dem zehnten Anlauf schaffen, das Bad zu putzen. Das Lob für diese Leistung müssen Sie sich schon selbst geben.

Aber wie kommt man in die Gänge? Auch hier braucht es wieder Pläne, Routine und Struktur. Es hilft Ihnen, wenn Sie sich Pläne zu machen, Routinen zu entwickeln und sich selbst zu motivieren. Das bedeutet aber auch, dass man eine gewisse Härte und Strenge für sich selbst entwickeln muss. Schluss mit Ausreden und Vermeidung! Machen Sie sich klar, dass genau das Ihren Erfolg kostet. Je öfter Sie in die Gänge kommen, desto erfolgreicher werden Sie sein und desto glücklicher und selbstbewusster werden Sie werden. Lassen Sie sich Ablenkungen und Ausreden nicht einfach durchgehen. Genau das torpediert Ihren Erfolg.

Denken Sie daran:
Was ich erledigen muss, tue ich gleich, richtig und vollständig
und ein anderer Satz, den Sie wahrscheinlich in Ihrer Kindheit gehasst haben:
Erst die Arbeit, dann das Vergnügen
Sehen Sie es so:
Erfolg ist gut, aber man muss ihn sich verdienen, immer wieder neu

Stellen Sie sich eine Belohnung in Aussicht, wenn Sie eine unliebsame Aufgabe bewältigt haben. Je schwieriger die Aufgabe, desto höher darf die Belohnung sein. Sehen Sie aber zu, dass es gesunde Belohnungen sind, Rauchen und zu viele Süßigkeiten oder endlos Serien schauen, das macht Sie eher süchtig, statt Ihnen einen langfristigen Belohnungseffekt zu bringen.

Es ist hilfreich, wenn Sie sich vorstellen, wie gut es sich anfühlt, wenn Sie eine Aufgabe bewältigt haben. Stellen Sie sich vor, dass Sie Ihre Steuerklärung vollständig erledigt haben und dass Sie diese einfach online wegschicken. Und dann belohnen Sie sich mit einem schönen Restaurantbesuch mit Ihrem Lieblingsmenschen oder ähnliches. Nehmen Sie einfach das Gefühl des Erfolges vorweg und lassen Sie sich von diesem guten Gefühl motivieren und hochziehen. Es hilft auch der Satz: »Ich mache mir das Geschenk, erfolgreich zu sein«.

Vermeiden Sie zu sagen: »Ich muss und ich soll!« Darauf haben ADHS-Betroffene einen ausgeprägten Trotzreflex, selbst wenn das »Muss« von ihnen selbst kommt. Versuchen Sie die Formulierung: »Es ist gut für mich, wenn ich mit dieser Tätigkeit jetzt beginne« oder »Super, dass ich jetzt in die Gänge komme, um das Folgende zu machen.« Hängen Sie sich Bilder auf, die das selbst gesetzte Ziel symbolisieren, z. B., wenn Sie abnehmen wollen, hängen Sie sich ein Bild von dem Bikini hin, den Sie dann tragen wollen.

Sie selbst entscheiden immer, was Sie tun oder nicht tun. Sie müssen aber bereit sein, die Konsequenzen Ihrer Entscheidungen zu tragen. Kommen Sie nicht in die Gänge, produzieren Sie Frust und Misserfolg. Wenn Sie Aufgaben anfangen und diese bewältigen, dann arbeiten Sie an Ihrem Glück und Ihrem Erfolg. Und es gilt immer wieder: »Erfolg ist ein Geschenk, das Sie sich selber machen!«

Belohnen Sie sich auch mit Lob. »Es ist toll, dass ich das heute geschafft habe«. »Ich fühle mich gut, wenn ich meine Aufgaben bewältige«. Mit Lob und positiver Verstärkung funktioniert es immer besser als mit Druck und Selbstentwertung.

Machen Sie sich immer wieder klar, dass Sie mit Aufschieben von Aufgaben einfach nur die Probleme und den Stress vergrößern. Sie riskieren es, unter Ihren Möglichkeiten zu bleiben, Ärger zu bekommen und wieder mega-unzufrieden mit sich selbst zu sein.

Langweilige Aufgaben kann man spannend machen

Tatsächlich gibt es zahlreiche Möglichkeiten, eine Aufgabe reizvoller zu machen. Sie können daraus den schon beschriebenen Wettbewerb machen: Wie lange brauche ich, um das Bad zu putzen, und schaffe ich es, meine Schnelligkeit von letzter Woche zu unterbieten? Wie schnell schaffe ich es, die Spülmaschine vollständig auszuräumen?

Sie dürfen auch überlegen, wie Sie unliebsame Arbeiten outsourcen oder vermeiden. Es macht Sinn, bügelfreie Klamotten zu kaufen oder eine Haushaltshilfe zu engagieren, auch wenn sie das gleiche kostet, was Sie selbst verdienen. Gute, spannende Arbeit gegen langweilige auszutauschen ist ein guter Deal!

Man darf auch Arbeiten an Menschen delegieren, die es besser können. Vielleicht ist ein Steuerberater sein Geld wert, wenn man diese unliebsamen Aufgaben nicht übernehmen muss und man ihm stattdessen diese Kiste mit den vielen Zetteln übergibt?

Oder das Aufbauen einer Ikea-Küche kann so manche ADHS-ler (und nicht nur die) in den Wahnsinn treiben. Vielleicht ist es gut investiertes Geld, dies Leute machen zu lassen, die das täglich tun. Der gesunde Realismus für Menschen mit ADHS besagt, dass ihre Kernkompetenzen einfach nicht Geduld, Genauigkeit, Geschicklichkeit und Beharrlichkeit sind. Dafür können sie andere Dinge besser!

Insbesondere bei großen Aufgaben ist es schwierig zu beginnen. Je länger und schwerer eine Aufgabe ist, desto größer ist die Hürde, um anzufangen. Es geht einfacher, wenn Sie diese Aufgaben in kleine Zeitschritte aufteilen. Es geht immer darum anzufangen! Also verpflichten Sie sich zunächst selbst, wenigstens 10 Minuten an dieser Aufgabe zu arbeiten. Das geht einfacher, als wenn Sie den ganzen vor Ihnen liegenden Berg anschauen müssen. Es ist oft doch so, dass man dann in die Arbeit hineinkommt, wenn die Treppenstufen kleinere Abstände haben und sie damit leichter zu nehmen sind. Wenn es immer noch schwerfällt anzufangen, dann versuchen Sie, noch mal einen Timer auf 10 Minuten stellen. Und wenn Sie gar nicht wissen, mit was Sie anfangen sollen, dann werfen Sie eine Münze und beugen sich dieser Entscheidung. Wichtig ist: Anfangen!

Ablenkungen vermeiden

Ablenkungen, insbesondere vermeintlich interessante, sind für ADHS-Betroffene der »Killer« jeder Aufgabe. Deshalb: Handy, Mails, Facebook, TikTok, Netflix, alles außer Reichweite bringen. Selbst wenn es schwerfällt: Arbeiten Sie an einem Ort, wo es nur wenig Ablenkung gibt. Möglich auch nicht auf eine belebte Straße schauen oder an einem Ort arbeiten, wo es viele Eindrücke gibt. Das ADHS-Gehirn sucht nach Ablenkungen von unliebsamen Tätigkeiten. Achten Sie darauf, einen aufgeräumten Schreibtisch zu haben, denn alles, was darauf herumliegt, kann bei Ihnen Assoziation auslösen, und damit ist die Ablenkung schon wieder vorprogrammiert.

Wenn gar nichts hilft, bitten Sie eine Freundin oder ein Familienmitglied, Sie zu kontrollieren, dass Sie Ihre Aufgabe machen, sonst müssen Sie 10 Euro Strafe zahlen. Solche Vereinbarungen sind erstaunlich wirkungsvoll. Wenn es teuer wird, kommt man besser in die Gänge.

Die 3-Minuten-Regel

Es ist immer gut, Aufgaben vollständig zu Ende zu machen. Wenn Sie aber gerade nicht hyperfokussiert an einer Aufgabe arbeiten, dann gilt die 3-Minuten-Regel, die besagt, dass Aufgaben, die unter 3 Minuten dauern, sofort erledigt werden sollten. Das hilft, dass Ihre To-Do – Liste nicht immer länger wird. Also wenn Ihnen einfällt, dass Sie noch jemanden anrufen müssen, tun Sie es gleich. Wenn Sie denjenigen nicht erreichen, schreiben Sie es als Punkt auf Ihre To-Do-Liste. Wenn Sie gerade daran gedacht haben, dass Sie einen Arzttermin ausmachen müssen, rufen Sie gleich dort an.

Priorisieren ist wichtig

Wenn Sie eine Tagesliste schreiben, entscheiden Sie, was die wichtigsten Aufgaben sind, und fangen Sie mit diesen an. Markieren Sie diese Aufgaben mit rot. Wenn Sie nicht genau wissen, welche Aufgabe das sein könnten, fragen Sie Ihren Chef oder Ihre Angehörigen. Sie bekommen dann ein Feedback, und das hilft Ihnen auch für weitere Entscheidungen

Tagesroutinen sind wichtig

Es ist wirklich interessant, dass auch kleine Gewohnheiten das Leben verändern. Es gilt anzufangen, und am besten geht das mit täglichen Routinen. Das können auch Mini-Routinen sein. Diese sind erstaunlich wirksam, wenn es gelingt, sie täglich zu wiederholen.

Das sind Gewohnheiten, die man in gleichen oder ähnlichen Situationen anwendet. Je besser diese Routinen, desto funktionaler bewältigt man das eigene Leben. Das Ziel jeder guten Routine besteht darin, bestimmte Verhaltensmuster zu Gewohnheiten zu machen und damit Tagesabläufe zu automatisieren. Mit Routinen schaffen Sie es, sich besser zu organisieren und sich selbst eine Struktur zu geben. Das reduziert Stress und spart Ihnen meist noch viel Zeit.

Sie müssen auch hier Ihre eigenen individuellen Tagesroutinen entwickeln, die auf Ihre Erfordernisse des eigenen Lebens abgestimmt sind. Dazu ist es natürlich notwendig, dass Sie sich Ziele setzen. Wichtig ist, dass diese guten Gewohnheiten erst zu Routinen werden und damit automatisch abgerufen werden, wenn Sie diese immer wiederholen. Übung macht den Meister, und das gilt auch für Routinen. Das kann bis zu zwei Monaten dauern, bis man Routinen verinnerlicht hat. Und achten Sie darauf, dass diese Routinen nicht wieder verloren gehen. Das passiert bei ADHS leider schnell und unmerklich. Wenn Sie dies bemerken, dann sollten Sie diese wie ein Programm wieder auf Ihre Gehirn-Festplatte laden. Es hilft oft, sich wichtige Routinen aufzuschreiben und immer mal wieder draufzuschauen, ob man sie noch einhält.

⟶ **Hier kann man auch wieder eine Runde machen und fragen, wer bisher welche Routinen entwickelt hat.**

Wie entwickelt man Tagesroutinen?

Der Tag hat verschiedene Abläufe und dafür ist es gut Routinen zu entwickeln.

Morgenroutine

Wichtig ist ein guter Schlaf, sonst kommt man nicht gut aus dem Bett, denn die meisten ADHS-Betroffene haben Problem damit, morgens aufzustehen. Das heißt aber auch, abends rechtzeitig ins Bett gehen

Sie brauchen einen guten Wecker, denn viele ADHS-ler werden morgens nur schwer wach. Es gibt Wecker, die rollen, piepsen und springen oder verstecken sich, so dass man aufstehen muss, um sie auszustellen. Hilfreich kann morgens eine kurzwirksame Stimulanzienmedikation sein, z. B. ein kurzwirksames Methylphenidat. Sie hilft, mit mehr Elan in den Tag zu starten.

Die Morgenroutine sollte, wenn nötig, die regelmäßige Medikamenteneinnahme beinhalten, denn die hilft, den Tag erfolgreicher zu machen. Legen Sie Ihre Medikamente neben die Kaffeemaschine oder ins Zahnputzglas, auf jeden Fall an einen Ort, wo Sie vorbeikommen und Sie diese nicht übersehen können. Es hilft, sich mit einer App erinnern zu lassen. Stehen Sie nicht auf den letzten Drücker auf, denn wenn Sie sich schon morgens hetzen, sind Sie oft für den ganzen Tag gestresst.

Eine kalte Dusche, Kaffee, Dehnübungen oder Morgensport können sehr hilfreich sein.

Machen Sie morgens Ihre To-Do-Listen und versuchen Sie, zu priorisieren und herauszufinden, was heute wichtig ist. Fangen Sie mit den wichtigsten Aufgaben an.

Ganz wichtig, jede Ablenkung morgens vermeiden! Das bedeutet: keinen Blick morgens aufs Handy, keine Nachrichten am Handy schauen und keine sozialen Medien. Denken Sie immer daran, dass Ihr Gehirn Tätigkeiten bevorzugt, die Spaß machen, und schon haben Sie unmerklich wieder ganz viel Zeit verloren.

Auch am Wochenende nicht zu lange schlafen und die täglichen Routinen möglichst beibehalten.

Eine gute Arbeitsroutine entwickeln

Menschen mit ADHS neigen dazu, irgendwann, irgendwie, irgendwas zu machen, und das kann oft kopflos und unstrukturiert sein. Hilfreich ist es, sich einen Plan zu machen, bevor man mit einer Arbeit anfängt. Nutzen Sie die ersten 15 Min. Ihres Arbeitstages, um ihn zu planen. Machen Sie sich eine To-Do-Liste mit den wichtigen Aufgaben des Tages. Checken Sie Ihre Mails nicht am Morgen, sondern zu einer anderen Zeit, weil sonst die Gefahr besteht, dass Sie sich schon morgens in der Fülle der Mails verzetteln. Es muss auch nicht immer alles sofort beantwortet werden.

Belohnen Sie sich, wenn Sie die Aufgabe gemacht haben.

Legen Sie Ihre Ziele so, dass Sie diese erreichen können. Wenn Sie Ihre Ziele zu hoch stecken, besteht die Gefahr, dass Sie gar nicht anfangen.

Denken Sie an die Salami-Taktik (siehe oben) und machen Sie ausreichende Pausen. Sorgen Sie auch für ausreichend Bewegung.

Schlafroutine

Auch hier sind gute Gewohnheiten hilfreich. Oft ist der Kopf noch voller Gedanken, und vielen ADHS-Betroffenen fällt es schwer abzuschalten. Das geht leichter, indem man eine gute Abendroutine entwickelt. Es ist wichtig, herunterzukommen und den Tag zu verarbeiten. Der nächste Tag fängt besser an, wenn man ihn abends vorbereitet. Statt morgens verschlafen die Qual der Wahl zu haben, was man anziehen könnte, ist es oft leichter, alles schon am Abend vorher zusammenzustellen. Legen Sie sich alles an ihrem Startpunkt abends zurecht, was Sie für den nächsten Tag brauchen.

Das Aufstehen geht leichter, wenn das Frühstück schon gerichtet ist. Das ist dann eine Einladung an den Tag. Man kann sich ja auch die Kaffeemaschine programmieren, damit man sich mit Kaffee schneller boosten kann.

Vor dem Einschlafen sollten Sie rechtzeitig den Computer und das Handy ausstellen. Gehen Sie frühzeitig schlafen. Keine Computerspiele und keine Serien am Abend, weil das aktiviert, und das blaue Licht der Computer kann Schlafstörungen verursachen. (Siehe zu Schlafstörungen auch Kap. 4.13)

4.7 Beziehungen in Partnerschaft und am Arbeitsplatz

Man kann die Partner einladen, eine Runde machen lassen und fragen, mit welchen ADHS-Verhaltensweisen die Angehörigen Probleme haben. Das ist oft sinnvoll, weil es die ADHS-Betroffenen zwingt, auch die andere Seite anzuschauen. Wie wirkt mein Verhalten auf andere? Es ist erstaunlich, dass sich die Rückmeldungen der Angehörigen ähneln. Sie können das auch als Gruppenthema anbieten.

Nicht nur ADHS-ler haben es mit ADHS schwer, sondern oft auch Partner und Arbeitskollegen. ADHS-Partnerschaften sind oft stark von Konflikten und Auseinandersetzungen geprägt. Zudem ist die Trennungsrate erhöht. ADHS-ler tun sich manchmal schwer mit sozialverträglichen Verhaltensweisen und öfter fallen ihnen die ungeschriebenen Gesetze des Lebens einfach nicht ein, die aber wichtig sind, um stabile und funktionale Beziehungen zu führen. Beziehungen brauchen Regeln, und die wollen wir uns jetzt anschauen und schwierige Verhaltensweisen besprechen, die mit ADHS zu tun haben.

Tipps für den Alltag

Für den Alltag braucht es zunächst gemeinsam erstellte, gerechte Regeln: Wer macht was und (ganz wichtig) wann muss es erledigt sein?

Ein gemeinsamer Kalender, der sich bei jeder Änderung auch im Handy der oder des anderen updated, ist heute ganz einfach einzurichten. Sie sollten gemeinsam die Regel aufstellen: »Was nicht drinsteht, ist nicht vereinbart«. Dann hören so manche Diskussionen darüber auf, was man angeblich gesagt oder nicht gesagt habe, denn es zählt einfach nur, was drinsteht.

Gebrauchsanweisung für ADHS-Partner geben

Wichtig ist für Sie auch, dass Sie Ihrem Partner immer mal wieder Ihre Besonderheiten erklären. Auch neurotypische Menschen sind vergesslich, und es braucht immer mal wieder eine Gebrauchsanweisung im Sinne von: »Was ist an mir anderes, womit habe ich Schwierigkeiten?« Dabei sollte Sie Ihre ADHS-Besonderheiten und Empfindlichkeiten offen ansprechen, ohne ADHS als Ausrede zu benutzen, warum Sie Arbeiten nicht anfangen oder nicht zuverlässig bestimmte Aufgaben übernehmen. Sie können nicht immer Verständnis für ADHS erwarten, denn auch der Partner hat nicht immer Lust darauf, Aufgaben, die keinen Spaß machen, für Sie zu erledigen. Es ist hilfreich, Ihren Partner zu bitten, Ihnen Rückmeldungen zu geben, sobald ein beziehungsbelastendes ADHS-Problemverhalten erneut auftritt. Es ist wichtig, dass Sie darauf nicht beleidigt oder aggressiv reagieren, sondern darüber nachdenken, ob das stimmt, und ggf. können Sie dann alle die Strategien einsetzen, die wir gerade in diesem Modul lernen. Richtig gut ist es, wenn Sie es schaffen, sich für die Rückmeldung auch noch zu bedanken.

Hilfreich kann es auch sein, eine Art Codewort zu kreieren. z. B. Pferd, wenn Ihnen mal wieder der Gaul durchgegangen ist und Sie zu impulsiv wurden. Oder Heuhaufen, wenn Sie wieder viel haben herumliegen lassen. Finden Sie selbst humorvolle Wörter, mit denen Ihr Partner Sie daran erinnern darf, wenn für ihn ein ADHS-Problemverhalten bemerkbar wird. Versuchen Sie, das nicht als Angriff, sondern als Hilfestellung zu sehen. Das mit dem Codewort ist beziehungsschonend, weil man dann nicht immer die gleichen Diskussionen führen muss und Sie beide wissen, was damit gemeint ist. Diese Codewörter kann man so ausmachen, dass andere nicht erfassen, welche Bedeutung es für Sie beide hat. Man kann das auch mit Handbewegungen, mit Gesten machen. Es ist aber wichtig, dass Sie die Rückmeldung annehmen; und am besten ziehen Sie sich erst einmal zurück und denken darüber nach. Auszeit ist immer besser als ausrasten, und darüber nachdenken und abwägen ist besser, als irgendetwas in die Welt schleudern.

Wichtig ist es auch, dass Sie ihren Partner ausreden lassen, denn Menschen fühlen sich unverstanden und bevormundet, wenn Sie ihnen ständig ins Wort fallen. Achten Sie auch darauf, dass Sie nicht zu viel und zu ausführlich reden. Das passiert Menschen mit ADHS schnell. Ein guter Ansatz ist, wenn Sie darauf achten, etwa gleich lange Redezeiten einzuhalten wie der Partner.

Wir haben schon den Rechthaber- und Kampfreflex bei ADHS kennen gelernt. Es ist besonders für Menschen mit ADHS schwer, bei Streitigkeiten die Meinung des anderen zu akzeptieren und eine andere Meinung stehenzulassen. Denken Sie über den Unterschied zwischen Streit und Meinungsverschiedenheit nach. Streit ist mit Aggression und schlechter Stimmung vergesellschaftet, Meinungsverschiedenheit ist kein Kampf, sondern ein Austausch.

Versuchen Sie generell, auf Rechthaben zu verzichten, und Sie werden sehen, dass Ihr Leben viel friedlicher wird. Ihr Partner ist nicht Ihr Gegner. Und es gibt viele Sichtweisen auf dieser Welt und viele Meinungen. Hier ist der folgende Satz sehr hilfreich und beziehungsschonend:

»Ich sehe es so, du siehst es anders und wir lassen das so stehen.«

Sie müssen nicht alles ausdiskutieren. Wie gesagt Meinungsaustausch ... Wenn Sie merken, dass Sie im Terriermodus sind und Sie sich festgebissen haben, versuchen Sie einen way out mit:

»Lass uns mal eine Nacht darüber schlafen«, oder

»Lass uns beide mal darüber nachdenken.«

Sie werden sehen, dass vieles am nächsten Tag anders aussieht, wenn Sie abgekühlt sind und Sie mal Zeit haben verstreichen lassen. Denken Sie immer wieder daran, dass Sie eine scharf gestellte Alarmanlage haben und diese öfter Fehlalarme gibt und Sie die Umwelt feindseliger wahrnehmen als sie ist. Mit dieser Alarmanlage können Sie schnell den Partner als Feind erleben und sich in einen verbissenen Kampf begeben. Versuchen Sie, vorher genau zu überprüfen, was Ihr Partner gesagt und gemacht hat, und stellen Sie lieber noch mal die Zauberfrage:

»Wie hast du das gemeint?«

Sie werden sehen, dass es oft gar nicht so gemeint war, wie Sie es erleben, und Sie geben Ihrem Partner eine echte Chance, noch mal über sein Verhalten nachzudenken. Versuchen Sie, solche Situationen lieber in einen Meinungsaustausch zu verwandeln statt in eine Kampfarena. Im Kampf verlieren ja immer beide, weil sie meist gemeinsam den schönen Abend versenken, sich die Stimmung verderben und damit die Beziehung belasten. Besonders in der Partnerschaft sollte die Regel

»Erst wahrnehmen, planen, dann handeln«

konsequent angewendet werden. Hier gilt besonders, dass aus dem Bauch heraus zu reagieren oft unnötige Verletzungen hervorrufen kann. Und wenn die Stimmung erst auf dem Tiefpunkt ist, dann fallen Ihnen meist schnell noch ein paar negative Aussagen ein, die Sie hinterherschleudern könnten. Denken Sie in solchen Situationen an die Stoppregel und die Handbremse.

»Nicht alles sagen, was Sie denken!«

Beachten Sie, dass Ihr Partner außer Ihrer Liebe auch Ihre Akzeptanz, Ihren Respekt und Ihre Wertschätzung braucht. Achten Sie darauf, dass Ihr Ton und Ihre Ausdrucksweise respektvoll und wertschätzend sind. Menschen mit ADHS vergessen das oft, weil es Ihnen nicht so wichtig ist.

Der richtige Ort und die richtige Zeit

Wenn Sie in Ihrer Partnerschaft etwas Wichtiges besprechen möchten, was Ihnen am Herzen liegt, hauen Sie es nicht einfach raus ohne Rücksicht auf Verluste, sondern schaffen Sie gute Bedingungen für ein konstruktives Gespräch. Fragen Sie Ihren Partner, wann er Zeit hat, mit Ihnen ein Gespräch zu führen. Bevor Sie in das Gespräch gehen, schreiben Sie sich am besten auf, was Ihnen wichtig ist, und versuchen Sie, es in einem ruhigen, freundlichen und klaren Ton auszudrücken. Überlegen Sie, wie Sie Ihr Anliegen am besten formulieren. Versuchen Sie, Grundsatzgespräche und größere Konflikte nicht im Schlafzimmer oder in der Wohnung zu führen, sondern verändern Sie den Ort. Gehen Sie in ein ruhiges Restaurant, wo Sie unter guten Bedingungen miteinander reden können. Hier ist die Gefahr geringer, dass Emotionen entgleisen oder Kurzschlussreaktionen entstehen. Vermeiden Sie Zeitdruck, denn damit steigt das Risiko für Impulsivität und schlechte Laune.

Humor ist hilfreich

Das Leben wird einfacher, wenn Sie sich nicht so ernstnehmen und mehr über sich selbst lachen können, statt verbissen um Ihr Recht zu kämpfen. Fragen Sie sich auch, ob dieser aktuelle Streit wirklich wichtig ist und ob es sich dafür lohnt, in die Kampfarena zu steigen.

Versuchen Sie, öfter innerlich zu lächeln. Stellen Sie sich in Ihrem Bauch einen Smiley vor und grinsen Sie innerlich. So banal sich das anhört, es kann Wunder bewirken, denn wenn es Ihnen gelingt, innerlich zu lächeln, dann wird es schwieriger, in den Ärgermodus zurückzufallen. Versuchen Sie, ausreichend Sport zu machen, und beschäftigen Sie sich auch mit den schönen Dingen des Lebens. Das hilft für die Entwicklung von Resilienz und Gelassenheit.

Denken Sie immer daran, dass Sie Ihren Partner nicht verändern können und der Sie auch nicht. Versuchen Sie, Ihre Sichtweise zu ändern. Statt sich angegriffen zu fühlen, könnten Sie auch sagen: »Interessant, so kann man das auch sehen …«

Regeln für eine gute Gesprächsführung

Sprechen Sie in der Ich-Form und vermeiden Sie Schuldzuweisungen und Anklagen, denn das führt nur zu Gegenreaktionen. Versuchen Sie, Kritik so konkret wie möglich zu äußern: »Gestern Abend hast du den folgenden Satz gesagt und der hat mich verletzt.« Vermeiden Sie Verallgemeinerungen wie *immer* und *nie* … Und gerade bei Kritik ist es wichtig, dass man diese mit Wertschätzung und Respekt gibt.

Diskutieren Sie nicht darüber, wer wann was gesagt hat! Das bringt nichts. Und es ist ja nie ganz unwahrscheinlich, dass Sie etwas nicht oder sogar falsch abgespeichert haben. Wichtig ist, wer jetzt hinter welcher Aussage steht. Wenn etwas wichtig ist oder Sie sich auf eine gemeinsame Regel geeinigt haben, schreiben Sie diese auf und bekräftigen Sie sie mit Ihrer beider Unterschrift, dass Sie mit dieser Regelung einverstanden sind. Wie gesagt: **Regeln regeln**. Dann gibt es keine Diskussion mehr, auf was genau man sich geeinigt hat, sondern man muss nur auf die vereinbarten Regeln deuten und möglichst neutral sagen: da steht es!

Eine Diskussion muss auch ein Ende haben – selbst wenn nicht alle Probleme gelöst sind und sogar dann, wenn gar keine Probleme gelöst sind. Endlosdiskussionen sind eine Sonderform des Streits, und darin sind ADHS-Betroffene besonders gut. Streit beinhaltet immer schlechte Energie. Vereinbaren Sie lieber einen Zeitpunkt, zu dem weiterdiskutiert wird. Wenn Sie mehr als zwei Stunden mit dem gleichen Thema verbracht haben, dann ist in diesem Moment alles gesagt, und es wird nicht besser, wenn man es mehrfach wiederholt. Denken Sie bis dahin darüber nach. Auch hier können Sie eine Stoppregel vereinbaren: Wenn einer Stop sagt, dann herrscht Friedenspflicht und eine Auszeit von mindestens drei Stunden. Vieles sieht man eben abgekühlt anders, wenn man mal um den Block läuft und darüber nachdenkt.

Mangelnde Kritikfähigkeit

Zu den Stärken von ADHS-Betroffenen gehören leider die Selbstkritik und Selbstwahrnehmung nicht. Viele neigen dazu, Situationen verzerrt wahrzunehmen. Ihre besonderen Wahrnehmungsfilter können sie dazu verführen, Situationen einseitig zu ihren Gunsten wahrzunehmen. ADHS-Betroffene haben nämlich oft eine andere Wahrnehmung der Wirklichkeit. Manchmal haben Mitmenschen das Gefühl, nicht im gleichen Film wie ADHS-Betroffene gewesen zu sein, z. B. nicht die gleiche Situation erlebt zu haben. ADHS-ler können komplexe Situation oft nur in Teilen erfassen oder aber hyperfokussieren oder sich an bestimmten Formulierungen und Kränkungen der anderen festhängen, während ihnen selbst die eigenen Handlungen und Aussagen nicht völlig präsent sind.

→ **Kennen Sie das, dass Sie sich schnell ungerecht behandelt fühlen?**

So mancher ADHS-ler kann sich dann auf Extrempositionen zurückziehen wie: »Ich bin gut, und die Welt da draußen ist schlecht« oder aber auch andersherum: »Die anderen machen alles richtig und ich alles falsch.« Vielleicht kennen Sie das auch, dass Sie so sicher sind, dass eine Person etwas Bestimmtes gesagt hat oder dass Sie überzeugt davon sind, dass Sie niemals das gesagt haben, was Ihnen vorgeworfen wird?

Man nennt das selektive Wahrnehmung, d.h., dass unser Gehirn nur den Teil an Information in unser Bewusstsein lässt, der unserer aktuellen Gestimmtheit oder unserem Weltbild entspricht. ADHS-Betroffene können das ganz besonders gut: nur das wahrzunehmen, was sie sowieso schon glauben. Sie können noch dazu ganz schnell die Brillengläser austauschen. Sind sie wütend, sehen sie alles gegen sich gerichtet, sie sehen rot und steigern sich immer mehr in ihre Wut hinein. Sind sie traurig, haben sie die schwarze Sonnenbrille auf, und es herrscht bei ihnen Weltuntergangsstimmung. Alles, was sie erleben, verstärkt sie in ihrer Tristesse und ihrem Frust. Dadurch machen sie kaum andere Erfahrungen, weil alles, was sie wahrnehmen, durch diese Brille der aktuellen Gefühle eingefärbt wird. Das ist natürlich bei anderen Menschen auch so, aber nicht so extrem und auch nicht so schnell wechselnd.

→ **Hier kann man eine Runde darüber machen: Wer kennt das?**

Einfühlungsvermögen

Für ADHS-Betroffene ist es oft schwer, einen Perspektivenwechsel vorzunehmen, besonders, wenn man gerade im Ärgermodus ist. Versuchen Sie immer öfter, auch die Position des Partners einzunehmen, und geben Sie Signale, dass Sie bereit sind, seine Sichtweise verstehen zu wollen. Und jemanden verstehen zu wollen, heißt ja noch lange nicht, dass man ihm recht gibt, aber verstehen wollen ist ein Friedensangebot an den Partner.

Entschuldigung und Wiedergutmachung

Wenn Sie wieder zu heftig Ihre Gefühle in die Welt geschleudert haben oder auch nur unabsichtlich Ihre Mitmenschen verletzt haben, dann ist es wichtig, sich zu entschuldigen, und wenn es heftig war, eine Wiedergutmachung zu leisten. Das sind wichtige Rituale für den Partner, um verzeihen zu können.

Ein Leben in Extremen

ADHS-Betroffene sind oft Meister in der Kunst des Polarisierens und Schwarz-Weiß-Denkens, und daher gibt es oft nur »Entweder – oder«, »Himmelhoch jauchzend oder zu Tode betrübt«, »Totale Begeisterung oder lähmendes Desinteresse«. So lässt sich die Welt, die eigene Person und die jeweilige Situation nicht vollständig erfassen. Schwarz-Weiß spiegelt nicht die Komplexität des Lebens mit all seinen Schattierungen wider.

→ **Kennen Sie diese Extreme, z. B., dass Sie total begeistert sind und dann, wenn etwas schwierig wird, ganz schnell das Interesse verlieren? Und dass es für Sie sehr schwer ist, die Mitte zu finden?**

Ein Mittelweg ist oft wenig aufregend, und Langeweile kann drohen, wenn ADHS-ler nicht in ihrem Schwarz-Weiß-Modus agieren. Für ihre Mitmenschen sind diese Extreme aber oft unverständlich, Angst machend und nicht nachvollziehbar. Für ADHS-Betroffene ist es so schwer zu begreifen, dass die Welt nicht nur aus Licht oder Schatten besteht.

ADHS-Betroffene haben häufig zwei Gesichter. Sie können die nettesten Menschen sein und man kann alles von ihnen bekommen, und wenn sie interessiert sind, können sie ein erstaunliches Einfühlungsvermögen und eine hohe Sensibilität entwickeln. Im nächsten Moment können sie sich in einen Hitzeblitz verwandeln, aus dem Nichts total in den Wutmodus oder Verletzten-Modus wechseln, und es kann dann schwierig für sie werden, da wieder herauszufinden. Für Angehörige ist das oft mit großem Stress verbunden, weil sie nie wissen, was als nächstes passiert, und sie oft einfach nicht nachvollziehen können, warum alles so heftig sein muss.

Heftige Gefühlsstürme können nach ein paar Minuten wieder ein seichtes Gewässer sein. Für neurotypische Menschen ist es nur schwer vorstellbar, dass nach so viel Aufregung die Welt wieder total in Ordnung sein soll. Angehörige suchen nach den Ursachen dieser heftigen Gefühlsausbrüche und beginnen an sich selbst zu zweifeln und bei sich selbst die Schuld und die Ursache zu suchen.

ADHS-Betroffene können schnell wieder sehr kindlich reagieren

Menschen mit ADHS können nicht nur ganz schnell ihre Stimmung wechseln, sondern auch ihr »Alter«. So gelingt es ihnen oft nur schwer, Bedürfnisse aufzuschieben, und sie möchten alles jetzt, sofort und immer. Sie können sehr kindlich und ungehalten werden, wenn sie ihren Willen nicht bekommen oder etwas nicht gleich kappt, so wie sie sich das vorgestellt haben. Manchmal wollen sie wirklich mit dem Kopf durch die Wand, und Kompromisse machen kann für sie auch schwierig sein.

→ **Kennen Sie solche Verhaltensweisen?**

Sie handeln häufig, ohne die Konsequenzen zu bedenken

In ihrer hohen Empfindlichkeit reagieren ADHS-Betroffene häufig viel zu heftig und unangemessen. Sie denken nicht über ihre Verhaltensweisen nach, nehmen ihre Emotionen oft nicht bewusst genug wahr und handeln ohne Plan und Überlegung nach dem Motto »Erst gemacht, dann gedacht«. So kaufen sie schnell etwas, ohne zu bedenken, dass der nächste Urlaub noch bezahlt werden muss, oder sie buchen ein Konzert, das an einem Termin stattfindet, zu dem sie gar nicht können usw.

ADHS-Betroffene können sich nur schwer entscheiden

Auch hier gibt es immer wieder die Extreme. Entweder der Betroffene kann sich überhaupt nicht entscheiden oder er entscheidet sich vorschnell, unüberlegt, ohne Abwägung der Konsequenzen. Ihre Handlungsplanung ist oft schlecht. Es kann vorkommen, dass sie sehr schnell ihre Meinungen wechseln und anders entscheiden, ohne ihre Mitmenschen hiervon in Kenntnis zu setzen. Sie können dann mit Vehemenz die neue Entscheidung verteidigen, und wieder sind die anderen in ihren Augen unflexibel und verständnislos, wenn sie versuchen, ADHS-ler auf ihre Aussagen von gestern oder vorhin festzulegen.

Das Chaos ist für andere oft schwer zu ertragen

Bedenken Sie bitte auch, dass es für andere eine Zumutung darstellt, immer im Chaos leben zu müssen, denn ihr Wohlbefinden hängt auch davon ab, dass sie es aufgeräumt und geordnet um sich herumhaben. Ihre Lebensqualität kann durch Ihr Chaos erheblich gemindert werden und Quelle ständiger Ärgernisse sein.

Nicht jeder braucht ständig Aktion

Da der Alltag mit Ihnen anstrengend sein kann, ist der Urlaub z. B. für Angehörige eine Zeit erhoffter Erholung und Entspannung, und es fällt Ihnen folglich schwer, auch da wieder Hektik, Abenteuer und Getriebenheit erleben zu müssen. Ihre Angehörigen möchten oft einfach einmal Seele baumeln lassen, nichts tun oder sich sogar einmal richtig langweilen. Nur für ADHS-Betroffene ist Langeweile geradezu unerträglich. Gönnen Sie Ihren Angehörigen einfach auch einmal Ruhe und Loslassen, und genau das würde Ihnen auch nicht schaden.

Beziehungsregeln

- Akzeptieren Sie, dass es Beziehungsregeln braucht (»Regeln regeln«), und wenden Sie diese an
- Versuchen Sie, Gebrauchsanweisungen für den Umgang mit ADHS zu geben
- Benutzen Sie ADHS nicht als Ausrede, und ermutigen Sie ihren Partner, eine Rückmeldung zu geben, wenn er ein ADHS-Problemverhalten wahrnimmt.
- Versuchen Sie, sozialverträglich zu bleiben und nicht alles, was Sie denken und fühlen, in die Welt zu schleudern – und: schlechte Laune ist ansteckend.
- Versuchen Sie, Toleranz und Gelassenheit zu üben und verzichten Sie auf Rechthaberei
- Versuchen Sie, die richtige Zeit und den richtigen Ort zu finden und sich vorher aufzuschreiben, über was und wie Sie darüber reden möchten
- Versuchen Sie, Ich-Botschaften zu geben und Kritik so konkret wie möglich zu formulieren, und das mit Wertschätzung
- Lachen Sie öfter über sich und vermeiden Sie, sich an einem Thema festzubeißen. Üben Sie inneres Lächeln
- Beziehung braucht Gerechtigkeit in Bezug auf Arbeit, Ressourcen, Zeit und finanzielle Mittel
- Achten Sie darauf, dass Sie nicht in den Schwarz-Weiß-Modus oder in den Ganz-oder-gar-nicht-Modus verfallen.
- Vermeiden Sie Endlosdiskussionen und diskutieren Sie nicht darüber, wer, was, wann gesagt hat.
- Versuchen Sie, berechenbarer und zuverlässiger zu werden. Das schafft Vertrauen und Sicherheit.

Das Alles geht natürlich nicht per Lichtschalter, sondern nur mit der Methode »immer öfter« werden Sie das schaffen.

Hier noch ein Schlusswort. Mit diesem Kapitel ist nicht gemeint, dass ADHS-ler immer daran schuld sind, wenn Beziehungen auseinandergehen. Aber da Sie sich nur selbst ändern können und nicht den anderen, ist es einfach wichtig zu wissen, an welchen Problemen und Situationen Sie selbst arbeiten können. Sie tun das auch nicht für den anderen, sondern in erster Linie für sich selbst, weil Sie mit sich zufriedener werden und Ihrer Beziehungen Stabilität verleihen können. Und nichts ist anstrengender als dauernd zu streiten.

Menschen mit ADHS können natürlich auch charmant, hinreißend, selbstlos sein und ein großes Charisma haben. Die verrücktesten Sachen erlebt man mit ihnen, und meist ist der Umgang mit ihnen geprägt von Vitalität, Lebendigkeit, Intuition, verrückten Ideen, und das kann ungeheuer inspirierend sein. Ihre unkonventionelle und engagierte Art kann eine große Bereicherung darstellen. Und zuletzt jeder Mensch hat Licht und Schatten, bei ADHS ist es ein anderes Licht und ein anderer Schatten.

4.8 Selbstwertgefühl

⟶ **Frage an die Gruppe: Wie schätzen Sie Ihr Selbstwertgefühl ein?**

Anderssein kann schmerzhaft und ausgrenzend sein

Das Selbstwertgefühl der ADHS-Betroffenen ist oft schlecht, weil sie in ihrer Kindheit durch ihre ADHS-Symptome viele Schwierigkeiten hatten. ADHS-Betroffene haben oft in ihrem Leben eine Ansammlung von »Misserfahrungen« erlitten. Und ADHS-Symptome können wahre Erfolgskiller sein. Es gibt bei ihnen so viele Miss…: Sie haben viele Miss-Erfolge, Miss-Achtung, Miss-Stimmung hinnehmen müssen und sie sind mehr Kritik und Maßregelungen ausgesetzt gewesen. Das alles schafft kein gutes Fundament für die Entwicklung eines gesunden Selbstvertrauens. Entweder geht der ADHS-Betroffene in die Trotzposition und sagt sich: »Ist mir doch egal« oder aber er ist häufig zerknirscht, selbstzweifelnd und schnell zu entmutigen. Nicht selten wechselt er zwischen diesen beiden Extremen hin und her. ADHS-Betroffene können in die Position des Außenseiters oder des Versagers rutschen. Sie haben öfter Stoff gelernt, ihn beherrscht und doch wieder vergessen. Sie haben vielleicht auch immer wieder die Kontrolle über die Gefühle verloren. Die unaufmerksamen ADHS-ler haben sich oft nicht getraut, sich zur Wehr zu setzen, und sie sind zu langsam gewesen, um sich ausreichend abzugrenzen oder mit einem originellen Beitrag anderen Paroli zu bieten. Viele ADHS-ler machen in ihrer Kindheit immer wieder die Erfahrung: Ich kann es nicht, ich weiß auch nicht, warum ich wütend geworden bin. Und ich habe wieder nicht rechtzeitig angefangen oder richtig aufgeräumt. Da liegt es nahe, dass sie die Erfahrung verinnerlichen, dass sie dumm, faul und/oder bösartig seien. Hinzu kommt das Gefühl, anders zu sein als andere, und diese immer wieder auftretenden Erfahrungen können ein schmerzliches Gefühl der Einsamkeit und der Nicht-Dazugehörigkeit auslösen. Das kann sie unter Umständen ihr ganzes Leben verfolgen. Das ADHS-Kind kann nicht unterscheiden, dass es die Matheaufgabe nicht konnte, weil es gerade abgelenkt war, oder ob es ihm am Intellekt mangelt, Mathematik überhaupt zu verstehen. Ein Flüchtigkeitsfehler wird genauso negativ bewertet, als wenn man gar nichts verstanden habe. Und falsch bleibt falsch, ob es ein Schusselfehler ist oder aber gar nichts verstanden wurde.

Die Antriebsstörung und die Motivationsprobleme der ADHS-Betroffenen werden schnell von den Eltern als Faulheit und »Keinen Bock zu gar nichts« abgetan, und so nehmen Misserfahrungen ihren Lauf. Ein Kind, das noch dazu heftig und überschießend reagiert, sich nicht an Regeln hält und unberechenbar und aufbrausend ist, kann sich schnell in der Rolle des Klassenkaspers oder des Rowdies wiederfinden. Damit erhält es wenigstens Beachtung und Aufmerksamkeit, und die anderen haben wenigstens etwas zum Lachen. In der Kindheit macht sich der Heranwachsende ein Bild über die Welt und sich selbst, und so kommt das ADHS – Kind schnell zu der Überzeugung: »Ich bin schlecht und werde nicht gemocht«. Auch die Eltern reagieren häufig über, weil sie selbst gestresst sind, da die Erziehung von ADHS-Kindern unglaublich anstrengend ist und sie selbst an ihre Grenzen kommen oder aber auch weil sie selbst von ADHS betroffen sind. Es gibt niemanden, mit dem man sich besser versteht und eine solch enge Wesensverwandtschaft hat als mit einem anderen ADHS-Betroffenen, aber auch niemanden, der einen so schnell auf die Palme bringen kann.

Viele Menschen mit ADHS bleiben in der Schulzeit, in der Berufsausbildung und in ihrem ganzen Leben unter ihren Möglichkeiten. Auf Grund ihrer ADHS-Symptome schaffen Sie es nicht, ihr Potential zu entfalten. Das ist für sie oft ein lebenslanger Frust.

Das Selbstwertgefühl kann sehr stark schwanken. Je nach Stimmung und Interesse können Menschen mit ADHS Berge versetzen und dann wieder an Kleinigkeiten scheitern, worüber andere nur den Kopf schütteln.

Wie entsteht Selbstwertgefühl?

Was Sie brauchen, um ein gesundes Selbstwertgefühl zu entwickeln, ist Erfolg und die Erfahrung, dass Sie Schwierigkeiten selbst bewältigen können. Als junger Menschen brauchen Sie nicht nur die Erfahrung, geliebt zu werden, sondern auch, dass Sie die Anforderungen, die an Sie gestellt werden, erfüllen können. Für die Entwicklung eines eigenen gesunden Selbstwertgefühls braucht der Mensch selbsterarbeitete Erfolge. Das kann niemand überspringen, und Eltern können das mit noch so viel Liebe nicht ersetzen. Nur das, was Sie selbst gestemmt haben – nur damit erschaffen Sie ein gesundes Selbstwertgefühl. Wir nennen das Selbstwirksamkeit, und das bedeutet, immer wieder die Erfahrung machen zu können, mit dem eigenen Verhalten etwas zu bewirken und Leistungen zu erbringen. Wenn Sie sich etwas vornehmen und es Ihnen gelingt, Ihr Ziel erfolgreich umzusetzen, dann erarbeiten Sie sich damit einen Punkt auf Ihrem Erfolgskonto. Wenn Sie viele Erfolgspunkte haben, dann können Sie stolz auf sich sein, und das macht Sie glücklich und widerstandsfähiger gegen Kritik und die unausweichlichen kleinen Misserfolge des Lebens. Sie schaffen sich damit aber auch Punkte auf Ihrem Selbstwertkonto. Je mehr Punkte Sie sich mit der erfolgreichen Bewältigung von Aufgaben erarbeitet haben, desto stabiler und besser wird Ihr Selbstwertgefühl.

Menschen mit ADHS haben oft zu wenig von diesen Erfolgserlebnissen, weil ihre ADHS-Symptome diese Erfolge verhindern. Konzentrationsstörungen, Prokrastination, Impulsivität und Schwierigkeiten, sich zu entscheiden und zu priorisieren, sind Torpedos für das eigene Selbstwertgefühl. ADHS-lern fällt es schwer, Beharrlichkeit, Selbstdisziplin und den Biss zu entwickeln, sich durch Schwierigkeiten durchzukämpfen. Sie resignieren oft schnell, sind dann frustriert oder zu langsam, um in der vorgegebenen Zeit das Ziel zu erreichen. Dabei erleben sie die Erfolgsspirale andersherum, als Misserfolgsspirale: Misserfolge machen unglücklich, und diese Erfahrungen schaffen Negativ-Punkte auf dem Erfolgskonto. Zu viele Negativ-Punkte auf dem Erfolgskonto schaffen Selbstzweifel bis hin zu Selbsthass. Es kann bis zu Minipanikattacken kommen. Menschen mit ADHS haben oft Ängste davor, schon wieder zu scheitern oder etwas falsch zu machen, und häufiger entwickeln sie aus diesen Gründen eine soziale Phobie und Versagensängste. Oft sehen Therapeuten nicht, dass die so sehr an sich selbst zweifelnden Menschen mit ADHS sich ihre Unfähigkeit und ihr Scheitern nicht einbilden, sondern dass dies ihre Realerfahrungen in ihrem Leben (gewesen) sind. In der Psychotherapie bei ADHS geht es nicht darum, die eigenen Ziele als zu ehrgeizig einzuordnen oder das Scheitern kleinzureden. Wirkliche Hilfe für Menschen mit ADHS bestehen darin, sie zum Erfolg zu befähigen. Sie brauchen die Erfahrung von Selbstwirksamkeit im Sinne von: »Ich schaffe das« und »Ich stelle mich den Herausforderungen und bewältige meine Schwierigkeiten«.

⟶ **Wer kennt solche Erfahrungen?**

Wenn Sie sich und die Welt negativ sehen, dann passiert auch häufiger etwas Negatives

Self Fullfilling Prophecy bedeutet, dass wir mit unserer Meinung über uns, andere Menschen oder Situationen Realitäten erschaffen und das genau eintritt, was wir befürchten. Wir meinen dann, dass wir besonders schlau waren, weil wir es genauso vorausgesagt haben. Tatsächlich haben wir aber alles dafür getan, dass es so eintritt. Wenn wir negative Glaubenssätze haben, dann beeinflussen wir damit, meist unbewusst, unser Handeln. Und damit bestätigen wir unsere eigenen Überzeugungen.

Das ist wichtig, denn meine negativen Überzeugungen wirken nicht nur in mir selbst, sondern sie haben einen Einfluss auf meine nahe Umgebung und die mir nahestehenden Menschen. Wenn Sie sich selbst nur wenig wertschätzen, dann werden viele Menschen um Sie herum Sie auch nicht schätzen, und wenn Sie es tun, landen die Komplimente in Ihrem fiktiven Mülleimer, weil Sie ja an sich selbst nicht glauben. Wenn Sie sich nichts zutrauen, dann fangen Sie keine neuen Aufgaben an und können deshalb keine neuen Erfahrungen machen und sich nicht weiterentwickeln. Die Unsicherheit und der Glaube daran, dass Sie sowieso wieder scheitern werden, verhindert dann, dass neue und positive Erfahrungen gemacht werden.

Und dann gibt es noch die Resonanz. Damit ist gemeint, dass, wenn Sie der Meinung sind, Sie sowieso versagen und von niemandem gemocht werden; dann bringen Sie unbewusst Menschen dazu, sich genau so zu verhalten, wie Sie das erwarten.

⟶ **Wer kennt das und wie schätzen Sie Ihr Selbstwertgefühl ein?**

Nein sagen ist schwierig

Menschen mit ADHS denken oft zu wenig darüber nach, ob es gut ist, eine Aufgabe zu übernehmen. Da sie sich und ihre Grenzen zu wenig spüren, merken sie oft zu spät, dass sie sich wieder einmal haben breitschlagen lassen, Dinge zu tun, die sie gar nicht wollten, oder aber ihre Wünsche und Bedürfnisse zurückgestellt haben. Sie sagen impulsiv ja und kommen dann aus der Nummer nicht mehr raus. Das kann zu einer Überforderung führen und selbst gemachte Hektik und Stress mit sich bringen. Das mindert einerseits Lebensqualität, und andererseits wird ADHS unter Stress schlimmer. Und das Risiko ist groß, wieder einen Misserfolg zu erleben.

Wege zu besserem Selbstwertgefühl

Das Wichtigste für Menschen mit ADHS ist es, erst einmal zu erfahren, dass sie neurodivers sind und ein anderes Stärke- und Schwächeprofil haben. Niemand kann etwas dafür, dass Sie ADHS haben und niemand hat Schuld, auch Sie nicht! Mit der Kenntnis über sich selbst können Sie herausfinden, wie Sie ticken und eine Art Gebrauchsanweisung für sich entwerfen und diese auch anderen Menschen mitteilen.

Die Diagnose kann Sie glücklich und traurig gleichzeitig machen. Es geht darum, die bisherigen Ängste und Schamgefühle zu überwinden und zu lernen, sich so zu akzeptieren, wie Sie sind. Denken Sie daran, dass auch Ängste zum Leben gehören. Je mehr Sie lernen, sich anzunehmen, desto weniger Angst werden Sie vor Misserfolgen und Ablehnung haben. Und Sie können sich nicht umtauschen und ADHS auch nicht abschaffen, denn ADHS gehört zu Ihnen. Was Sie aber lernen können ist, damit einen guten, glücklichen und erfolgreichen Weg zu finden.

Die Erklärungen über ADHS kann Ihnen dabei helfen, Ihre Lebensgeschichte besser zu verstehen. Ja, ich habe ADHS und manchmal ist das eine große Herausforderung, die ich jetzt viel besser verstehen und meistern kann!

Positive Verstärkung statt Scham und Selbstbestrafung

Versuchen Sie, sich öfter dafür zu loben, was Sie richtigmachen, statt immer Ihre Fehler zu betrachten. Wir finden immer das, was wir suchen. Wenn Sie danach fragen, was Sie falsch gemacht haben, werden Sie genauso fündig, als wenn Sie bewusst schauen, was Sie in Ihrem Leben gut gemacht haben. Wenn Sie nach dem Positiven Ausschau halten, werden Sie sich anders fühlen. Sie werden weiterhin Sachen vergessen, manchmal heftiger reagieren als andere und unaufmerksamer sein. Das gehört zu Ihnen! Daran können Sie arbeiten, mit »immer öfter« werden Sie das schaffen.

Versuchen Sie, Ihre Kindheit anders zu rahmen. Auch wenn Sie mehr Kränkungen und Niederlagen als andere erlebt haben, loben Sie sich dafür, dass Sie nie aufgegeben haben. Lassen Sie all diese Miss-Erfolge, Miss-Stimmungen, Miss-Achtungen hinter sich und fangen Sie an, sich selbst neu zu bewerten. »Ich habe ADHS und ich habe das bisher nicht gewusst. Jetzt kann ich mein Leben besser anpacken und mehr Verständnis für mich entwickeln.« Machen Sie einen Perspektivenwechsel: von »Ich bin unfähig« zu »Ich habe ADHS und ich lerne, gut damit zu leben«.

Versöhnen Sie sich mit Ihrer Lebensgeschichte. Viele Menschen mit ADHS hadern mit der Frage: »Was wäre aus mir geworden, wenn man ADHS eher entdeckt hätte.« Man wird es nie wissen, was dann gewesen wäre, und die Frage ist müßig, denn sie bringt Sie nicht weiter. Suchen Sie sich Selbsthilfegruppen und tauschen Sie sich mit anderen ADHS-Betroffenen aus. Die Probleme von anderen zu hören, schafft wie hier in der Gruppe auch Verständnis und Entlastung.

Gestehen Sie sich ein, dass Sie sich mit einer Versöhnung Ihrer Lebensgeschichte ein großes Geschenk machen. Frieden mit sich selbst und anderen zu schließen, schafft neue Lebensperspektiven, die an die Stelle von Kampf, Verbissenheit, Groll und Bitterkeit treten. Mit Hadern und Härte schaden Sie sich selbst am allermeisten. Manche Dinge waren eben so, aber ab jetzt können Sie ganz vieles ändern, und das ist doch ein hoffnungsvoller Ansatz.

Schreiben Sie Ihre Erfolge auf

Versuchen Sie, ein Erfolgs- und Glückstagebuch zu schreiben. Machen Sie es sich zur Angewohnheit, dass Sie jeden Abend positive Erfahrungen (Goldblättchen) mit kleinen oder großen Erfolgen, schönen Begegnungen und Begebenheiten festhalten. Das hilft dabei, Ihren Blick auf das Schöne im Leben zu trainieren.

Nützliche Affirmationen können zum Beispiel sein:

- Ich bin ein liebeswerter Mensch und verdiene es, geliebt zu werden.
- Ich bin nicht ADHS, sondern ich habe ADHS und ich werde einen guten Weg damit finden.
- Trotz meiner Schwierigkeiten bewältige ich mein Leben gut.
- Es gibt im Leben immer etwas dazuzulernen, und das ist eine große Herausforderung.
- Ich habe nie aufgegeben und ich stelle mich meinen Problemen immer wieder neu.
- Es gibt im Leben immer etwas zu lernen, und ich bin bereit dafür.
- Schauen Sie sich an, was Sie schon alles erreicht haben.
- Ich habe eine besondere Art zu sein, und nicht jeder muss mich mögen. Ich suche mir Menschen, die mir guttun.
- Führen Sie ein Erfolgstagebuch. Das hilft Ihnen, den Blick auf das Positive zu lenken.
- Loben Sie sich immer wieder und erstellen Sie eine Liste, was Sie schon alles erreicht haben.
- Feiern Sie Ihre Erfolge, auch die kleinen.

⟶ **Darüber kann sich auch die Gruppe mit ihren Erfahrungen austauschen.**

Vergleichen macht Unglücklich

Es ist eine besondere Anleitung zum Unglücklichsein, wenn Sie sich immer mit anderen vergleichen, da diese Vergleiche zu ungesunden Maßstäben und Gefühlen der Unzulänglichkeit führen können. Viel besser ist es, wenn Sie sich davon abkoppeln und auf Ihren eigenen Weg schauen. Anstatt also nach Vergleichen zu suchen, die das Selbstwertgefühl mindern, sollten Sie sich auf Ihre persönlichen Fortschritte und Ihre Entwicklung konzentrieren. Nur indem Sie einen individuellen Weg für Ihre besondere Art zu sein finden, können Sie beginnen, ein positiveres Selbstbild zu entwickeln.

Auf die innere Stimme achten

Am meisten reden wir mit uns selbst, und das ist eine Art Selbstprogrammierung, sowohl in positiver wie auch in negativer Hinsicht. Versuchen Sie darauf zu achten, was Sie gerade denken. Hören Sie sich zu, was Ihre Gedanken Ihnen gerade einsäuseln, und dann können Sie Ihre Gedanken korrigieren: »Nein so will ich heute nicht denken ... ich möchte mir lieber etwas Nettes und Aufbauendes sagen.« Sie können dann auf Ihre positiven Affirmationen zurückgreifen. Versuchen Sie, positive Selbstgespräche zu führen. Es geht oft ganz gut, wenn Sie sich vorstellen, dass Sie mit sich wie mit den eigenen Kindern sprechen würden. Da versuchen Sie auch, immer etwas Aufbauendes zu sagen.

Auch Eltern haben es schwer oder sind selbst betroffen

Auch das Verhältnis zu den Eltern kann noch einmal verändert werden, wenn Sie z. B. verstehen, dass Sie vielleicht ein schwieriges Kind waren, nie geschlafen haben, nie das gemacht haben, was Sie tun sollten oder nie in die Gänge gekommen ist. Manche Eltern sind in ihrer Überforderung ausgerastet und haben überreagiert. Sie sind oft voller Schuldgefühle, und es kann Dämme brechen, mit ihnen über das Thema ADHS zu sprechen. Auch Eltern haben sich wahrscheinlich zermartert, was sie falsch gemacht haben, weil ihr Kind so schwierig, so antriebsgestört oder so impulsiv war.

Und so mancher jähzornige Vater oder manche superlaunische Mutter entpuppen sich dann selbst als unerkannte ADHS-ler. Es kann eine sehr heilsame Erkenntnis sein, dass das Elternteil nicht sadistisch und hartherzig war, sondern einfach nur impulsiv und unkontrolliert. Es ist eine sehr versöhnliche Sicht, zu sich selbst zu sagen:

»Ich hatte es schwer, und meine Eltern mit mir auch und mit sich selbst auch.«

Auch hier hilft wieder Verzeihen und den Frieden damit zu finden, dass es genauso war und ist.

4.9 Begleiterkrankungen

Begleiterkrankungen sind bei ADHS häufig und zwar sowohl seelische wie auch körperliche Erkrankungen. Über 80 % der ADHS-Betroffenen haben mindestens eine weitere seelische Erkrankung und über 50 % zwei und mehr. Das ist der Grund, warum ADHS oft nicht richtig erkannt wird, weil nur die Begleiterkrankungen erfasst werden und das darunterliegende ADHS übersehen wird. Wenn aber ADHS darunterliegt, dann verstärken die Symptome der ADHS die Begleiterkrankungen, und diese können dann oft nicht ausreichend behandelt werden.

Es gibt mehrere Gründe, warum die Begleiterkrankungen bei ADHS häufiger sind. Es wird vermutet, dass es gemeinsame erbliche Faktoren gibt, weil in den Familien von ADHS-Betroffenen häufiger eine höhere Anzahl von allen psychischen Erkrankungen gefunden wird.

Aber es spielen auch die Dünnhäutigkeit, die hohe Verletzlichkeit und die scharf gestellte Alarmanlage eine Rolle. Diese Faktoren führen dazu, dass soziale Interaktionen negativer interpretiert und dass mehr Kränkungen und Angriffe erlebt werden. Auch die Impulsivität und die oft wenig sozial verträgliche Kommunikation der ADHS-ler trägt zu mehr Misserfolgen und negativen Erfahrungen im Leben bei. Oft kommen Menschen mit ADHS schon angeschlagen im Erwachsenenalter an, weil sie Schulprobleme hatten oder Probleme mit Gleichaltrigen und weil sie sich nicht organisieren können oder prokrastinieren.

In vielen Fällen sind die Familien der ADHS-Betroffenen ebenfalls schwieriger oder dysfunktional. Meist sind weitere Familienmitglieder von ADHS betroffen. Das bedeutet dann eben mehr Mimosen, die sich schnell gekränkt fühlen und sofort im fight- oder flight-Modus handelt. In ADHS-Familien gibt es mehr Konflikte und heftigere Gefühlsausbrüche. Die Frage ist natürlich auch, wie sehr die ADHS-Eltern in der Lage waren, einen guten Weg mit ADHS zu finden, und ob es ihnen gelingt, stabile Partnerschaften zu führen.

Die Hälfte der ADHS-Betroffenen entwickelt im Laufe ihres Lebens eine Angststörung oder eine Depression. Viele Menschen mit ADHS entwickeln schon früh ein Erschöpfungssyndrom, weil ADHS zu haben anstrengend ist und oft Stress für die Betroffenen schafft.

⟶ **Runde machen: Wer hat welche Begleiterkrankung erlebt und wie ist sie behandelt worden?**

ADHS und Depression

Symptome der Depression sind:

- niedergeschlagene, gedrückte Stimmung
- Gefühl der Sinnlosigkeit und Wertlosigkeit
- Antriebsstörung, nicht in die die Gänge kommen
- pessimistische Gedanken, Grübeln
- Verlust von Freude und Genussfähigkeit
- Interessenverlust
- Verlust des Antriebs und zunehmende Einschränkung der Aktivitäten
- Gefühl der Sinn- und Wertlosigkeit
- Hinzu kommt oft eine Reihe körperlicher Beschwerden, die von Ärzten meist nicht der Depression zugeordnet werden. Man nennt das somatisierte Depression, also körperlich gewordene Depression. Hierzu gehören z. B.:
  - Kopfdruck
  - Muskelverspannungen
  - Rückenschmerzen
  - Beklemmungsgefühle
  - Magen- und Verdauungsprobleme
  - chronische Schmerzen usw.

Depressionen kann man beschreiben als eine Fensterglasbrille, durch die man bisher die Welt gut und real wahrnehmen konnte. In der depressiven Phase wird nun diese Fensterglasbrille immer weiter eingetrübt und immer grauer und schwärzer. Mit dieser Brille schaut man in die Welt, in der man keine Farben und kein angenehm warmes Licht mehr sehen kann. Die schwarz getönte Brille der Depression lässt nur noch Grau-, Schwarz- und Brauntöne durch, und man sieht damit nur noch das Negative im Hier und Jetzt, in der Vergangenheit und Zukunft. Es ist eine Art Wahrnehmungsverzerrung, weil Depressive all das Positive im Leben, Licht, Farben, Freude und Liebe gar nicht mehr erleben können. Mit einer solchen Wahrnehmung erscheint das Leben sinnlos, leer, einsam, und Freude, Leichtigkeit und Selbstvertrauen gehen verloren. Gedanken kreisen um Schuldgefühle, Scham, Versagen und Krankheit, und die Zukunft erscheint trostlos. Alles wird egal oder schwer, und die Zeit scheint nicht vorbeizugehen. Der Alltag kann kaum mehr bewältigt werden, und das steigert noch mehr das eigene Versagensgefühl und die eigene vermeintliche Unfähigkeit. In diesen Phasen kann es zu Selbstmordgedanken und Selbstmordversuchen kommen. Es gibt Depressionen, in denen die Antriebsstörung überwiegt und in denen es Betroffenen schon schwerfällt, morgens aufzustehen und sich anzuziehen, weil sie sich energielos fühlen. Es gibt aber auch eine andere

Form der Depression, die agitierte Depression. Dann sind Betroffene angespannt und aufgedreht und können gar keine Ruhe finden. Sie fühlen sich dann oft wie ein Tiger im Käfig, der ständig umherlaufen muss, aber nicht wirklich mit all der Bewegung etwas Sinnvolles anstellt. Weiterhin können in diesen Phasen massive Ängste auftreten, Appetitstörungen (sowohl Appetitverlust wie auch Heißhungerphasen) und der Verlust von sexuellem Interesse. Depressive Menschen sind sehr verletzlich. Sie haben, um es bildlich zu sagen, keine Schutzschicht mehr um sich außen herum. So reicht oft ein Fernsehfilm oder eine kleine Kränkung aus, damit sie in Tränen ausbrechen und völlig von ihren Gefühlen überwältigt werden. Hinzu kommt meist ein sozialer Rückzug, weil alles so schwer ist und nichts mehr ertragen werden kann.

Der Unterschied zu ADHS ist, dass Depressionen phasenhafte Erkrankungen sind, die langsam oder plötzlich auftreten. Man kommt damit nicht zur Welt, und sie kann geheilt werden. Depressionen können dagegen schubförmig phrasenhaft auftreten, aber auch chronisch werden. Es gibt nun verschiedene Formen der Depression, und man weiß meist nicht, wie die Depression sich im weiteren Verlauf des Lebens entwickeln wird. Manche Depressive durchlaufen nur eine Phase im Leben. Viele Depressionen werden durch belastende Lebensereignisse ausgelöst, z. B. durch den Tod eines geliebten Menschen, durch Scheidung, Trennung oder einen Arbeitsplatzkonflikt. Chronische Beziehungskonflikte können ebenfalls depressiv machen, wie eine belastende Kindheit, in der man Vernachlässigung, Bedrohung oder Kränkungen erlebt hat. Es gibt auch eine erbliche Neigung. depressiv zu erkranken.

Es gibt nun die verschiedenen Formen der Depressionen, die alle bei ADHS gehäuft vorkommen:

- leichte, mittelschwere und schwere Depressionen
- schubförmig oder chronisch
- saisonal abhängige Depressionen
- manisch-depressive Erkrankungen: hier wechseln sich Depression und Manie in unterschiedlicher Reihenfolge ab

Die saisonal abhängige Depression tritt immer zu bestimmten Jahreszeiten, z. B. im Herbst auf. Diese kann z. B. mit mangelndem Lichteinfall zu tun haben.

Eine Manie ist genau das Gegenteil einer Depression. Denken wir hier wieder an die schwarze Sonnenbrille der Depression. In der manischen Phase wird diese Brille nun rosarot. Maniker erleben sich als groß und einzigartig. Ihr Selbstwertgefühl dehnt sich aus, und sie haben das Gefühl, alles im Griff zu haben. Sie erleben sich als total attraktiv, allwissend, unwiderstehlich, und das kann sich bis zum Größenwahn steigern. Sie fallen durch ständig neue Ideen auf und sie werden eben in der manischen Phase umtriebig, sind voller Ideen, aber oft auch gereizt, wenn ihnen widersprochen wird. Angehörige nehmen Maniker völlig anders war als die Person, die sie bisher gekannt haben. So kann ein schüchterner Mensch in einer manischen Phase zum sexbesessenen Draufgänger mutieren. Ein eher zwanghafter perfektionistischer Mensch kann zum geldausgebenden Hochstapler werden. Je länger die manische Phase dauert, desto mehr Realitätsverkennung kann sich einstellen. Die manisch-depressive Erkrankung wird auch als bipolar bezeichnet. Mit ADHS hat man ein höheres Risiko, sie zu entwickeln. Manchmal wird diese Diagnose aber in Unkenntnis der ADHS vergeben, obwohl nur ein ADHS vorliegt. Bei ADHS-lern gibt es über ihr ganzes Leben lang Stimmungsschwankungen, die aber nicht so heftig und schon gar nicht wesensverändernd sind. Aber auf ADHS kann sich noch eine bipolare Erkrankung draufsetzen, denn ADHS-ler haben ein deutlich höheres Risiko, eine bipolare Erkrankung zu entwickeln.

Die Therapie der Depression

Die medikamentöse Behandlung der Depression erfolgt in der Regel mit Antidepressiva. Diese Medikamente machen im Gegensatz zu den Tranquilizern nicht abhängig und sind sehr wirksam. Es kann sein, dass sowohl die Depression wie auch das ADHS medikamentös behandelt werden müssen. Das sollte man danach entscheiden, welche Symptome im Vordergrund stehen, und es ist sogar möglich, beide Erkrankungen gleichzeitig zu behandeln. Natürlich ist es auch wichtig, in einer Psychotherapie die Konflikte, die den Betroffenen belasten, zu bearbeiten.

Strategien gegen Depressionen

Auch hier gilt wieder: Anerkennen, was ist! Wenn man sich über Tage und Wochen bedrückt fühlt, immer wieder negative Gedanken hat, man sich zu nichts aufraffen kann und keine Freude mehr empfindet, dann sollte man sich Hilfe holen. Wichtig ist es, sich für eine Depression nicht zu schämen, denn sie ist keine Schwäche, sondern eine gut behandelbare Erkrankung. Hilfreich ist es, dass man sich selbst keine Vorwürfe deswegen macht. Es geht viel besser, wenn man sich selbst akzeptiert und liebevoll mit sich selbst umgeht. In der Depression ist man eingeschränkt und nicht so leistungsfähig. Es geht viel besser, wenn man das akzeptiert und sich selbst immer wieder sagt: Es geht vorbei. Man kann versuchen, die negativen Gedanken, die in der

Depression immer wieder auftauchen, zu erfassen, und diese in positive Affirmationen umzuwandeln.

> Nicht: Es wird nie mehr wieder besser, und ich habe alles falsch gemacht, sondern: Es ging mir früher besser, und ich werde wieder dahin zurückkommen.

Versuchen Sie, zumindest kleine Dinge zu tut, die Sie ein wenig erfreuen. Versuchen Sie, sich Ihrer Depression anzunehmen. Wir alle machen früher oder später die Lebenserfahrung, dass wir nicht immer funktionieren. Es ist besser, wenigstens kleine Dinge anzupacken und aktiv zu bleiben nach dem Motto: Handeln statt grübeln. Das bedeutet z. B., weiterhin einkaufen zu gehen und einfache Gerichte zuzubereiten, sich jeden Tag unter die Dusche zu stellen und vor allem sich fachliche Hilfe zu holen.

Allerdings braucht es Geduld und Zeit und eventuell die regelmäßige Einnahme von Medikamenten und eine Psychotherapie.

- Versuchen Sie ferner, sich für kleine Erfolge zu loben. Man muss sich selbst für kleine Schritte loben, statt sich an dem früheren Leistungsstand zu messen.
- Schließen Sie sich einer Selbsthilfegruppe für Depressive an. Das hilft gegen die Selbstisolationstendenzen.
- Sprechen Sie Ihren Hausarzt an, damit dieser wenigstens eine medikamentöse Therapie beginnen kann.
- Fragen Sie bei der Psychotherapievermittlungsstelle der kassenärztlichen Vereinigung nach freien Therapieplätzen nach.
- Schauen Sie, wo die nächste psychiatrische Institutsambulanz ist. Da gibt es schneller Termine.
- Nehmen Sie Beratungsstellen für Depressive in Anspruch. Da gibt es auch viele Online-Angebote.

Hilfreich ist es auch zu lernen, wie man Rückfälle erkennt. Es ist sinnvoll, möglichst schnell wieder ein Antidepressivum einzunehmen, wenn sich eine Depression anbahnt.

Wichtig ist es immer wieder zu erwähnen, dass jeder selbst eine Menge dafür tun kann, um mit Depressionen besser umzugehen. Hierzu gehört, sich einen Arzt des Vertrauens zu suchen, genauso wie eine gute Work-Life-Balance, eine gesunde Ernährung und regelmäßiger Sport, möglichst in der freien Natur. Hilfreich ist es ferner, auf die eigenen Grenzen zu achten, öfter mal nein zu sagen, wenn man sich sowieso schon überfordert fühlt, oder sich täglich kleine »Highlights« zu organisieren, die das Leben bereichern. Ein guter Freundeskreis und die Entwicklung von Hobbys und sinnenhaften Tätigkeiten können ebenfalls depressionshemmend wirken.

ADHS und Angststörung

Die Angststörung ist oft mit Depression vergesellschaftet. Es gibt verschiedene Angstformen:

- Die generalisierte Angststörung: sie führt dazu, dass Betroffene sich ständig von Ängsten überflutet fühlen. Alles kann dann Angst auslösen, und das heißt, dass man ständig Katastrophen erwartet und man das Gefühl hat, überall lauere Gefahr.
- Panikattacken: Das meint eine plötzlich einschießende Panik bis hin zu Todesangst. Sie können plötzlich auftreten und dazu heftige körperliche Symptome hervorrufen, wie schneller Herzschlag, Beklemmungsgefühle, Luftnot, Ohnmachtsgefühle und Schwindel.
- Phobien: Das sind Ängste, die sich auf etwas Beängstigendes oder Bedrohliches richten, wovor man Angst hat. Das können z. B. Spinnen oder Schlangen sein, aber auch große Plätze, Platzangst, wenn es zu eng wird, oder die Angst davor, sich zu blamieren oder etwas falsch zu machen. Das wäre dann eine soziale Phobie.

Die Behandlung der Angststörung

Wenn die Angst ausgeprägt ist, sollte eine medikamentöse Therapie mit Antidepressiva und einer Bedarfsmedikation gegen Panikattacken erwogen werden.

Die Psychotherapie hat in der Behandlung der Angststörung eine große Bedeutung und hier besonders eine Verhaltenstherapie, in der man Strategien lernen kann, wie man mit Ängsten umgeht. Eine wichtige Bedeutung hat auch die Expositionstherapie, die mit Hilfe eines Therapeuten den Angstpatienten dabei unterstützt, sich seiner Angst auszusetzen und diese zu überwinden.

> Bei der Behandlung der Angststörung sollte ADHS nicht übersehen werden, da eine Behandlung mit Stimulanzien die Psychotherapie wesentlich effektiver machen kann.

ADHS-ler entwickeln oft im Laufe ihres Lebens Versagensängste und Minderwertigkeitsgefühle, weil sie mehr Misserfolge haben. Es ist wichtig für ADHS-Betroffene, den Zusammenhang zu ADHS zu verstehen, das kann ihnen helfen, ihre Versagensängste zu vermindern. Insbesondere die Stimulanzien verhelfen zu mehr Konzentration und Motivation, und damit steigt das Selbstwertgefühl.

→ **Wer kennt in der Gruppe Depressionen oder Ängste, und was haben Sie bisher für Behandlungen gehabt?**

ADHS und Zwang

Es wirkt erst einmal widersprüchlich, dass ADHS-ler häufiger eine Zwangsstörung entwickeln. Das hängt damit zusammen, dass sie Zwänge und ein Perfektionismusstreben quasi als Überkompensation ihrer chaotischen Verhaltensweisen entwickeln. Sicherlich gibt es auch erbliche Anteile, aber ein Teil davon ist eine Strategie, die Flüchtigkeitsfehler, die sprunghafte und oberflächliche Arbeitsweise durch Perfektion und häufige Kontrollen zu vermindern. Das ist einerseits sinnvoll, aber in der Übertreibung sind ständige Kontrollzwänge problematisch und verlangsamen die Arbeitsweise. Und wir erinnern uns, dass ADHS-ler es mühelos schaffen, Chaos und Perfektion gleichzeitig nebeneinander und hintereinander hervorzurufen. Auch hier zeigt sich wieder, dass ADHS-ler oft nur meist ganz oder gar nicht können. So schaffen sie es z. B. nach außen hin, perfekt aufzuräumen und andererseits den Kleiderschrank so vollzustopfend, dass man beim Öffnen des Kleiderschranks Gefahr läuft, von herausfallenden Gegenständen erschlagen zu werden.

Bei Zwangsstörungen kommen sowohl Antidepressiva wie auch Psychotherapie, hier bevorzugt die Verhaltenstherapie, zum Einsatz.

ADHS und Posttraumatische Belastungsstörung (PTBS)

ADHS-Familien können problematisch sein. Je mehr ADHS-Betroffene, desto mehr Impulsivität und Gefühlsausbrüche. Wenn auch die Eltern betroffen sind, dann können sie Kindern nicht Klarheit, Struktur und Gefühlskontrolle beibringen, weil sie es selbst nicht können. Wenn Eltern selbst Probleme mit Impulsivität, Aggression und Sucht haben, dann können sie oft kein gutes Vorbild sein. Manche Eltern schaffen es dann nicht, ihre Aggressionen gegenüber den Kindern in den Griff zu bekommen, und das führt dann zu Gewalterfahrungen bei Kindern.

ADHS-Mädchen werden häufiger vergewaltigt bzw. missbraucht, weil sie sich nicht gut zur Wehr setzen können und manchmal zu wenig Umsicht haben. Wenn man die Konsequenzen der eigenen Handlungen nicht gut bedenken kann, dann schlittert man eher in gefährliche Situationen. Und in gefährlichen Situationen kann man häufiger traumatisiert werden. Jugendliche und Erwachsene mit ADHS werden häufiger Opfer von Verbrechen, weil sie leichtsinnig sind, eher zu viel Alkohol trinken und dann Situationen nicht mehr richtig einschätzen. Es fällt ihnen oft schwer, zwischen Freund und Feind zu unterscheiden, und oft sind sie zu gutgläubig, manchmal auch zu naiv. Wir sehen bei Mädchen und Frauen, dass sie häufiger Opfer werden. Bei hyperaktiven Jungen und Männern zeigt sich, dass sie häufiger Mobber, aber auch Gemobbte, Täter und auch Opfer werden.[75]

ADHS und Borderline-Persönlichkeitsstörung

Eine emotional-instabile Persönlichkeitsstörung oder Borderline-Persönlichkeitsstörung (BPS) zeigt Überschneidungen zu ADHS. Beiden ist gemeinsam, dass Betroffene unter starken Stimmungsschwankungen und Impulsivität leiden. Auch sind beide überempfindlich, schnell kränkbar und emotional instabil.

Es gibt aber wichtige Unterschiede:

- ADHS besteht schon in der Kindheit, während sich die BPS erst in der Pubertät entwickelt.
- Bei BPS zeigt sich keine Konzentrationsstörung und keine erhöhte Ablenkbarkeit oder Störung der Planungsfunktionen. Sie verursacht auch keine Probleme mit der Selbstorganisation und Prokrastination.
- Die BPS kann sich wieder zurückbilden, während ADHS als Entwicklungsstörung meist das ganze Leben lang bestehen bleibt.

Die Unterscheidung zwischen beiden Störungen kann schwierig sein, und beide Krankheitsbilder können zusammen auftreten.

Sowohl BPS als auch ADHS verursachen Probleme mit der Gefühlskontrolle und haben ausgeprägte Stimmungsschwankungen zufolge. Die Betroffenen müssen Gefühls- und Handlungskontrolle lernen. Die Psychotherapie ist bei den Krankheitsbildern ähnlich. Am besten und erfolgreichsten ist hier die Dialektisch-Behaviorale Therapie (DBT), die mit Achtsamkeit und Verhaltenstherapie arbeitet. Wichtig ist, dass ADHS diagnostiziert und richtig behandelt wird, falls es vorhanden ist. Menschen mit ADHS sprechen sehr gut auf Stimulanzien an, Borderline-Patientinnen scheinen davon nicht zu profitieren.

ADHS und Autismusspektrumstörung (ASS)

Autismus ist, wie ADHS, neurodivers, also eine Entwicklungsstörung. Etwa ein Prozent der Bevölkerung ist von Autismus betroffen.

Was hat ASS mit ADHS zu tun? 10 bis 20 Prozent der ADHS-Betroffenen weisen autistische Symptome auf. 40 Prozent der ASS-Betroffenen haben auch noch ADHS-Symptome. Es kann diagnostische Schwierigkeiten bereiten, wenn beides zusammen auftritt. Leider ist das Wissen über ASS in der Erwachsenenpsychiatrie und -Psychotherapie genauso wenig vorhanden wie bei ADHS.

Autisten haben Probleme damit, sich in andere Menschen hineinzufühlen. Sie denken analytisch und konkret und verstehen oft emotionale Reaktionen ihrer Mitmenschen nicht. Es fällt ihnen schwer, Mimik und Gestik ihrer Mitmenschen zu interpretieren. Oft sind sie Einzelgänger, die sich mit Spezialthemen gerne beschäftigen. Gewöhnlich brauchen sie Rituale, und wenn etwas nicht so läuft, wie sie das geplant haben, dann können sie schnell gestresst reagieren und angespannt sein.

In der Psychotherapie, die bei ASS ebenfalls störungsspezifisch sein sollte und zwingend voraussetzt, dass Behandelnde Erfahrung mit ASS haben, geht es darum, dass Betroffene die Interpretation von Gestik und Mimik erlernen, genauso wie die ungeschriebenen Gesetze des Lebens. Für sie ist es oft schwer zu verstehen, welche Erwartungen in sozialen Kontexten an sie gestellt werden. Auch hier kann es wichtig sein, dass ASS-Betroffene lernen, anderen eine Gebrauchsanweisung für ihr Anderssein zu geben.

ADHS und psychosomatische Erkrankungen

Auch psychosomatische und somatische (körperliche) Erkrankungen treten bei ADHS häufiger auf. Das sind vor allem Stresserkrankungen, denn ADHS-ler haben ja meist mehr Stress.

Menschen mit ADHS leiden häufiger unter Muskelverspannungen und chronischen Schmerzsymptomen. Sie sind oft verspannt und entwickeln in der Folge eine Fehlhaltung, die wiederum zu einer Schmerzverstärkung führen kann. Auch zeigen sich häufiger frühe Erschöpfungssymptome und auch Schlafstörungen. Aber auch Bluthochdruck wie auch Typ-II-Diabetes sind mehr als doppelt so häufig.

Außerdem haben Menschen mit ADHS mehr Probleme, wenn sie chronische Erkrankungen entwickeln, denn aufgrund ihrer schlechten Planungsfunktionen können sie ihre Erkrankung einfach schlechter managen.

Migräne, Spannungskopfschmerz und Zähneknirschen treten ebenfalls häufiger auf, vielleicht, weil Betroffene sich immer zusammenreißen müssen und ihnen das Druck macht. Sie müssen wohl auch öfter im Leben die Zähne zusammenbeißen.

Hashimoto-Thyreoiditis, eine stressassoziierte Autoimmunerkrankung, die die Schilddrüse zerstört, findet man bei ADHS viel häufiger, ebenso wie Asthma, Neurodermitis, allergische Erkrankungen und Schuppenflechte. Auch Nahrungsmittelunverträglichkeiten werden öfter diagnostiziert. ADHS-ler reagieren vielleicht auch immunologisch überschießend. Salopp gesagt reagieren sie einfach auf kleinere Reize heftiger. Da sowieso vieles bei ihnen überschießend ist, gilt das auch für ihr Immunsystem. Sie reagieren einfach zu heftig auf das, was gerade mit ihnen in Kontakt ist.

Auch das Reizdarmsyndrom kommt bei ADHS häufiger vor, ebenso wie entzündliche Darmerkrankungen wie Colitis ulcerosa oder Morbus Crohn. Dass diese durch Stress verschlechtert werden, ist bekannt. Möglicherweise spielt die ADHS-typische Fehlernährung hier zusätzlich eine Rolle.

30 Prozent der Kinder, die an Epilepsie leiden, haben auch ADHS, und auch im Erwachsenenalter ist die Rate von Epilepsie bei ADHS deutlich erhöht.

Je länger über die gesamte Lebensspanne der ADHS-ler geforscht wird, desto deutlicher wird das Ausmaß der Erkrankungen und die dadurch bedingten Einschränkungen der Lebensqualität. Deshalb ist es wichtig, ADHS früh zu erkennen, denn das verhindert viele negative Lebenserfahrungen und reduziert Begleiterkrankungen. Die richtige Behandlung ist also eine Prophylaxe: Sie vermindert Stress und das Risiko, weitere Begleiterkrankungen zu entwickeln.

ADHS und erhöhte Sterblichkeit

Russell Barkley veröffentlichte 2019 eine Studie, zeigte, dass unbehandelte ADHS-ler eine um fast 13 Jahre verringerte Lebenserwartung haben.[76] Das ist eine ganz erhebliche Lebenszeitverkürzung. Auch andere Facharztgruppen sollten sich deshalb dringend mit ADHS beschäftigen. Das ist besonders erschütternd, weil wir ADHS sehr gut behandeln können und das nicht einmal schwierig ist.

Die Gründe für die verkürzte Lebenserwartung sind vielfältig: mehr Suizide wegen der erhöhten Rate von Depression, ein höheres Risikoverhalten und häufiger tödliche Unfälle, schlechte Ernährung, mehr Übergewicht, mehr Bluthochdruck und Diabetes, mehr Suchterkrankungen, mehr Trennungen, mehr Einsamkeit usw. Da summiert sich im Laufe des Lebens vieles.

ADHS und Sucht

Sucht ist bei ADHS ein großes Thema; eine Suchtentwicklung ist bei ADHS 2- bis 3-mal häufiger als in der Normalbevölkerung.

Noch dazu fängt bei ADHS-Betroffenen die Sucht oft früher an, und der Konsum ist ausgeprägter. Es ist zu fordern, dass heute jede Suchtklinik Screenings auf ADHS macht, denn wir finden in den Suchtkliniken etwa 25 % der Patienten, die ein ADHS haben, und das muss auch behandelt werden. Mit einer typischen ADHS-Behandlung mit Stimulanzien wird die Suchtprognose besser und nicht schlechter, wie das oft behauptet wird. Im Jugendalter stellt die frühe Behandlung mit Stimulanzien sogar eine Suchtprävention dar, denn wenn ADHS richtig behandelt wird, ist der Verlauf deutlich besser, und es wird viel weniger konsumiert.

Aber wie fängt es an mit der Sucht? Man schlittert so rein, und besonders ADHS-ler sind neugierig und verführbar. Und je öfter man konsumiert, desto stärkeres Verlangen entsteht, weil sich das Gehirn an das Suchtmittel gewöhnt und nach immer heftigerem Konsum verlangt. Je öfter der Konsum, desto größer das Verlangen, und dann kommt es zunehmend zu einem Verlust der Kontrolle über den Konsum. Um die erwünschte Wirkung des Suchtmittels zu erreichen, muss die Dosis immer weiter gesteigert werden, und wenn man nicht konsumiert, stellen sich Entzugssymptome ein, die sich in Form von Missstimmung, Niedergeschlagenheit, innerer Unruhe und Desinteresse zeigen. Wenn härtere Drogen konsumiert werden, kann es zu ausgeprägten körperlichen Entzugserscheinungen kommen. Hinzu kommt eine Vernachlässigung der Familie, nahen Bezugspersonen und der Freunde. Das Interesse an der Welt geht verloren, und die Wahrnehmung und das Erleben kreisen um den Konsum des Suchtmittels. Dann wird es auch mit der Arbeitsleistung schwierig, denn Arbeiten stört beim Konsumieren, und zuverlässiges Arbeiten geht unter ständigem Drogenkonsum schon gar nicht.

Tab. Überblick über die verschiedenen Süchte

Stoffgebundenen Süchte	Alkohol Cannabis Kokain Heroin etc.
Nicht-stoffgebunde Süchte	Kaufsucht Sexsucht Glücksspiel Börsenspekulationen Sammelsucht (Messie) Stehlsucht (Kleptomanie)
Online-Süchte	Internetpornographie Soziale Medien Computerspiele Binge watching von Serien Online-Glücksspiele

Kriterien für Sucht

- Einen Monat oder wiederholt innerhalb eines Jahres.
- Ein starkes Verlangen nach dem Suchtmittel.
- Schwierigkeiten, die Menge des Suchtmittels zu kontrollieren.
- Körperliche Entzugssymptome.
- Toleranzentwicklung gegenüber der Substanz, also zunehmende Dosissteigerung.

- Vernachlässigung anderer Aktivitäten mit zunehmender Einengung auf das Suchtmittel.
- Fortgesetzter Suchtmittelgebrauch mit seelischen und körperlichen Folgeschäden.

→ **Hier eine Runde machen:**
Wer hat Erfahrungen mit Sucht und exzessiven Verhaltensweisen?
Was hat das Suchtmittel mit Ihnen gemacht und wie haben Sie die Sucht in den Griff bekommen bzw. was davon beeinträchtigt Sie heute noch?

Wenn wir Sucht als Selbstbehandlung begreifen, dann verstehen wir die Auswahl der Drogen besser. Nikotin wirkt auch am Dopaminrezeptor und Nikotin macht klarer, wacher, konzentrierter und ruhiger. Zigaretten rauchen ist Dampf ablassen. Vielleicht kennen Sie die alte HB-Männchen Reklame aus den 60er Jahren noch: warum denn gleich in die Luft gehen, greife lieber zu HB (eine Zigarettenmarke), und dann geht alles wie von selbst. Rauchen hilft tatsächlich zur Behandlung der ADHS-Symptome, nur ist auf Grund der enormen Nebenwirkung dies keine empfehlenswerte Behandlung.

Da ADHS-ler alles übertreiben können, fangen Sie oft morgens schon mit viel Kaffee an, weil sie sonst gar nicht in die Gänge kommen. Um sich wach zu halten und konzentriert zu sein, greifen sie häufig auf Nikotin zurück, manche auch auf Amphetamine. Abends dann Alkohol, um herunterzukommen, oder THC, um abzuschalten. MDMA, Kokain und Metamphetamin wirken bei ADHS-Betroffenen oft paradox, wie Stimulanzien das auch tun: größere Klarheit, mehr bei sich, stärkerer Fokus. Aber die Nebenwirkungen und die Suchtentwicklung sind beachtlich, und leider ist das Abhängigkeitspotential ebenfalls sehr hoch.

Gründe, warum Sucht bei ADHS häufiger ist

- Selbstbehandlung der ADHS-Symptome.
- Menschen mit ADHS können schlechter Bedürfnisse aufschieben. Sie wollen jetzt sofort und immer alles haben und sie können schlecht verstehen, warum etwas nicht so läuft, wie sie sich das vorgestellt haben. Das schafft Frust, und dagegen können Drogen eingesetzt werden. Das erhöht dann allerdings nicht die Frustrationstoleranz, sondern die Abhängigkeit.
- Hyperaktive ADHS-Betroffene suchen gerne den Kick. Sie sind risikobereit und neugierig.
- Die Impulsivität und das nicht zukunftsgerichtete Denken erhöhen das Risiko von Drogenkonsum bzw. – abhängigkeit.

- Wenn Menschen mit ADHS soziale Ausgrenzung erfahren, dann haben sie eine Sehnsucht nach Zugehörigkeit, selbst wenn sich die oft nur im gemeinsamen Drogenerlebnissen erfüllt.
- Manche ADHS-Betroffene zeigen ein oppositionelles Verhalten und sie wollen bewusst Grenzen überschreiten.
- ADHS-ler können oft nur schlecht ihre Bedürfnisse aufschrieben. Eigentlich haben Sie einen Anspruch auf immerwährendes Glück. Und wenn sie etwas haben wollen, dann sofort. Klicken, kaufen, später bezahlen ...
- Mit einem Suchtmittel kann man der Realität entfliehen und sich schnell belohnen.
- Menschen mit ADHS können etwas Unersättliches haben. Genug ist nicht genug, und das kann sie sehr unzufrieden machen.

Bei ADHS ist oft die *Kaufsucht, die Medien- und Onlinesucht* und *die Sexsucht* ein großes Thema. Viele ADHS-ler sind verschuldet, weil sie sich mit Kaufen einen Kick geben und immer wieder Sachen kaufen, die sie weder benötigen noch bezahlen können. Oft versuchen sie, sich glücklich zu kaufen. Es ist wie bei einer Essattacke: kurzer Kick, kurze Befriedigung und schon wieder ein neues Bedürfnis.

Konsum aktiviert ein bestimmtes Neurotransmittersystem: nämlich Dopamin und Adrenalin. Diese beiden Gehirnhormone sind auch für die Suchtentwicklung zuständig. Für langfristiges Glück und Zufriedenheit brauchen wir aber ein anderes Gehirnhormon, nämlich Oxytocin. Das ist ein wichtiges Hormon bei der Geburt und beim Stillen, und es ist auch für die Bindung, Gemeinschaftserleben und Zufriedenheit wichtig. Sichere Bindung, soziale Erlebnisse und Freundschaften verschaffen stabiles und langfristiges Glück und Zufriedenheit. Das ist aber etwas ganz anderes als Kick, Exzess, Ekstase. Deshalb wird man beim Kaufen nur kurzfristig glücklich, und schon wieder wird ein neues Bedürfnis geweckt.

Spiel- und Internetsucht treten ebenfalls bei ADHS häufiger auf. Und das wissen die großen Social Media Player und die Spieleindustrie sehr genau, wie man ADHS-ler im richtigen Moment kickt, gerade dann, wenn sie aufhören wollen. Und dann spielen sie noch mal eine Runde, schnell noch mal eine Serie und schon sind wieder Stunden mit Spielen versenkt. Eine ganze Industrie lebt davon. Da Langeweile für Menschen mit ADHS nur schwer zu ertragen ist, gibt es heute ständige Möglichkeiten, jede freie Minute zu spielen, zu chatten oder sich die Zeit zu vertreiben. Gerade junge Menschen sind sehr anfällig, eine Internet- bzw. Spielesucht zu entwickeln.

Eine Besonderheit ist die *Sammelsucht*, auch Messie-Syndrom genannt. Auch diese ist bei ADHS häufiger. Betroffene müssen alles aufheben, selbst wenn es sinnlose Sachen sind wie Kartons, manchmal sogar gebrauchte Pizzaschachteln. Mit der Zeit können sie sich derart zumüllen, dass ihre Wohnung kaum noch begehbar ist. Das Messie-Syndrom ist meist ein gut gehütetes Geheimnis, und Betroffene haben deswegen oft große Schuld- und Schamgefühle. Es ist wie ein Zwang, nichts wegwerfen zu können. Dabei wissen Betroffene sehr genau, dass sie es tun müssten.

Sex kann ebenfalls süchtig machen. So kann Sex intensiv gelebt werden bzw. zeigt sich oft ein intensiver Pornokonsum, häufiges Fremdgehen oder exzessive Sexspielarten. Fremdgehen hat den Kick und die Neugier, ob man die begehrte Frau/Mann berühren und ins Bett bekommen kann, und es hilft gegen Langeweile. Diese Art von Sexualität ist natürlich mit stabilen Beziehungen wenig kompatibel.

Eigentlich können ADHS-Betroffene von allem abhängig werden, bzw. fast alles übertreiben. Sie können exzessiv Sport machen und dann von einem zum andren Tag ganz aufhören. Sie können exzessiv lesen und sich damit in andere Welten befördern, oder arbeiten bis zum Umfallen.

Grundsätzlich sollte bei einer Suchterkrankung nach ADHS gesucht werden, und wenn beides vorhanden ist, muss auch beides behandelt werden. Nach einem Entzug sollte eine Suchttherapie erfolgen, die vorwiegend psychotherapeutisch ausgerichtet ist. ADHS sollte mit den bekannten ADHS-Medikamenten und einer störungsspezifischen ADHS-Therapie behandelt werden. Unter Medikation verringert sich oft der Drogenkonsum deutlich. Wichtig ist, dass Sucht und ADHS von Fachärzten behandelt wird, die sich auf beiden Gebieten gut auskennen. Es sollten, wenn notwendig langwirksame Stimulanzien oder Atomoxetin eingesetzt werden.

Wichtig auch noch eine Ausführung zu Cannabis. In den Leitlinien wird Cannabis ausdrücklich nicht für eine ADHS-Therapie empfohlen.

- Cannabis kann zu einer dauerhaften Motivationsstörung führen und kann abhängig machen.
- Neben der Suchtentwicklung hat das Rauchen von Cannabis ähnliche Risiken wie das Rauchen von Nikotin, in Bezug auf das Inhalieren von Schad- und Rußstoffen.
- Cannabis-Konsum in der Pubertät kann zu einer ernsthaften Beeinträchtigung der Gehirnentwicklung führen, weil der während der Pubertät stattfindende Umbau des Gehirns für das Erwachsenenalter beeinträchtigt wird. Es ist nachgewiesen worden, dass der Intelligenzquotient durch Cannabiskonsum in der Jugendzeit messbar niedriger ist und sich das im weiteren Lebensverlauf nicht ausgleicht. Man wird also durch Cannabiskonsum in der Jugend dümmer.
- Cannabis ist weiterhin Auslöser von Psychosen bei dafür veranlagten Menschen. Niemand weiß vorher, ob er oder sie eine solche Veranlagung hat. Eine Psychose

ist die schwerste psychische Erkrankung und sie verläuft oft chronisch mit deutlichen Einschränkungen der Lebensqualität für Betroffene und deren Familien.

ADHS, Essstörungen und Adipositas

Bulimie (Ess-Brechsucht), Adipositas (Übergewicht) und Essanfälle (binge eating) treten bei ADHS dreimal häufiger auf als bei neurotypischen Personen. Es ist vor allem die Impulsivität, die das Risiko für die Entwicklung einer Essstörung erhöht.

Hier spielt vor allem der Zucker eine Rolle. Zucker kann als Ersatzbefriedigung dienen und einen kurzfristigen Kick oder auch ein wohliges Befinden auslösen. Viele Menschen mit Adipositas beschreiben ihre Esssucht als ständigen Zwang, sich durch Essen ein kurzfristiges Entspannungs- und Glücksgefühl verschaffen zu müssen. Sie essen, wenn sie frustriert sind, sich leer fühlen, es ihnen langweilig ist oder aber sie sich getrieben und unruhig fühlen. Und das sind bei Menschen mit ADHS ja häufige Momente. Sie setzen also Ess-Fülle gegen Ereignis-Leere oder Missstimmung. Essen kann zunächst ihre Unzufriedenheit, ihre Selbstverachtung und ihre Missstimmung verringern, weil sie mit Essen unbewusst ein anderes Belohnungssystem ankurbeln, nämlich Serotonin. Dieser Botenstoff ist für Glückserfahrungen zuständig. Wir wissen alle, dass Schokolade glücklich machen kann – kurzfristig. Die ADHS-bedingte Impulsivität und die eingeschränkte Selbstkontrolle führen oft dazu, dass der Appetit und der Heißhunger auf bestimmte Nahrungsmittel immer weniger kontrolliert werden kann. Die kurzfristige Befriedigung durch die Zufuhr von Zucker löst im Gegenzug wieder die Gier nach noch mehr Zucker aus – die nächste Essattacke ist vorprogrammiert. Zucker führt zu einer Insulinausschüttung, und Insulin verursacht wieder Hunger und Gier auf Süßes. So nimmt die Spirale der Esssucht ihren Lauf: Süßigkeiten – Insulin – Hunger – Süßigkeiten – Insulin! Die anfängliche Befriedigung, die Zucker verheißen hat, dreht sich nun um. Mit jeder Essattacke wachsen die Schuld- und Schamgefühle. Viele Menschen fühlen sich minderwertig, wenn sie sichtbar zunehmen, und sie vermeiden dann immer öfter den Blick in den Spiegel, weil sie ihren Anblick einfach nicht ertragen können. Oft entstehen ausgeprägte Versagensängste und Selbstverachtung für die eigene Unbeherrschtheit. Das kann bis zu Selbstbestrafung, Selbstentwertung und Selbstverachtung führen.

Und natürlich hängen an dem Übergewicht auch eine Menge Folgeerkrankungen: Bluthochdruck, Typ-II-Diabetes, Schlafapnoesyndrom, chronische Müdigkeit und Depression sind nur einige der Folgen. Gelenke gehen früher kaputt, weil sie zu stark belastet werden, die Wirbelsäule leidet, weil sie zu viel Gewicht tragen muss etc.

Oft zeigt sich diese Problematik schon im Kindesalter: Die Eltern sind oft selbst von ADHS betroffen und dann meist kein gutes Vorbild für Selbstregulation und Selbstkontrolle. Oft haben sie ja auch schon Gewichtsprobleme.

Zu einem guten und gesunden Essen braucht es Planung und Organisation.

Gesund und gut essen setzt Planung voraus. Wer ein gutes Essen zubereiten möchte, muss hierfür eine ganze Menge Entscheidungen und Vorbereitungen treffen. Zuerst sollte man sich einen Essensplan machen. Dafür muss man sich entscheiden, was man essen möchte, sich die Zutaten zusammenstellen, und diese dann möglichst vollständig besorgen. Das ist schon ganz schön viel Planung, und frisch sollte das Essen ja auch noch sein. Dann muss das Essen nach Rezept oder Erfahrung gekocht werden, und der Tisch sollte vielleicht auch gedeckt sein, wenn man das Essen genießen möchte, und genießen ist ja auch gesund. Nach dem Essen muss das Geschirr abgeräumt, gespült und an seinen Platz geräumt werden, der Abfall bedarf einer getrennten Entsorgung und die Küche müsste noch in einen sauberen Zustand überführt werden.

Und jetzt der ADHS-ler: Hunger kommt plötzlich, weil lange unbemerkt, und dann schreit der Hunger nach sofortiger Bedürfnisbefriedigung. Planung meist nur in Ansätzen, Kühlschrank leer, Hunger immer größer, dann Anruf beim Lieferservice oder Fertigsuppe oder Pizza in den Ofen. In noch schlimmeren Fällen: Chipstüte, Schokoriegel, Essanfall, denn es ist ja schon wieder so viel Stress mit dem Hunger oder Planung. Dann mieses Gefühl, weil wieder Kontrollverlust und Frust ...

Und gesund ist das ganze schon gar nicht, denn mit Fast Food-Ernährung füttern wir die falschen Darmbakterien, doch die richtigen wären wichtig für unser körperliches und seelische Wohlbefinden.

Menschen, die an einer Bulimie (Ess-Brechsucht) leiden, haben ähnliche Probleme mit der Spannungsabfuhr und der Selbstkontrolle. Sie wollen auf jeden Fall vermeiden zuzunehmen, und deshalb versuchen sie, sich nach einer Essattacke zu übergeben. Das können viele nach etwas Übung auf Kommando. Aber das hat erhebliche gesundheitliche Folgen wie z. B., dass durch die Magensäure der Zahnschmelz und die Speiseröhre geschädigt werden können. Zu viel Erbrechen beeinträchtigt die Salzkonzentration in unserem Körper, und davon können die Nieren geschädigt werden. Auch hier kann eine Stimulanzienbehandlung helfen, denn Bulimie ist auch eine Störung der Impulskontrolle. Heißhungerattacken und Essanfälle können mitunter mit Medikation drastisch reduziert oder ganz abgestellt werden. Die richtige Medikation für ADHS kann helfen, die Essstörung in den Griff zu bekommen. Das ist dann eine Doppelmedikation, die sowohl die ADHS-Symptome verbessert wie auch bei Essstörungen hilft.

Menschen mit ADHS haben oft eine eingeschränkte Selbstwahrnehmung, weil sie ihre eigenen Bedürfnisse nur vernebelt oder diffus wahrnehmen. Sie können ihre Gefühle oft nicht richtig zuordnen und spüren nur eine dumpfe Unzufriedenheit. Oft ist ihre Selbstwahrnehmung verzerrt. Menschen mit Bulimie oder Magersucht nehmen sich als zu dick wahr, die Übergewichtigen nehmen sich oft als dünner wahr als sie es tatsächlich sind. Wegen ihrer schlechten Selbstwahrnehmung spüren sie ihr Sättigungsgefühl häufig nicht. Oft essen sie zu schnell, kauen nicht richtig, und bevor der Körper zurückmelden kann, dass es ihm reicht, haben sie schon zu viel gegessen. Die Essstörungen können auch ineinander übergehen.

Wenn Essstörungen mit hohem Internet- und Spielekonsum einhergehen, verstärkt das eine Abwärtsspirale, die in die soziale Isolation, zu Bewegungsarmut und zunehmender Depression führen kann. Betroffene widmen sich dann ihren digitalen Geräten, essen nebenbei vor dem Bildschirm und bemerken dabei oft gar nicht, was sie alles an Kalorien zu sich nehmen.

Mit Stimulanzientherapie lässt sich oft eine Gewichtsabnahme erzielen, und die Lebensqualität der ADHS-Betroffenen kann deutlich gesteigert werden, wenn sie sich innerlich ruhiger und kontrollierter fühlen und sie ohne große Anstrengung ihr Gewicht reduzieren. Die meisten ADHS-Übergewichtigen haben schon viele Diäten hinter sich und befinden sich in einem Jo-Jo-Effekt, bei dem sie ständig pendeln zwischen ab- und zunehmen. Wenn durch die Medikation die innere Spannung, der Stress und die Frustration geringer werden und sich die Selbstkontrolle verbessert, dann muss man sich nicht mehr permanent mit Essen trösten oder falsch belohnen.

4.10 Gesundheitsfürsorge: Kraftquellen, Ernährung und Sport

Viele ADHS-ler fühlen sich schon in einer frühen Lebensphase erschöpft, und es wird hier zu wenig nach der Ursache der Erschöpfung gefragt. Der unaufmerksame ADHS-ler kommt oft schon erschöpft auf die Welt, so als habe sein Energietank ein Leck, was den Tag über nicht aufgefüllt werden kann. Doch selbst hyperaktive Menschen mit ADHS können bereits im mittleren Lebensalter ausgebrannt sein, weil sie zu viel Energie für die Bewältigung ihres aufregenden und anstrengenden Lebens brauchen. Menschen mit ADHS nehmen sich oft nicht genügend Zeit, um ihre Energiebatterie wieder aufzuladen. Oft wissen sie nicht einmal, wie das geht. Weil sie nicht entspannen können und immer Action brauchen, finden sie nicht die Ruhe, die sie bräuchten, um eine gute Work-Live-Balance zu schaffen.

Aber wie lädt man die Energiebatterie wieder auf?

Denken Sie daran, dass Sie Zeit brauchen, um Ihre Batterien immer wieder aufzuladen. Stellen Sie es sich vor wie ein Auto mit einem vollen Tank, das Vollgas fährt. Wenn Sie dauernd Vollgas fahren, dann fahren Sie den Energietank leer. Wenn nun die Tankanzeige auf Reserve steht und Sie keine Zeit finden, zur Tankstelle zu fahren, weil Sie so beschäftigt sind, dann bleibt irgendwann der Motor stehen und Sie stehen kopfschüttelnd vor Ihrem havarierten Auto und verstehen das gar nicht, weil das Auto doch immer so gut gefahren ist.

Wie können Sie es also schaffen, rechtzeitig eine Energietankstelle anzusteuern und Ihre Energiebatterie wieder zu laden? Sie sollten herausfinden, was Ihre Kraftquellen sind. Das kann beispielsweise eine bestimmte Musik sein, ein Instrument zu spielen, eine künstlerische Betätigung, Tanzen, Freunde treffen, ein schöner Ort, ein guter Tee. Sie sollten für sich selbst herausfinden, aus was Sie Kraft beziehen können und wie Sie in Ruhe und Entspannung kommen. Das gehört eine gute Selbstfürsorge. Damit ist gemeint, dass ich selbst dafür sorgen muss, dass ich ausreichend Schlaf habe, mich gesunde ernähre, genug trinke, ausreichend Sport mache usw.

Es ist ein Phänomen unserer heutigen Zeit, dass Menschen kaum noch zur Ruhe kommen. Wir haben ein Nervensystem, das für Entspannung zuständig ist. Es ist der Parasympathikus oder Vagus, der uns herunterfahren, auftanken und entspannen lässt und der in Erholungs- und Entspannungszeiten aktiviert wird. Besonders gut wird er aktiviert, wenn wir einfach nichts tun. Genau das fällt Menschen mit ADHS besonders schwer. Dank WhatsApp, Social Media etc. braucht niemand mehr einfach mal nichts zu tun und über sich nachzudenken. Jede Minute kann mit Social Media, Serien, Podcasts ausgefüllt werden. Das Ergebnis ist allerdings, dass Menschen sich keine Zeit mehr nehmen, um einmal wirkliche zur Ruhe zu finden und sich herunterzufahren.

⟶ **Fragen an die Gruppe: Nehmen Sie sich Zeit, einfach mal gar nichts zu tun? Was sind Ihre Kraftquellen? An welchen Orten können Sie besonders gut abschalten und Ruhe und Kraft finden?**

Gesunde Ernährung

Was ist gesunde Ernährung? Beim Thema gesunde Ernährung wird immer wieder auf die Mittelmeerdiät verwiesen. Tatsächlich zeigt sich eine drei Jahre längere Lebenszeit zum Beispiel in Italien und Spanien, obwohl die Gesundheitssysteme schlechter aufgestellt sind als das unsere. Neben genetischen Faktoren wird angenommen, dass die Nahrung in diesen Ländern deutlich gesünder ist. Die Einschränkung von Zucker, künstlichen Konservierungsstoffen und künstlichen Lebensmittelfarben kann die Hyperaktivität verringern. Diätetische Maßnahmen sind möglicherweise am wirksamsten, wenn sie als Ergänzung zu einem Behandlungsplan und nicht als alleinige Therapie eingesetzt werden.

Sprechen wir von ungesunder und unverträglicher Nahrung. Sie werden in drei Kategorien unterschieden:

1. Ungesunde Nahrungsmittel (z. B. Zucker, fettreiche Ernährung).
2. Lebensmittelunverträglichkeit (z. B. Glutenunverträglichkeit und Zöliakie, Histaminintoleranz, Laktoseintoleranz und Sorbitunverträglichkeit). Diese muss nur beachtet werden, wenn man an Lebensmittelunverträglichkeiten leidet.
3. Die Unverträglichkeit von Lebensmittelzusatzstoffen (z. B. Farbstoffen in Nahrungsmittel). Deshalb darauf achten, dass weniger Lebensmittelzusatzstoffe verwendet werden. Wenn man frisch kocht, kann man das umgehen.

Ist ADHS die Folge ungesunder oder unverträglicher Nahrung?

ADHS ist nicht die Folge von ungesunder Nahrung, sondern eine ungesunde Ernährung ist häufig die Folge der mangelnden Planungsfunktionen der ADHS-ler. ADHS-Betroffene essen häufiger als die Allgemeinbevölkerung ungesunde Nahrungsmittel wie Fast Food.

Die Wirksamkeit von gesunder Ernährung und Diäten ist also nicht so stark, dass ADHS allein durch gesunde Ernährung und Diäten behandelt werden kann. Aber sie kann helfen, die ADHS-Symptome besser zu kontrollieren. Eine gute Ernährung und gute Gesundheit sind für alle Menschen wichtig. Ein gesunder Lebensstil kann ADHS positiv beeinflussen.

Es wird empfohlen:

- Zucker deutlich zu reduzieren,
- wenig Fleisch zu essen, nicht öfter als zweimal die Woche,
- gesunde ungesättigte Fettsäuren wie Olivenöl zu sich zu nehmen,
- Wasser statt Softdrinks zu trinken, die nichts anders als hochkalorisches Zuckerwasser sind,
- auf Vollwertkost zu achten,

- selbst zu kochen, statt Fertigprodukte zu nutzen,
- Fast Food und industriell verarbeitete Lebensmittel zu vermeiden, denn die Nahrungsmittelindustrie schafft es, mit hochverarbeiteten Lebensmitteln unseren Hunger immer wieder anzureizen und uns dazu zu verführen, dass wir mehr essen als uns guttut, und dann auch noch das Falsche,
- Alkohol und Zigaretten nur in Maßen zu genießen,
- für ausreichend Bewegung zu sorgen,
- sich Zeit zu nehmen, um unser Essen zu genießen,
- Esskultur zu pflegen: Tisch decken, sich setzen, Essen als Möglichkeit der Kommunikation zu nutzen, Essen bewusst zu genießen und ausreichend Zeit dafür einzuplanen,
- mit Genuss bewusst zu essen.

Welche Ernährung ist zu empfehlen?

Grundsätzlich und das gilt nicht nur für Menschen mit ADHS kann man sich das sehr einfach merken. Lieber die Bauern verdienen lassen und unverfälschte Nahrungsmittel zu sich nehmen und selbst kochen. Je stärker Lebensmittel verarbeitet sind, desto mehr hat die Nahrungsmittelindustrie daran gearbeitet, um uns zum Essen zu verführen. Also möglichst keine fertigen Salatsaucen, Müsliriegel, Süßigkeiten, Fertiggerichte.

Das heißt nicht, dass man nie wieder Fast Food essen sollte, denn es kommt auf die Häufigkeit und Menge an. Ab und zu eine Pizza wird nicht schaden, wenn man vorwiegend vollwertig isst. Zu den ungesunden Lebensmitteln zählen Frittiertes (Pommes frites, Chips), Brote und Brötchen mit Weißmehl, Säfte und Smoothies, industriell verarbeitetes Fleisch bzw. Wurst, Süßigkeiten, Margarine, Light-Produkte. Vollkornprodukte sind eine gute Ernährung. Grundsätzlich sollte man auch nicht zu stark salzen und nicht zu oft Fleisch essen. Eine vegane Ernährung ist nicht unbedingt gesund, und man muss bestimmte Vitamine einnehmen, um ein Vitamin-Defizit auszugleichen.

> Hier sind wir wieder bei dem Merksatz: Eine Sache bewusst und achtsam tun.

Es ist gut, sich einen Essens- und Einkaufsplan für die ganze Woche zu machen. Man kann sich mittlerweile diese Nahrungsmittel von einigen Händlern nach Hause liefern lassen. Wenn man plant, kann man das Essen vorbereiten und eventuell große Portionen kochen, die man dann einfriert. So macht das weniger Arbeit, und nicht jede Mahlzeit muss extra zubereitet werden.

Langsam essen und gut kauen führt ebenfalls zu einer besseren Verträglichkeit und

Verdauung. Es ist wichtig, denn Unterschied zwischen Hunger und Appetit genau wahrzunehmen. Wie können Sie ein Sättigungssignal von Ihrem Körper wahrnehmen. Lassen Sie das Essen nicht auf dem Tisch stehen, weil sonst die Gefahr besteht, dass Sie mehr essen, als Ihnen guttut. Natürlich sollte Alkohol nur in Maßen genossen werden und wenn schon Rauchen, dann wenigstens so wenig wie möglich.

Sport ist bei ADHS besonders wichtig

Besonders Ausdauersport hat einen sehr großen Effekt bei ADHS. Dies wird leider oft in der ADHS-Behandlung zu wenig beachtet. Sport wirkt positiv auf alle drei ADHS-Kernsymptome und verbessert die Aufmerksamkeit, Konzentration und das Gedächtnis, die Prioritätensetzung und die Aufrechterhaltung der Aufmerksamkeit. Sport macht ausgeglichener und körperlich fitter und ist natürlich gut zur Gewichtsabnahme. Die Infektneigung ist bei Ausdauersport geringer, ebenso verbessern sich Depressionen, Angststörungen und Stress. Vor allem aber wirkt Sport gut gegen Impulsivität und innere Anspannung. Ein 30-minütiger Spaziergang, viermal pro Woche, reicht bereits aus, um einen Nutzen zu erzielen! Ausdauersport scheint die beste nichtmedikamentöse Behandlungsform von ADHS darzustellen!

Achtsame Meditation, Yoga, Tai Chi und andere fernöstlichen Techniken helfen, die eigene Spannung zu reduzieren und Achtsamkeit zu fördern. Damit wirken sie gegen Stress und schlechte Stimmung.

Warum wirkt Sport so gut bei ADHS?

Sport bewirkt die Erhöhung von Dopamin und Noradrenalin im Gehirn. Diese beiden Botenstoffe spielen bei ADHS eine große Rolle, weil sie zu schnell abgebaut werden und deshalb ADHS-Betroffene zu wenig davon haben. Also das ist wirklich öko und nebenwirkungsfrei, wenn man es nicht übertreibt. Sport machen kann jeder, und je öfter man ihn macht, desto leichter kommt man in die Gänge. Sport kann bei Prokrastinationsproblemen Wunder bewirken.

Sport steigert auch den Botenstoff Serotonin, und der ist unser Glückshormon. Gerade wenn man depressiv ist, hilft Ausdauersport sehr. In jeder psychosomatischen Klinik wird Ausdauersport angeboten. Sport reduziert die Stresshormone und damit reduzieren sich auch die körperlichen Auswirkungen von Stress.

Aber Sport verbessert tatsächlich sogar unsere Denkfähigkeit und unser Gedächtnis. Und meist trifft man beim Sport andere Menschen, und auch das kann positive Effekte haben. Und zuletzt geht es mit dem Schlafen besser, wenn man sich ausgepowert hat.

Wie schaffe ich es, regelmäßig Sport zu treiben?

Sie sollten feste Tage und Zeiten für Ihre Fitness in Ihre Lebensroutine einplanen. Machen Sie Termine für sich selbst, weil Sport wichtig ist, damit Sie langfristig eine gute Work-Life-Balance haben und Sie gesund und fit bleiben.

Versuchen Sie, Ihren Sport auf feste Tage zu legen und verschieben Sie diese Tage möglichst nicht.

Die beste Strategie ist, morgens Sport zu treiben und die Medikamente etwa eine Stunde später einzunehmen, wenn die unmittelbare fokussierende Wirkung des Sports nachlässt.

Fragen Sie sich, wie Sie sich motivieren könnten: »Es ist gut für mich, mich zu bewegen, … ich mache mir das Geschenk, gesund zu leben …«

Haben Sie realistische Erwartungen und stecken Sie Ihr Ziel nicht zu hoch. Sie wissen schon, wenn Ihr Ziel zu hochgesteckt ist, dann machen Sie gar nichts …

Es geht besser mit Routinen und einer Sportart, die Ihnen wirklich Spaß macht. Probieren Sie vieles aus.

Es hilft auch, sich einen Hund anzuschaffen, wenn man Hunde mag. Dann sind Sie gezwungen, regelmäßig hinauszugehen. Und ihr Hund wird schon dafür sorgen, dass Sie sich bewegen. Versuchen Sie, weniger im Auto zu sitzen und stattdessen zu Fuß zu gehen oder Fahrrad zu fahren. Das ist umweltbewusst und tut Ihnen gut.

4.11 Umgang mit Geld und Finanzen

→ **In die Runde fragen: Wer hat Probleme mit Finanzen?**

Warum ist der Umgang mit Geld so schwer?

Um gut mit Geld umzugehen, braucht es eine gute Planung und vorausschauendes Denken. Der Umgang mit Geld bedarf der Organisation, und man benötigt einen guten Überblick über die eigenen Finanzen. Kein Wunder also, dass Menschen mit ADHS auch hier spezielle Probleme haben. Es ist hilfreich, sich gut organisieren zu können. Das sind Gründe, warum Menschen mit ADHS häufiger Probleme mit ihren Finanzen haben.

Viele ADHS-ler weigern sich, sich das Ausmaß ihrer finanziellen Probleme einzugestehen. Sie leihen sich lieber Geld und stopfen finanzielle Löcher, statt langfristige und stabile Lösungen anzustreben. Auch wird gerne auf Pump gekauft, ohne sich Gedanken darüber zu machen, wie man das später zurückzahlt. Im Moment wird genossen und später kommt der Katzenjammer. Die Rechnungen kommen dann plötzlich und unerwartet, und man hat längst vergessen, was man da gekauft hat. Davon leben Versandhäuser, Reisebüros und Banken mit ihren teuren Kleinkrediten. Oft werden sinnlose Sachen gekauft und schon zuhause stellt man fest, dass sie doch gar nicht so dringlich oder notwendig waren. Dann kann auf einmal alles zusammenbrechen, denn wenn erst einmal die Bank das Konto sperrt, weil der Überziehungskredit ausgereizt ist und Rechnungen nicht mehr bezahlt werden, dann nimmt das Schicksal seinen Lauf. Dann wollen auf einmal alle ihr Geld zurück, und das Kartenhaus bricht zusammen. Das wir nicht selten von ADHS-Betroffenen als gemein und ungerecht erlebt, weil alle Versäumnisse sich an diesem Punkt verdichten und sich gegen den Betroffenen wenden.

Was kann man tun, um die eigenen Finanzen besser in den Griff zu bekommen?

Wenn Sie finanzielle Probleme haben, gestehen Sie sich diese bitte ein. Hinschauen und akzeptieren, was ist, schafft Raum für Veränderung. Gehen Sie nicht sorglos mit Ihren Finanzen um. »Kaufen Sie jetzt, bezahlen Sie später« ist einfach eine ADHS-typische Verführung, der Sie widerstehen sollten.

Impulskäufe und Kaufrausch

Wir hatten das schon, dass Menschen mit ADHS leicht verführbar sind und den Kick suchen. Sie sind die idealen Opfer für Influencer und Schnäppchenangebote im Internet. Denn erst gemacht, dann gedacht und schon hat man wieder eine schnelle Beute gemacht, ohne die Konsequenzen des eigenen Handelns zu bedenken. Schnell begeistert, schnell geklickt, aber nicht darüber nachgedacht, ob man es wirklich braucht und bezahlen kann. Menschen mit ADHS sind schnell begeisterungsfähig für die must haves im Leben. Es fällt ihnen oft schwer Bedürfnisse aufzuschieben, denn sie wollen es meist gleich. Natürlich wissen die Firmen dies gut zu bedienen, denn je schneller etwas geliefert wird, umso eher besteht wieder das Bedürfnis etwas Neues zu kaufen. Oft wissen ADHS-Betroffene am nächsten Tage, wenn das Päckchen kommt, oft nicht einmal, was sie alles bestellt haben. Und noch weniger wissen sie, wenn nach 4 Wochen die erste Mahnung kommt, was und wie viel sie gekauft haben. Viele ADHS-ler sind verschuldet und sie wissen oft nicht mal, wo sie ihr Geld ausgegeben haben. Kleinvieh macht auch Mist und mit vielen kleinen Käufen können auch große Summen entstehen. Erst gekauft, dann gedacht ist auch impulsives Verhalten, weil die Konsequenzen des Kaufs nicht bedacht werden.

Hilfreich sind folgende Finanzstrategien:

- Stellen Sie sich die Fragen: Brauche ich das wirklich, habe ich das Geld und den Platz dafür und wie lange freue ich mich darüber?
- Die Freude über Ihre materielle Beute dauert meist nicht besonders lang, und es ist wie bei Süßigkeiten, je mehr Sie konsumieren, desto mehr wollen Sie haben. Einen Verzicht üben, kann Sie freimachen, denn es ist auch ein gutes Gefühl sich einzugestehen, dass man gar nicht viel braucht, um glücklich zu sein. Weniger wollen, kann sehr hilfreich sein. Sie kennen das beim Thema Essen. Wenn Sie ständig gut essen, werden Sie irgendwann satt und überdrüssig und es ist nichts besonders mehr. Wenn Sie aber nur zu bestimmten Tageszeiten essen und dann richtig Hunger haben, dann schmeckt das Essen besser.
- Statt einfach zu kaufen, versuchen Sie darüber nachzudenken, ob Sie es wirklich brauchen und schlafen Sie eine Nacht darüber. Wichtige Regel!! Fragen Sie sich, ob Sie wirklich glücklicher mit dieser Anschaffung werden und wie lange Sie sich darüber freuen? Es ist auch ein guter Vorsatz, nur das zu kaufen, was man sich leisten kann, und keine Schulden zu machen. Es hilft auch zu schauen, wo es verstaut werden soll.

Weitere Punkte, die Sie beachten sollten:

- **Jobwechsel.** ADHS-Betroffene vollziehen häufig einen Jobwechsel, was in den Phasen zwischen den Arbeitsstellen zu finanziellen Einbußen führen kann.
- **Gelder vergessen zu beantragen.** ADHS-Betroffenen fällt es häufig schwer, Formulare auszufüllen oder Fristen einzuhalten, die z. B. für das Erhalten von Geldern notwendig sind.
- **ADHS-ler zahlen oft ihre Rechnungen unpünktlich oder gar nicht.** Darüber freuen sich Inkassobüros, und so kann aus einem Strafzettel von 20 € schnell auch 50 € werden. Das ist wirklich die unsinnigste Geldausgabe: Inkassobüros reich zu machen.
- **Wo geht mein Geld hin?** Viele ADHS-ler lassen sich unnötige Abos aufschwatzen und schaffen es dann nicht mehr, sie abzubestellen. Es gibt Apps wie Aboalarm, da muss man einen kleinen Betrag bezahlen und die Regeln dann die Abbestellung. Dies ist wirklich eine sinnvolle Investition.
- Sie kennen vielleicht Ihre **laufenden Kosten** nicht genau. Autoversicherungen u. a. werden meist nur einmal im Jahr abgebucht, und wenn das Geld nicht eingeplant ist, dann kann das schon bitter sein.
- Für eine gute Finanzbuchhaltung braucht es den **Überblick** über laufende Rechnungen.

Wie sieht eine gute Finanzplanung aus?

1. **Erstellen Sie einen Haushaltsplan.** Um den Überblick über Ihre Finanzen zu erhalten, müssen Sie sich zuerst einen Überblick verschaffen. Welche laufenden Ausgaben habe ich im Jahr? Das muss rein: Versicherungen, Abos, Vereine usw. Es hilft, eine Ausgaben-App zu installieren. Bringt aber nur etwas, wenn Sie damit alle Ihre Ausgaben erfassen. Man kann die Ausgaben auch mit Bons scannen.
2. **Rücklagen einplanen.** Bedenken Sie, dass das Unerwartete erwartungsgemäß eintritt. Man braucht Rücklagen und Reserven. Autos und Waschmaschinen können kaputtgehen, und die Nachzahlung von Nebenkosten kann unerwartet teuer sein. Deshalb ist es gut, sich regelmäßig einen Betrag auf ein eigenes Konto anzulegen, das heißt: Rücklagen, und das sollte auch nur für solche Ausgaben verwendet werden.
3. **Einnahmen und Ausgaben klar definieren** Was ist der Schlüssel zu einem effektiven finanziellen Plan? Sie müssen folgende Werte genau kennen:
   - Was sind Ihre monatlichen Einnahmen?
   - Wie hoch sind Ihre monatlichen Fixkosten?
   - Welche Sonderausgaben haben Sie (z. B. Urlaub, etc.)?
   - Wie viel Geld bleibt Ihnen für andere Ausgaben?
   - Wie viel Geld haben Sie als Taschengeld zur Verfügung?
   - Es ist auch sinnvoll, 5–10 % Ihres Einkommens auf die hohe Kante zu legen oder in einen Sparplan (ETFs etc.) zu investieren.
4. **Kontrolle am Monatsende.** Das Ende jeden Monats ist ein guter Zeitpunkt, Ihr Geldtagebuch zu kontrollieren. Seien Sie kritisch mit Ihren Ausgaben und gucken Sie ganz genau hin, wofür Sie Ihr Geld ausgegeben haben Waren die Extra-Ausgaben notwendig? Haben Sie sich lang genug über Ihre Neuanschaffungen gefreut und haben Sie diese wirklich gebraucht? Übrigens, wenn Sie weniger Influencern zuschauen und seltener im Internet sind, dann werden in Ihnen auch weniger Bedürfnisse geweckt. Machen Sie sich klar, dass materielle Sachen weniger Glück und Zufriedenheit schaffen, als gemeinsame Erlebnisse und Zeit mit Menschen, die Ihnen guttun. Kauf dich glücklich, funktioniert nicht wirklich und wenn nur kurzfristig.
5. **Ausgaben reduzieren.** Bestimmte Kosten sind natürlich fix, wie Miete, Versicherungen etc. und daher wenig veränderbar. Suchen Sie also in Ihrem Geldtagebuch speziell nach Ausgaben, die vielleicht nicht unbedingt notwendig waren. Lesen Sie all die Bücher, die Sie gerade gekauft haben? Brauchen Sie wirklich dieses neue T-Shirt?
6. **Organisation und Verringerung der Fixkosten.** Wir alle bezahlen für viele Dinge mehr als wir müssen. Das ist die Gelegenheit Ausgaben zu kontrollieren:
   - Vergleichen Sie, ob Strom, Wasser, Heizung und Telefon bei einem anderen Anbieter kostengünstiger sind.

- Möglichst alle regelmäßigen Zahlungen per Lastschrift, PayPal oder Dauerauftrag erledigen. Was automatisch passiert, kann nicht vergessen werden. Notieren Sie unbedingt diese Fixkosten.
- Internet- und Handyvertrag prüfen.
- Geräte in der Wohnung prüfen, ob eine Neuanschaffung langfristig Stromkosten und Geld spart.
- Zahlen Sie Ihre Rechnungen pünktlich, weil das Vertrauen schafft und manchen Ärger und Missstimmung erspart.

7. Wenn Sie stark verschuldet sind, nehmen Sie eine **Schuldnerberatung** in Anspruch. Sie brauchen ca. 3 Jahre, um ein Schuldnerverfahren abzuschließen, Je länger Sie warten, desto mehr Stress macht es Ihnen, und die 3 Jahre kommen obendrauf.
8. **Ein besserer Umgang mit Finanzen.** Neben der Verringerung der Fixkosten gibt es auch noch andere Strategien. Hier ein paar Beispiele:
   - Tätigen Sie eine größere Anschaffung erst, nachdem Sie eine Nacht darüber geschlafen haben.
   - Vermeiden Sie Impulskäufe und machen Sie keine Schulden.
   - Kaufen Sie Lebensmittel nur mit Einkaufsliste und halte Sie sich daran, sonst haben Sie die Hälfte der Sachen vergessen und unsinnige Sonderangebote gekauft.
   - Setzen Sie sich bei Einkäufen immer ein festes Ausgabenlimit.
   - Schauen Sie genau hin. Es hilft Ihnen nicht, wenn Sie keine Kontoauszüge anschauen und Sie Mahnbescheide nicht aufmachen. Einen Feind, den man nicht anschaut, ist gefährlicher, als wenn man weiß, was auf einen zukommt und man nach Lösungen suchen kann.
   - Nehmen Sie nur so viel Geld mit, wie Sie ausgeben wollen.
   - Zahlen Sie möglichst wenig mit Kreditkarten. Das Summe des Geldes, welches man hinblättert, speichert man besser ab.
   - Richten Sie eine Urlaubskasse ein, um Finanzen für den Urlaub einzuplanen.

Eine gute Ordnung Ihrer Finanzunterlagen kann so manchen Ärger abwenden. Wenn Sie eine Rechnung haben. legen Sie diese in Ihr rotes Kästchen mit der Aufschrift Dringend und bearbeiten Sie diese zu dem bestimmten Zeitpunkt in der Woche, den Sie mit sich ausgemacht haben. Erinnern Sie sich ansonsten via Handy an Termine, an denen Sie Rechnungen bezahlen müssen.

Nutze Sie ggf. einen Steuerberater oder eine Steuersoftware, um Ihre Steuererklärung zu erstellen.

Es hilft auch, möglichst viele Rechnungen auf Daueraufträge umzustellen. Da kann man schon mal nicht mehr vergessen die Miete zu überweisen etc.

4.12 Risikoverhalten, Stressmanagement, Schlafhygiene und der Umgang mit Rückfällen

Das Risikoverhalten vor allem bei hyperaktiven ADHS-Betroffenen ist ein Grund, warum die Sterblichkeit bei ihnen höher als bei neurotypischen Menschen ist. Oft ist es die Suche nach dem Kick und dem Wunsch, der Langeweile und Monotonie zu entkommen. Menschen mit ADHS suchen oft nach Aufregung und Abwechslung, weil sie sich dadurch aktivieren. Hinzu kommt, dass sie oft ungeduldig sind und nicht warten können. Da wird zu schnell gefahren, weil man wieder zu spät ist. Oder es wird gefährlich überholt, weil jemand zu langsam fährt, und dabei wird das eigene Leben und das anderer riskiert. Oder mit Extremsportarten wird das eigene Adrenalin gekickt. Leider kickt es ja nur so richtig, wenn man sich in Lebensgefahr bringt. Und das mit den Schutzengeln geht nicht immer gut.

Warum brauchen ADHS-ler sonst noch den Kick? Weil sie eigentlich »untererregt« sind und versuchen, sich durch einen Kick und die daraus folgende Adrenalinerhöhung zu aktiveren. Die Suche nach einem rauschhaften Nervenkitzel ist wahrscheinlich eine Art der unbewussten Selbstbehandlung, um in die Gänge zu kommen. Leider bekommt man eine wirklich merkliche Adrenalinausschüttung nur bei großem Stress und besonders angesichts einer Todesgefahr. Während neurotypische Mitmenschen gestresst und ängstlich werden, können ADHS-ler sich beim Auffahren auf die Stoßstange des vorausfahrenden Autos entspannen. Gefahr und Herausforderungen führen bei ADHS-lern oft zu einer enormen Klarheit und guter Funktion. Deshalb sind ADHS-ler oft gute Rettungssanitäter, Katastrophenmanager und Notärzte. Im Notfall funktionieren sie hervorragend, während sie sich bei Langeweile kaum aktiveren können.

Wenn Sie das bei sich kennen, denken Sie darüber nach, ob diese Art der Aktivierung wirklich gut für Sie ist. Mag ja sein, dass die Todesangst Sie stimuliert. Wenn sie aber deshalb querschnittgelähmt und pflegebedürftig werden, dann ist das für Sie besonders tragisch. Abhängig zu sein und sich nicht bewegen zu können, ist für Menschen mit ADHS wirklich die Höchststrafe. Auch hier hilft die Medikation, denn mit mehr Dopamin muss man sich nicht mehr in Todesgefahr bringen, um es anzukurbeln. Das Unfallrisiko ist unter Medikation deutlich geringer. Es ist besser, Medikation zu nehmen, als das eigene Leben und die Gesundheit zu gefährden.

Stressmanagement und Schlafhygiene

ADHS-Betroffene haben mehr Stress als andere Menschen, was unter anderem mit ADHS selbst zu tun hat. ADHS ist eine Gratwanderung zwischen Burnout und Boreout (vor Langeweile sterben). Zu wenig Stress macht sie unproduktiv und sie fühlen sich gelangweilt, zu viel führt zu Impulsivität und Erschöpfung. ADHS-Betroffene laufen oft lange Zeit untertourig und kommen erst auf den letzten Drücker in die Gänge, wenn die Hütte schon brennt. Dann sind sie schnell gereizt, planlos und überfordert. Ihre Leistungsfähigkeit wird später aktiviert, und das Fenster für optimale Leistung ist kürzer. Es sei denn, sie befinden sich im Hyperfokus, denn dann sind Höchstleistungen über längere Zeit möglich, teilweise jedoch um den Preis einer nachfolgenden ausgeprägten Erschöpfung.

Eben »ganz oder gar nicht«: Boreout oder Burnout, in jedem Falle keine ausgeglichene Aktivierung. In diesem Spannungsfeld entstehen mehr Denkblockaden, Ärger, Ohnmacht und Überforderung. Stressfolgen zeigen sich oft körperlich, beispielsweise als Blutdruckanstieg, Muskelverspannung, Schlaflosigkeit oder Zähneknirschen. Manche Menschen mit ADHS greifen auf Suchtmittel zurück wie Essen oder Zigaretten, um sich zu beruhigen. Aber viel Stress macht auf Dauer krank. Dabei ist Stress erst einmal nichts Schlimmes, denn wir brauchen einen gewissen Stresslevel zur Aktivierung unserer Energiereserven. Und ADHS-Betroffene benötigen häufig ein gewisses Maß an Stress, um richtig in Fahrt zu kommen. Problematisch ist es für Menschen mit ADHS, ihr eigenes Stresslevel richtig einschätzen. Sie erkennen oft nicht ihre Grenzen und neigen dazu, weil sie nicht nein sagen können, sich noch mehr aufzuhalsen, was ihren Stress vergrößert.

ADHS-Betroffene sind schneller gestresst und dünnhäutiger als andere Menschen. Sie haben Schwierigkeiten mit dem Zeitmanagement und der Selbstorganisation, was zu Zeitdruck und Überforderung führt. Reizüberflutung und Lautstärke können ebenfalls Stress verursachen, da ADHS-Betroffene durchlässige Wahrnehmungsfilter haben und alle Informationen aus der Umgebung wahrnehmen.

Menschen mit ADHS produzieren aber einen großen Teil ihres Stresses selbst. Und Stress entsteht auch durch die Vernachlässigung der eigenen Grundbedürfnisse.

Was ist guter und was ist schlechter Stress?

Wir unterscheiden zwischen verschiedenen Formen von Stress. Es gibt den sogenannten Eustress, und der ist oft notwendig, um sich ausreichend zu aktivieren und die eigenen Energiereserven zu mobilisieren. Man braucht einen gewissen Stresspegel, um gute bzw. Höchstleistungen zu erbringen. Wenn man ganz entspannt in einen Wettkampf oder eine Prüfung geht, wird man wahrscheinlich nicht das gleiche

Ergebnis erzielen, als wenn man eine Art Lampenfieber entwickelt und sein Bestes geben möchte.

Stress wird dann schädlich, wenn Sie keinen Einfluss auf Stressfaktoren haben. Nämlich dann, wenn Sie überlastet sind und diese Überlastung nicht mehr selbst regulieren können. Wenn Chefs ungerecht sind, immer mehr Leistung verlangen, die man selbst nicht erbringen kann, oder immer mehr Überstunden fordern, dann verursacht das Stress. Wenn Ihre Kinder monatelang nachts nicht durchschlafen oder man permanent einer großen Lautstärke ausgesetzt ist, dann ist das auch Stress. Für viele Menschen mit ADHS bedeutet ein Großraumbüro auch Stress, weil sie alle Geräusche und Reize aus ihrer Umgebung mitbekommen und diese nicht ausblenden können. Sogar die Prokrastination kann Stress machen. Die Reaktion auf Stress ist meist Gereiztheit und Impulsivität, weil die innere Spannung steigt, um das Ziel noch auf den letzten Drücker zu erreichen. In diesem Spannungsfeld entstehen mehr Denkblockaden, Ärger, Ohnmacht und Überforderung. Stressfolgen zeigen sich oft körperlich, beispielsweise als Blutdruckanstieg, Muskelverspannung, Schlaflosigkeit oder Zähneknirschen. Unter Stress werden die meisten ADHS-Symptome schlimmer, insbesondere die Impulsivität. Unter Stress werden Menschen mit ADHS schneller und kopfloser und sie neigen noch stärker dazu, chaotische und unausgewogene Entscheidungen zu treffen.

⟶ **Was kennen Sie an Stressreaktionen? Wie sehen diese seelisch und körperlich aus? In welche Situationen kommen Sie, wenn Sie gestresst sind?**

Leider schaffen es viele Menschen mit ADHS, sich immer wieder Stress zu machen und dann ungenießbar zu werden.

Was sind alles Stressoren:

- Dinge auf den letzten Drücker erledigen, Prokrastination
- Zeitnot und Zuspätkommen
- zu viele Termine
- Sachen suchen
- Sachen vergessen
- Zeit vertrödeln
- Lautstärke
- Hunger, Durst, Schmerz
- Reizüberflutung
- Schlafstörung
- Schmerzen

- prämenstruelles Syndrom
- Streit, heftige Emotionen

Wichtige Erkenntnisse zur Vermeidung von Stress

Vorausschauendes Planen hilft. Statt hektisch irgendwann, irgendwo, irgendwas zu machen, hilft eine gute Planung, Stress zu vermeiden.

Wenn du es eilig hast, gehe langsam.

Statt unter Stress hektisch und schneller zu werden, bewahren Sie sich einen kühlen Kopf, um nicht kopflos zu handeln. Gehen Sie aus der Situation heraus und nehmen Sie sich eine Auszeit. In Ihrem Stressmodus versuchen Sie nämlich, alte Pläne beizubehalten, obwohl die längst durch die neu eingetretene Situation überholt sind. Wenn Sie Stress haben, gestehen Sie sich das ein, und seien Sie bereit dazu, Ihren Plan umzustellen, um Ihren Stress zu reduzieren. Wenn etwas eintritt, was Sie nicht ändern können, seien Sie bereit umzuplanen und akzeptieren Sie das Unausweichliche. Wenn Ihr Zug verspätet ist, dann können Sie sich endlos darüber ärgern oder einsehen, dass dieser Tag anders laufen wird, als Sie ihn geplant haben. Davon geht die Welt nicht unter, und Sie müssen nur flexibel sein und bereit dazu, sich auf die neue Situation einzustellen. Überlegen Sie in Ruhe, wie Sie Ihren Tag umplanen können, ohne in allzu viel Stress zu geraten. Wen müssen Sie anrufen? Welche Termine müssen verlegt werden? Vermeiden Sie kopflose Entscheidungen unter Stress. Vieles können wir in unserem Leben nicht verändern, aber wir können entscheiden, wie wir auf die eingetretene Situation reagieren. So ist halt das Leben, und anderen passiert das genauso. Lernen Sie zu akzeptieren, dass nie alles läuft wie geplant. Mit dem Kopf durch die Wand holt man sich viele Beulen, und die Wand ist trotzdem härter als der Kopf. Sehen Sie es als Herausforderung, einen neuen Plan zu entwerfen, der die eingetretenen Veränderungen berücksichtigt. Bleiben Sie flexibel und seien Sie bereit, Pläne umzustellen.

Versuchen Sie dem negativen Erlebnis, das Sie an Ihrer Planung hindert, etwas Positives abzugewinnen. »Ah, ich lerne flexibel zu sein« oder »Ich gebe der Deutschen Bahn heute keine Macht, mir die Stimmung zu verderben, weil der Zug schon wieder zu spät ist.« Sie sollten auch versuchen, immer wieder bewusst zu entscheiden, welche Faktoren Sie in Ihrem Leben ändern können und diese dann anpacken. Faktoren, die Sie nicht ändern können, sollten Sie loslassen und versuchen, sie einfach anzunehmen.

Es ist für Sie immer wieder wichtig zu schauen, wo und wann Sie gerade wieder in Ihren Schwarz-Weiß-Modus verfallen. Steuern Sie die Mitte an anstatt in das andere

Extrem überzugehen. Je besser Sie Ihre Stressfaktoren in den Griff bekommen, desto friedlicher und entspannter wird Ihr Leben. Das ist nicht langweilig, sondern erholsam.

Vermeiden Sie hektische Entscheidungen. Nehmen Sie sich eine kurze Auszeit. Gehen Sie um den Block oder trinken Sie einen Tee und nehmen Sie dann einen neuen Anlauf.

Sie sparen sich viel Stress, wenn Sie nicht zu knapp planen. Wir hatten das schon mit den Zeitpuffern. Die Welt geht nicht unter, wenn Sie 10 Minuten zu früh sind. Sie können diese Zeit zur Entspannung nutzen und zur Analyse, wie es Ihnen gerade geht und wie Sie sich gerade fühlen.

Fragen Sie sich, was Ihnen in Ihrem Leben am meisten Stress macht, aber auch, wie Sie persönlich auf Stress reagieren. Schreiben Sie Ihre Gedanken dazu auf, weil Sie es sonst sehr schnell wieder vergessen haben.

Ja sagen kann Stress machen

Ein ganz typischer Stressfaktor bei Menschen mit ADHS ist, dass sie oft Ja sagen, wenn ein Nein vernünftiger wäre. Zusagen, die man nicht erfüllen kann, machen ihnen selbst und den anderen Megastress. Dabei wäre ein Nein so einfach gewesen. Üben Sie ganz bewusst, auf jede Bitte innerlich mit Nein zu antworten und dann erst zu überlegen, ob es vernünftig ist, Ja zu sagen. Sagen Sie nicht reflexhaft und impulsiv etwas zu, sondern erbitten Sie Bedenkzeit und überlegen Sie, ob Sie die angebotene Aufgabe erfüllen wollen und können. Auch hier gilt: lieber eine Nacht darüber schlafen ...

Stress kann auch schnell entstehen, wenn Sie Hunger, Durst oder Schlafmangel haben. Diese Stressfaktoren können Sie selbst leicht abstellen. Achten Sie auf diese Bedürfnisse.

Lautstärke und Reizüberflutung werden oft gar nicht bewusst als Stressfaktoren wahrgenommen. Je mehr und stärker Reize, Geräusche und Eindrücke in Ihrer Umgebung auftreten, desto mehr Informationen landen auf Ihrer Gehirnfestplatte, und all diese Infos müssen von Ihrem Gehirn verarbeitet werden. Diese Verarbeitung ist schon für sich allein Stress, denn alle unwesentlichen Informationen muss das Gehirn sortieren und bewerten. Sie sollten an einem ruhigen Platz arbeiten, um Überreizung zu vermeiden.

- Zu viel nachzudenken und einen negativen Hyperfokus zu haben, ist Stress!
- Sich nicht zu entscheiden, weil es keine optimale Lösung gibt, macht Stress. Eine impulsive Entscheidung, weil man nicht mehr über etwas nachdenken will, kann erheblichen Stress nach sich ziehen.
- Unwohlsein, Krankheit und Schmerz können den Stress zusätzlich enorm vergrößern. Die bevorstehende Menstruation kann es auch.

- Strategie und Zeitmanagement verhindern Stress sehr wirksam. Wenn Sie eine Sache rechtzeitig anfangen, kommen Sie weniger in Zeitdruck. Auch die Beseitigung von Chaos ist hilfreich: Wenn Dinge immer am richtigen Platz liegen, müssen Sie sie nicht suchen, wenn Sie eh schon unter Zeitdruck stehen. Suchen bedeutet ebenfalls Stress!

Machen Sie sich bewusst, dass Ihr Leben oft Langeweile, negative Gefühle und Erfahrungen bereithält, und lernen Sie, das zu ertragen. Die gehören einfach zu Ihrem Leben. Nach Langeweile oder Frust kommt oft wieder Kreativität. Der Mensch lebt in Gegensätzen, in Spannung und Entspannung. Jeder braucht immer wieder ungerichtete und unverplante Zeit, um aufzutanken und sich selbst zu finden.

Es kann für eine Stressprophylaxe hilfreich sein, Tagebuch zu führen. Das hilft, Gedanken zu sortieren. Wenn Sie Ihrem Tagebuch Ihre Gedanken erzählen, dann müssen Sie sie ordnen und ausformulieren. Überhaupt kann man Gedanken schriftlich besser sortieren. Sie werden sich übrigens im Nachhinein oft wundern, wie Sie die Welt damals, also gestern, gesehen haben.

- Fangen Sie Ihre Aufgaben rechtzeitig an.
- Führen Sie To-Do-Listen.
- Führen Sie Tagebuch und halten Sie fest, was für Sie wichtig ist.
- Legen Sie Ihre Sachen an den dafür vorgesehenen Platz. Suchen macht Stress! Gegen Reizüberflutung helfen oft einfache Mittel wie Ohrenstöpsel und Kopfhörer. Die sollte man als ADHS-Betroffene immer dabeihaben.
- Bewegung hilft, den alltäglichen Stress herunterzufahren. Eigentlich kann man mit Bewegung nichts falsch machen, außer man übertreibt sie. Am besten ist Ausdauersport in der Natur. Denken Sie an Ihre genetische Ausstattung: Sie ist nicht dazu gemacht, um vor dem Bildschirm zu sitzen und Auto zu fahren. Jeder Mensch mit ADHS sollte regelmäßig Sport treiben.

Denken Sie daran, dass »Genug ist nicht genug« auch viele Probleme nach sich ziehen kann. Je mehr Kleider Sie haben, desto mehr Schränke brauchen Sie, desto mehr müssen Sie sortieren und sauber halten. Und noch dazu fällt Wegwerfen und Weggeben Ihnen besonders schwer. Es gibt auch den Trick, dass man sich nur etwas Neues kaufen darf, wenn man dafür etwas Altes hergibt. Das schützt auch vor Frustkäufen.

Ein gutes Mittel gegen Stress sind Entspannungsübungen

Entspannung ist herunterkommen und wieder zu Ruhe und Frieden zu finden. Besonders schwer ist es für Menschen mit ADHS, abends zur Ruhe zu kommen. Sie haben viele Gedanken im Kopf, die umherwimmeln und keine Richtung zu haben scheinen. Die Gedankenwaschmaschine läuft im Schleudergang und lässt sich nicht einfach abstellen. Der Aktivismus, die Reizüberflutung und die Getriebenheit triggern immer wieder erneut das aktive autonome Nervensystem (Sympathikus). ADHS-ler verbleiben besonders abends zu lange im Aktivitätssystem. Der Gegenspieler ist der Parasympathikus (Vagus), der oft nicht ausreichend aktiviert wird. Viele fernöstliche Techniken helfen dabei, sich zu zentrieren und herunterzukommen. Dazu gehören zum Beispiel Meditation, Yoga, Tai-Chi, Qigong und viele mehr. Das sind über Jahrtausende erprobte Entspannungs- und Achtsamkeitstechniken. Meditation braucht Konzentration, Übung und einen guten Rahmen, in dem sie erlernt werden kann. Am besten gelingt das in Workshops oder Meditationszentren. Alle diese Techniken müssen häufig geübt werden, wenn sie funktionieren sollen. Sie sind Mini-Gewohnheiten mit einem großen Effekt, aber sie sollten täglich üben.

Schlafstörungen

Die meisten Menschen mit ADHS leiden im Laufe ihres Lebens immer wieder unter Ein- oder Durchschlafstörungen. Oft ist der Schlaf auch nicht erholsam, und folglich ist man morgens nicht erfrischt und einsatzfähig. Nächtliches Aufwachen durch Schreckhaftigkeit, Schlafwandeln oder ähnliches kommen bei ADHS häufiger vor. Auch das Schlafapnoesyndrom (Atemaussetzer) tritt bei ADHS auf.

⟶ Wer kennt das mit den Schlafstörungen?

Bei vielen ADHS-lern ist die Uhr nach hinten verstellt. Das bedeutet, dass Betroffene mit ADHS oft erst gegen Mittag richtig wach werden und erst in den frühen Morgenstunden in den Schlaf finden. Auch das ist erblich. Vielleicht waren in unserer Frühzeit Menschen mit unterschiedlichen Schlaf-Wachrhythmen notwendig, denn es musste ja diejenigen geben, die nachts Wache halten konnten. Es ist interessant, dass jede unserer Zellen eine eigene innere Uhr hat und dass diese innere Uhr höchst individuell tickt. Zwar sind alle unsere Zellen gleich getaktet, und die Genetik entscheidet mithilfe unserer sogenannten Clock-Gene, ob wir als Lerche auf die Welt kommen und morgens topfit sind oder aber als Eule, die erst nachts zu Hochform aufläuft. Viele ADHS-ler arbeiten besonders gerne nachts, weil es dann ruhiger ist und sie sich weniger abgelenkt fühlen.

Schlafprobleme sind also bei Menschen mit AHDS sehr häufig, bis zu 75 % aller Erwachsenen mit ADHS berichten über irgendeine Form der Schlaflosigkeit. Schlaf ist einfach wichtig, denn im Schlaf reorganisiert sich unser Gehirn. Es ist wie eine

Art Hausputz, wobei Gerümpel entsorgt und Erfahrungen neu sortiert werden. Chronische Schlafstörungen beeinflussen unsere seelische und körperliche Gesundheit erheblich. Wenn wir nicht gut schlafen, steigt das Risiko für Depression, Angststörungen und für Erschöpfung, aber ebenso für Bluthochdruck und viele andere Stresserkrankungen. Bei Schlafstörungen ist es gefährlich, Auto zu fahren, weil unsere Konzentrationsfähigkeit durch sie ähnlich sinkt, als hätten wir Alkohol getrunken.

Was ist eine Schlafstörung?

Menschen, die an Schlafstörungen leiden, zeigen eine deutliche Abweichung vom normalen Schlaf. Sie fühlen sich am Morgen nicht erholt, weil sie schlecht einschlafen, nachts immer wieder aufwachen, frühmorgens viel zu früh erwachen oder ihre Schlafqualität auf andere Weise beeinträchtigt ist. Am Tag zeigen sich typische Symptome wie Kraftlosigkeit oder Tagesschläfrigkeit, ferner folgende:

- Einschlafprobleme
- Ein- oder mehrmaliges Erwachen mit Schwierigkeiten, wieder einzuschlafen
- Zu frühes Aufwachen
- Nicht erholsamer Schlaf
- Grübeln und negative Gedanken, wenn man wachliegt
- Schwierigkeiten, aus dem Bett zu kommen, überhaupt wach zu werden
- Den Tag über Antriebsstörung, Erschöpfung, Kraftlosigkeit, Tagesmüdigkeit, Sekundenschlaf

Je stärker die Hyperaktivität, desto häufiger zeigen sich Schlafstörungen. Je stärker die ADHS-Symptome, desto häufiger die Schlafstörung. Schlafprobleme können auch durch erhöhten Alkoholkonsum, Stress oder Depression entstehen.

Was hilft gegen Schlafstörungen?

- Treiben Sie regelmäßig Ausdauersport, denn genau das brauchen Sie als ADHS-ler. Bitte aber nicht zu kurz vor dem Schlafengehen, weil das den Körper aktiviert.
- Vermeiden Sie vor dem Schlafengehen Serien, Video- und Computerspiele, die dann in Ihrem Kopf weiterlaufen. Lesen Sie lieber oder hören Sie ein Hörbuch. Damit müssen Sie nicht so viele Sinneseindrücke verarbeiten.
- Vermeiden Sie das blaue Licht des Computerbildschirms.
- Gehen Sie viel ins Freie, am besten in die Natur.
- Rauchen Sie abends nicht, trinken Sie abends moderat. Verzichten Sie ausreichend lange vorher auf Kaffee und Tee.

- Essen Sie abends leichte Mahlzeiten und essen Sie nicht zu spät. Sie sollten wenig Kohlenhydrate und wenig fette Nahrung zu sich nehmen.
- Wenn Sie einen Mittagsschlaf machen, sollte er nie länger als 30 Minuten dauern.
- Lernen Sie Entspannungstechniken.
- Schlafen Sie in einem ruhigen und kühlen Zimmer auf einer guten Matratze.
- Versuchen Sie es mit entspannenden Geräuschen wie Meeresrauschen oder Vogelgezwitscher, dafür gibt es Apps.
- Wenn Sie nicht schlafen können, stehen Sie lieber auf. Je stärker Sie versuchen, den Schlaf zu erzwingen, je mehr Druck Sie sich selbst damit machen, desto schlechter werden Sie einschlafen. Machen Sie einfach dann Dinge, die sowieso gemacht werden müssen. Und wenn Sie eine ganze Nacht nicht schlafen können, verzichten Sie auf Ihren Mittagsschlaf, sondern gehen Sie zu einer normalen Zeit ins Bett.
- Manchmal helfen Gewichtsdecken, in die kleine beschwerende Kügelchen eingenäht wurden. Sie können sehr beruhigend wirken.

Was können Sie sonst noch dafür tun um besser zu schlafen?

Sorgen, Stress, Ängste und andere psychische Probleme angehen Verschiedene Symptome, Stress, Gedankenkreisen, etc. sind häufige Auslöser von Schlafstörungen bei Menschen mit ADHS. Diese sollten Sie versuchen zu verbessern, z. B. durch Psychotherapie, Medikamente, Entspannungsverfahren.

Mit den richtigen Gedanken einschlafen Viele Betroffene finden schon etwas Ruhe, wenn Sie sich bemühen, an schöne Dinge zu denken, wie z. B. schöne Erlebnisse wie Ferien, Erfolgserlebnisse, eine schöne Landschaft.

Schlafrituale Machen Sie immer das Gleiche, bevor Sie einschlafen und stimmen Sie sich damit auf den Schlaf ein. Vielleicht ein Bad nehmen, entspannende Musik hören, Kerzenlicht, einen Schlaftee trinken, Tagebuch schreiben um den Tag abzuschließen etc.

Das Schlafzimmer nur zum Schlafen nutzen Grundsätzlich sollten im Schlafzimmer und Bett keine an- und aufregenden Tätigkeiten stattfinden, z. B. kein Streit, keine beruflichen Arbeiten, kein Fernsehschauen. Sex geht natürlich und wirkt ja zumindest danach schlaffördernd.

Schlaf zu erzwingen zu wollen, macht Stress Und verhindert Einschlafen. In den Schlaf kommen setzt voraus, dass Sie entspannen und loslassen können. Schauen Sie auch nicht auf dauernd auf die Uhr, denn auch das macht Stress. Wenn Sie mit einer Smart Watch ihre Schlafzeit tracken, werden Sie feststellen, dass Sie viel mehr schlafen, als Sie gedacht haben.

Die **Zimmertemperatur anpassen** Sie sollte etwas kühler sein, zwischen 18 bis 20 °C.

Fensterlüften vor dem Einschlafen oder offenes Fenster beim Schlafen kann hilfreich sein.

Lärmbelästigung vermeiden ADHS-Betroffene sind sehr schreckhaft und registrieren oft auch im Schlaf jedes Geräusch um sie herum. Es gibt verschiedene Möglichkeiten, Lärmbelästigungen zu dämpfen. Dazu gehören Ohrstöpsel und Lärmschutzfenster.

Wann Medikamente helfen können

Es gibt eine Reihe von Medikamenten, die das Ein- und/oder Durchschlafen verbessern können. Kurzzeitige Anwendungen kommen in Betracht, wenn Schlafstörungen akut sind, aber wahrscheinlich bald vorübergehen. Das kann bei Stress und einer schweren Konfliktsituation vorkommen. Oft hilft es, mittels eines Schlafmittels wieder einen Schlafrhythmus zu bekommen.

Schlafmittel sollten sparsam, für kurze Zeit und in Absprache mit dem Arzt eingenommen werden. Einige Schlafmittel haben eine Abhängigkeitsgefahr. Diese sollten nicht länger als 3 Wochen regelmäßig eingenommen werden. Man muss beachten, dass Schlafmittel die Konzentration und die Fahrtüchtigkeit beeinflussen können. Bei älteren Menschen ist die Gefahr von Stürzen zu beachten.

Umgang mit Rückfällen

Denken Sie bitte daran, dass Sie Routinen und Regeln regelmäßig nutzen sollten. Rückfälle sind normal, aber resignieren Sie nicht, sondern kehren Sie wieder zu Ihren Routinen zurück. Notieren Sie Ihre Routinen schriftlich, denn Sie wissen ja, dass diese leicht z. B. nach einem Urlaub verloren gehen können. Denken Sie auch daran, dass Ihr Gehirn vergesslich ist und vergesslich bleibt. Die einzige Chance, die Sie haben, besteht darin, gute Listen zu führen und konsequent alles aufzuschreiben.

Aus Erfahrung lernen

Rückfälle gehören zum Leben, jeder macht diese Erfahrungen. Das Wichtigste ist, dass man sie bemerkt und etwas daraus lernt, wie man sie das nächste Mal vermeiden kann.

Versuchen Sie, die Erfahrungen auszuwerten wie z. B.: Warum habe ich dies oder das vergessen, warum bin ich zu spät oder warum habe ich wieder eine Depri-Phase?

Die Kunst des Scheiterns

Ja, es ist wirklich eine Kunst, denn am meisten lernt man aus den eigenen Fehlern. Wenn Sie bereit sind, Ihre Fehler zu analysieren, dann können Sie wirklich aus Erfahrung klug werden. Hier einige Empfehlungen:

- Achten Sie darauf, Ihre Medikation regelmäßig einzunehmen.
- Bleiben Sie in regelmäßigen Kontakt mit Ihrem Therapeuten.
- Stress, Lebensveränderungen etc. können die ADHS – Symptome verschlimmern. Auch das sollten Sie mit Ihrem Therapeuten besprechen.
- Vermeiden Sie Überforderung und Reizüberflutung.
- Seien Sie achtsam, ob sich eine Begleiterkrankung entwickelt und wenn das der Fall ist, sprechen Sie mit Ihrem Therapeuten darüber.
- Versuchen Sie, eine gute Ordnung aufrecht zu erhalten, denn das macht Ihr Leben einfacher.
- Greifen Sie immer wieder auf Strategien zurück, die Sie gelernt haben. Benutzen Sie dafür Ihr Skript.
- Denken Sie daran, dass ADHS eine besondere Art zu sein ist und dass Sie ein anderes Stärke- und Schwächeprofil haben als neurotypische Menschen.

→ **Abschlussrunde: Was haben Sie mitgenommen und an welchen Themen müssen Sie weiterarbeiten?**
Was haben Sie in dem Kurs als hilfreich erlebt und was haben Sie vermisst?
Haben Sie Verbesserungsvorschläge oder Kritikpunkte?

Schlusswort

Ich hoffe, dass ich Ihnen die Welt des ADHS und ihre Probleme mit diesem Buch näherbringen konnte. Ich hoffe auch, dass ich Sie als Therapeut oder Therapeutin ermutigen konnte anzufangen, ADHS-Diagnostik und ADHS-Therapie zu beginnen. ADHS braucht keine Spezialambulanz, und im Grunde ist die Behandlung nicht viel anders, als Sie dies bei anderen seelischen Erkrankungen gewohnt sind. Sie werden sicher die Erfahrungen machen, dass ADHS das dankbarste Krankheitsbild in der Psychiatrie und Psychotherapie ist, und Sie werden sich wundern, wie sehr die richtige Diagnose und Therapie das Leben ihrer ADHS – Patienten verändern wird. Für mich ist das immer das schönste Geschenk, nämlich die Erfahrung machen zu dürfen, anderen Menschen dabei zu helfen, ihre Stärken zu entwickeln und Strategien für die Überwindung ihrer Schwächen zu finden

Literatur

1 Deberdt, W., Thome, J., Lebrec, J. et al. (2015): Prevalence of ADHD in nonpsychotic adult psychiatric care (ADPSYC): A multinational cross-sectional study in Europe. BMC Psychiatry, 15:242; doi: 10.1186/ s12888-015-0624-5.

2 Libutzki, B., May, M., Gleitz, M. et al. (2020): Disease burden and direct medical costs of incident adult ADHD: A retrospective longitudinal analysis based on German statutory health insurance claims data. Eur Psychiatry, 63(1), e86; doi: 10.1192/j.eurpsy.2020.84.
Libutzki, B., Ludwig, S., May, M. et al. (2019): Direct costs of ADHD and its comorbid conditions on a Basis of a Claim Data analysis, in: Eur Psychiatry, 58, 38-44; doi: 10.1016/ j.eurpsy.2019.01.019.

3 Wender, P. (1998): Attention Deficit Hyperactivity Disorder in Adults: A Wide View of a Widespread Condition. Psychiatr Clin North Am. 21(4): 761-74; doi: 10.1016/s0193-953x (05)70039-3.

4 Krause, J., Krause, K-H. (2013): ADHS im Erwachsenenalter. Stuttgart: Schattauer.

5 Ebert, D., Krause, J., Roth-Sackenheim, C. (Hrsg.) (2003): ADHS im Erwachsenenalter – Leitlinien auf der Basis eines Expertenkonsensus mit Unterstützung der DGPPN. Nervenarzt 10, 939-946.

6 Deberdt, W., Thome, J., Lebrec, J. et al. (2015): Prevalence of ADHD in nonpsychotic adult psychiatric care (ADPSYC): A multinational cross-sectional study in Europe. BMC Psychiatry, 15:242; doi: 10.1186/s12888-015-0624-5.

7 Young, S., Adamo, N., Ásgeirsdóttir, B. B. et al. (2020): Females with ADHD: An expert consensus statement taking a lifespan approach providing guidance for the identification and treatment of attention-deficit/hyperactivity disorder in girls and women. BMC Psychiatry 20(1), 404; doi: 10.1186/s12888-020-02707-9.
Mowlem, F., Agnew-Blais, J., Taylor, E. & Asherson, P. (2019): Do different factors influence whether girls versus boys meet ADHD diagnostic criteria? Sex differences among children with high ADHD symptoms. Psychiatry Res. 272, 765-773; doi: 10.1016/j.psychres. 2018.12.128.
Stollhoff, K. (2021): Überseht die Mädchen nicht! Pädiatrie 33(2):46-49: doi: 10.1007/s1 5014-021-3699-0.
Taylor, M. J., Lichtenstein, P., Larsson, H. et al. (2016): Is there a female protective effect against attention-deficit/hyperactivity disorder? Evidence from two representative twin samples. Am Acad Child Adolesc Psychiatry. ;55(6):504-512.e2; doi: 10.1016/j.jaac. 2016.04.004.
Neuy-Lobkowicz, A. (2024) Weibliche ADHS. Wie Frauen mit AD(H)S erfolgreich, selbstbewusst und stabil leben können. 4. Auflage. München: Kösel-Verlag.
Biederman, J., Faraone, S. V., Spencer, T. J. et al. (2006): Functional impairments in adults

with self-reports of diagnosed ADHD: A controlled study of 1001 adults in the community. J Clin Psychiatry; 67(4):524-40; doi: 10.4088/jcp.v67n0403.

8 Biedermann, J., Monuteaux, M. C., Mick, E. et al. (2006): Young adult outcome of ADHD, a controlled 10-year follow-up study. Psychol Med, 36(2), 167-79; doi: 10.1017/S003329170 5006410.

Barkley, R. A. (Hrsg.) (2015): Attention Deficit Hyperactivity Disorder. A Handbook of Diagnosis and Treatment. New York: The Guilford Press.

9 Neuy-Lobkowicz, A. (2023): ADHS – erfolgreiche Strategien für Erwachsene und Kinder. 11. Auflage. Stuttgart: Klett-Cotta.

10 Barkley, R. A. (Hrsg.) (2015): Attention Deficit Hyperactivity Disorder. A Handbook of Diagnosis and Treatment. New York: The Guilford Press.

Beheshti, A., Chavanon, M. L. & Christiansen, H. (2020): Emotion dysregulation in adults with ADHD. A meta-analysis. BMC Psychiatry, 20(1), 120, doi: 10.1186/s12888-020-2442-7.

11 Neuy-Lobkowicz, A. (2023): Habe ich AD(H)S? ...und wenn ja, was mache ich Gutes daraus? 4. Auflage, München: Gräfe und Unzer.

12 Barkley, R. A. (Hrsg.) (2015): Attention Deficit Hyperactivity Disorder. A Handbook of Diagnosis and Treatment. New York: The Guilford Press.

13 Dalsgaard, S., Østergaard, S. D., Leckman, J. F. et al. (2015): Mortality in children, adolescents, and adults with attention deficit hyperactivity disorder: a nationwide cohort study. The Lancet, 385, 2190-2196.

14 Kvist, A. P., Nielsen, H. S. & Simonsen, M. (2013): The importance of children's ADHD for parents' relationship stability and labor supply. Soc Sci Med. (88), 30-38; doi: 10.1016/ j.socscimed.2013.04.001.

Wymbs, B. T., Pelham, W. E. Jr., Molina, B. S. et al. (2008): Rate and predictors of divorce among parents of youths with ADHD. J Consult Clin Psychol. 76(5), 735-744; doi: 10.1037/ a0012719.

15 Coghill, D. R., Seth, S. & Matthews, K. (2014): A comprehensive assessment of memory, delay aversion, timing, inhibition, decision making and variability in attention deficit hyperactivity disorder: advancing beyond the three-pathway models. Psychol Med. 44 (9),1989–2001; doi: 10.1017/S0033291713002547.

16 Neuy-Lobkowicz, A. (2023): Habe ich AD(H)S? ...und wenn ja, was mache ich Gutes daraus? 4. Auflage, München: Gräfe und Unzer.

17 Hartmann, T. (2019): ADHD – A Hunter in a Farmers World. 3. erweiterte und aktualisierte Auflage. Rochester: Healing Arts Press.

18 Simon, V., Czobor, P., Bálint, S. et al. (2009): Prevalence and correlates of adult attention-deficit hyperactivity disorder: meta-analysis. Br J Psychiatry, 194(3), 204-211; doi: 10.1192/ bjp.bp.107.048827.

Deberdt, W., Thome, J., Lebrec, J. et al. (2015): Prevalence of ADHD in nonpsychotic adult psychiatric care (ADPSYC): A multinational cross-sectional study in Europe. BMC Psychiatry, 15:242; doi: 10.1186/ s12888-015-0624-5.

19 Barkley, R. A. (Hrsg.) (2015): Attention Deficit Hyperactivity Disorder. A Handbook of Diagnosis and Treatment. New York: The Guilford Press.

Krause, J., Krause, K-H. (2018): ADHS im Erwachsenenalter, 4. Auflage, Stuttgart: Schattauer Verlag.

20 Hohmann, S., Häge, A., Millenet, S. & Banaschewski, T. (2022): Genetische Grundlagen der ADHS — Ein Update, Zeitschrift für Kinder- und Jugendpsychiatrie und Psychotherapie, 50(3), 203–215; doi: 10.1024/1422-4917/a000868.

21 Faraone, S. V., Asherson, P., Banaschewski, T. et al. (2015): Attention-deficit/hyperactivity disorder. Nat Rev Dis Primers, 1:15020; doi: 10.1038/nrdp.2015.20.
22 Demontis, D., Walters, R. K., Martin, J. et al. (2019): Discovery of the first genome-wide significant risk loci for attention deficit/hyperactivity disorder. Nat Genet 51, 63-75; doi: 10.1038/s41588-018-0269-7.
Faraone, S. V., Larsson, H. (2019): Genetics of attention deficit hyperactivity disorder. Mol Psychiatry 24, 562-575; doi: 10.1038/s41380-018-0070-0.
Harich, B., van der Voet, M., Klein, M. et al. (2020): From Rare Copy Number Variants to Biological Processes in ADHD. Am J Psychiatry. 177(9):855-866; doi: 10.1176/appi.ajp.2020.19090923.
Hohmann, S., Häge, A., Millenet, S. & Banaschewski, T. (2022): Genetische Grundlagen der ADHS — Ein Update, Zeitschrift für Kinder- und Jugendpsychiatrie und Psychotherapie, 50(3), 203–215; doi: 10.1024/1422-4917/a000868.
23 Banaschewski, T., Becker, K., Döpfner, M. et al. (2017): Aufmerksamkeitsdefizit- / Hyperaktivitätsstörung. Eine aktuelle Bestandsaufnahme. Dtsch Arztebl Int 114: 149-5; doi: 10.3238/arztebl.2017.0149.
24 Hohmann, S., Häge, A., Millenet, S. & Banaschewski, T. (2022): Genetische Grundlagen der ADHS — Ein Update, Zeitschrift für Kinder- und Jugendpsychiatrie und Psychotherapie, 50(3), 203–215; doi: 10.1024/1422-4917/a000868.
25 Hohmann, S., Häge, A., Millenet, S. & Banaschewski, T. (2022): Genetische Grundlagen der ADHS — Ein Update, Zeitschrift für Kinder- und Jugendpsychiatrie und Psychotherapie, 50(3), 203–215; doi: 10.1024/1422-4917/a000868.
26 Philipsen, A., Jans, T., Graf, E. et al. (2016): Comparison of Methylphenidate and Psychotherapy in Adult ADHD Study (COMPAS) Consortium. Effects of Group Psychotherapy, Individual Counseling, Methylphenidate, and Placebo in the Treatment of Adult Attention-Deficit/Hyperactivity Disorder: A Randomized Clinical Trial. JAMA Psychiatry, 72(12):1199-210; doi: 10.1001/jamapsychiatry.2015.2146. Erratum in: JAMA Psychiatry. 73(1):90; doi: 10.1001/jamapsychiatry.2015.2803.
27 Kittel-Schneider, S., Arteaga-Henriquez, G., Vasquez, A. A. et al. (2022): Non-mental diseases associated with ADHD across the lifespan: Fidgety Philipp and Pippi Longstocking at risk of multimorbidity? Neurosci Biobehav Rev. 132:1157-1180; doi: 10.1016/j.neubiorev.2021.10.035.
28 Deberdt, W., Thome, J., Lebrec, J. et al. (2015): Prevalence of ADHD in nonpsychotic adult psychiatric care (ADPSYC): A multinational cross-sectional study in Europe. BMC Psychiatry, 15:242; doi: 10.1186/ s12888-015-0624-5.
29 S3-Leitlinie ADHS bei Erwachsenen. https://register.awmf.org/de/leitlinien/detail/028-045 (letzter Zugriff: 12.03.2025).
30 Miesch, M. & Deister, A. (2019): Die Aufmerksamkeitsdefizit- und Hyperaktivitätsstörung (ADHS) in der Erwachsenenpsychiatrie: Erfassung der ADHS-12-Monatsprävalenz, der Risikofaktoren und Komorbidität bei ADHS. Fortschr Neurol Psychiatr 87(01), 32-38; doi: 10.1055/s-0043-119987.
31 Fleming, M., Fitton, C. A., Steiner, M. F. C. et al. (2017): Educational and Health Outcomes of Children Treated for Attention-Deficit/Hyperactivity Disorder. JAMA Pediatr. 171(7):e170691; doi: 10.1001/jamapediatrics.2017.0691.
32 Barkley, R. A. (Hrsg.) (2015): Attention Deficit Hyperactivity Disorder. A Handbook of Diagnosis and Treatment. New York: The Guilford Press.
33 Schachar, R. J. (2023): Fifty years of executive control research in attention-deficit/hype-

ractivity disorder: What we have learned and still need to know. Neurosci Biobehav Rev. 155:105461; doi: 10.1016/j.neubiorev.2023.105461.

34 Young, S., Adamo, N., Ásgeirsdóttir, B. B. et al. (2020): Females with ADHD: An expert consensus statement taking a lifespan approach providing guidance for the identification and treatment of attention-deficit/hyperactivity disorder in girls and women. BMC Psychiatry 20(1), 404; doi: 10.1186/s12888-020-02707-9.

Soldan, S. (2020): Women with adhd. Ellen Litmanen Verlag.

Rucklidge, J. J. (2008): Gender differences in ADHD: implications for psychosocial treatments. Expert Rev Neurother. 8(4):643-55; doi: 10.1586/14737175.8.4.643.

Rucklidge, J. J. (2010): Gender differences in attention-deficit/hyperactivity disorder. Psychiatr Clin North Am. 33(2):357-73; doi: 10.1016/j.psc.2010.01.006.

35 Barkley, R. A. (2002): Major life activity and health outcomes associated with attention-deficit/hyperactivity disorder. The Journal of clinical psychiatry, 63 Suppl 12, 10-5.

Wymbs, B. T., Canu, W. H., Sacchetti, G. M. et al. (2021): Adult ADHD and romantic relationships: What we know and what we can do to help. J Marital Fam Ther. 47(3):664-681; doi: 10.1111/jmft.12475.

Skirrow, C. & Asherson, P. (2013): Emotional lability, comorbidity and impairment in adults with attention-deficit hyperactivity disorder. J Affect Disord. 147(1-3):80-6; doi: 10.1016/j.jad.2012.10.011.

36 Franke, B., Michelini, G., Asherson, P. et al. (2018): Live fast, die young? A review on the developmental trajectories of ADHD across the lifespan. Eur Neuropsychopharmacol. 28(10):1059-1088; doi: 10.1016/j.euroneuro.2018.08.001.

37 Buitelaar, N. J. L., Posthumus, J. A. & Buitelaar, J. K. (2020): ADHD in Childhood and/or Adulthood as a Risk Factor for Domestic Violence or Intimate Partner Violence: A Systematic Review. J Atten Disord. 24(9):1203-1214; doi: 10.1177/1087054715587099.

Mandell, A. R. (2012): An investigation of the presence of adult attention deficit hyperactivity disorder behaviors in a population of court mandated domestic violence perpetrators. Oregon State University.

Mandell, A. R. (1999): An investigation of the presence of adult attention deficit hyperactivity disorder behaviors in a population of court mandated domestic violence perpetrators. Dissertation Abstracts International, 59(12-A), 4369.

Wymbs, B., Molina, B., Pelham, W. et al. (2012): Risk of intimate partner violence among young adult males with childhood ADHD. J Atten Disord. 16(5):373-83; doi: 10.1177/1087054710389987.

Fang, X., Massetti, G. M., Ouyang, L. et al. (2010): Attention-deficit/hyperactivity disorder, conduct disorder, and young adult intimate partner violence. Arch Gen Psychiatry. 67(11):1179-86; doi: 10.1001/archgenpsychiatry.2010.137.

Theriault, S. W. & Holmberg, D. (2001): Impulsive, but violent? Are components of the attention deficit-hyperactivity syndrome associated with aggression in relationships? Violence Against Women, 7(12), 1464-1489; doi: 10.1177/10778010122183946.

Romero-Martínez, Á., Lila, M. & Moya-Albiol, L. (2019): The importance of impulsivity and attention switching deficits in perpetrators convicted for intimate partner violence. Aggress Behav. 45(2):129-138; doi: 10.1002/ab.21802.

Bihlar Muld, B., Jokinen, J., Bölte S. et al. (2013): Attention deficit/hyperactivity disorders with co-existing substance use disorder is characterized by early antisocial behaviour and poor cognitive skills. BMC Psychiatry. 13:336; doi: 10.1186/1471-244X-13-336.

38 Gershon, J. (2002): A meta-analytic review of gender differences in ADHD. J Atten Disord. 5(3), 143-154; doi: 10.1177/108705470200500302.

39 Østergaard, S. D., Dalsgaard, S., Faraone, S. V. et al (2017): Teenage Parenthood and Birth Rates for Individuals With and Without Attention-Deficit/Hyperactivity Disorder: A Nationwide Cohort Study. J Am Acad Child Adolesc Psychiatry. 56(7):578-584.e3; doi: 10.1016/j.jaac.2017.05.003.

40 Rucklidge, J. J. (2010): Gender differences in attention-deficit/hyperactivity disorder. Psychiatr Clin North Am. 33(2):357-73; doi: 10.1016/j.psc.2010.01.006.
Young, S., Adamo, N., Ásgeirsdóttir, B. B. et al. (2020): Females with ADHD: An expert consensus statement taking a lifespan approach providing guidance for the identification and treatment of attention-deficit/hyperactivity disorder in girls and women. BMC Psychiatry 20(1), 404; doi: 10.1186/s12888-020-02707-9.
Dorani, F., Bijlenga, D., Beekman, ATF. et al. (2021): Prevalence of hormone-related mood disorder symptoms in women with ADHD. J Psychiatr Res. 133:10-15; doi: 10.1016/j.jpsychires.2020.12.005.

41 Wer mehr Informationen zu diesem Thema möchte, kann das in meinem Buch finden: Neuy-Lobkowicz, A. (2024) Weibliche ADHS. Wie Frauen mit AD(H)S erfolgreich, selbstbewusst und stabil leben können. 4. Auflage. München: Kösel-Verlag.

42 Torgersen, T., Gjervan, B., Lensing, M. B. et al (2016): Optimal management of ADHD in older adults. Neuropsychiatr Dis Treat. 8;12:79-87; doi: 10.2147/NDT.S59271.
Lensing, M. B., Zeiner, P., Sandvik, L. et al. (2015): Quality of life in adults aged 50 + with ADHD. J Atten Disord. 19(5):405-13; doi: 10.1177/1087054713480035.
Praus, P., Moldavski, A., Alm, B. et al (2023): ADHS, Epidemiologie, Diagnostik und Therapie der Aufmerksamkeitsdefizit-Hyperaktivitäts-Störung (ADHS) im höheren Lebensalter. Nervenarzt 94(11):1043-1049; doi: 10.1007/s00115-023-01548-7b.

43 Song, P., Zha, M., Yang, Q. et al (2021): The prevalence of adult attention-deficit hyperactivity disorder: A global systematic review and meta-analysis. J Glob Health. 11;11:04009; doi: 10.7189/jogh.11.04009.

44 Müller, M., Turner, D., Barra, S. et al. (2023): ADHD and associated psychopathology in older adults in a German community sample. J Neural Transm (Vienna). 130(3):313-323; doi: 10.1007/s00702-022-02584-4.

45 Lensing, M. B., Zeiner, P., Sandvik, L. et al. (2015): Quality of life in adults aged 50 + with ADHD. J Atten Disord. 19(5):405-13; doi: 10.1177/1087054713480035.

46 Zhang, L., Du Rietz, E., Kuja-Halkola, R. et al. (2022): Attention-deficit/hyperactivity disorder and Alzheimer's disease and any dementia: a multi-generation cohort study in Sweden. Alzheimers Dement.18:1155–1163. doi: 10.1002/alz.12462.

47 Philipp-Wiegmann, F., Zinnow, T., Retz, W. et al. (2016): Psychometrische Güte der Selbst- und Fremdbeurteilungsinstrumente ADHS-SB und Wender-Reimherr-Interview bei Senioren mit Aufmerksamkeitsdefizit-/Hyperaktivitätsstörung. Psychiatr Prax. 2017; 44(7):400–405; doi: 10.1055/s-0042-111041.

48 Müller, M., Turner, D., Barra, S. et al. (2023): ADHD and associated psychopathology in older adults in a German community sample. J Neural Transm (Vienna). 130(3):313-323; doi: 10.1007/s00702-022-02584-4.
Michielsen, M., Comijs, H. C., Semeijn, E. J. et al. (2013): The comorbidity of anxiety and depressive symptoms in older adults with attention-deficit/hyperactivity disorder: a longitudinal study. J Affect Disord.148:220–227. doi: 10.1016/j.jad.2012.11.063
Michielsen, M., Comijs, H. C., Semeijn, E. J. et al. (2013): The comorbidity of anxiety and

depressive symptoms in older adults with attention-deficit/hyperactivity disorder: a longitudinal study. J Affect Disord.148:220–227. doi: 10.1016/j.jad.2012.11.063.

49 Michielsen, M., Kleef, D., Bijlenga, D. et al. (2021): Response and Side Effects Using Stimulant Medication in Older Adults With ADHD: An Observational Archive Study. J Atten Disord. 25(12):1712-1719; doi: 10.1177/1087054720925884.

50 Salento, M. et al. (2018): The efficacy of cognitive-behavioral therapy for older adults with ADHD: a randomized controlled trial; Randomized Controlled Trial, Atten Defic Hyperact Disord. Sep10(3):223–235.

51 Barkley, R. A. & Fischer, M. (2019): Hyperactive Child Syndrome and Estimated Life Expectancy at Young Adult Follow-Up: The Role of ADHD Persistence and Other Potential Predictors. J Atten Disord. 23(9):907-923; doi: 10.1177/1087054718816164.

52 Liang, S. H., Yang, Y. H., Kuo, T. Y. et al. (2018): Suicide risk reduction in youths with attention-deficit/hyperactivity disorder prescribed methylphenidate: A Taiwan nationwide population-based cohort study. Res Dev Disabil. 72:96-105; doi: 10.1016/j.ridd.2017.10.023.

53 Dalsgaard, S, Østergaard, S. D., Leckman, J. F. et al. (2015): Mortality in children, adolescents, and adults with attention deficit hyperactivity disorder: a nationwide cohort study. The Lancet, 385, 2190-2196.

54 Chen, M. H., Pan, T. L., Hsu, J. W. et al. (2018): Risk of Type 2 Diabetes in Adolescents and Young Adults With Attention-Deficit/Hyperactivity Disorder: A Nationwide Longitudinal Study. J Clin Psychiatry. 79(3):17m11607; doi: 10.4088/JCP.17m11607.

55 Neuy-Lobkwowicz, A. (2023): Habe ich ADHS und wenn ja, was mache ich Gutes daraus. München: Gräfe und Unzer.

56 Gelitz, C. (2022): Die guten Seiten von ADHS. Spektrum Psychologie 2. https://www.spektrum.de/news/welche-staerken-haben-menschen-mit-adhs/2073240 (letzter Zugriff: 17.03.2025).

Sedgwick, J., Merwood, A. & Asherson, P. (2019): The positive aspects of attention deficit hyperactivity disorder: a qualitative investigation of successful adults with ADHD. Atten Defic Hyperact Disord. 11(3):241-253; doi: 10.1007/s12402-018-0277-6.

57 Praus, P., Moldavski, A., Alm, B. et al (2023): ADHS, Epidemiologie, Diagnostik und Therapie der Aufmerksamkeitsdefizit-Hyperaktivitäts-Störung (ADHS) im höheren Lebensalter. Nervenarzt 94(11):1043-1049; doi: 10.1007/s00115-023-01548-7b.

Daley, D., Jacobsen, R. H., Lange, A. M. et al. (2019): The economic burden of adult attention deficit hyperactivity disorder: A sibling comparison cost analysis. Eur Psychiatry. 61:41-48; doi: 10.1016/j.eurpsy.2019.06.011.

Fleming, M., Fitton, C. A., Steiner, M. F. C. et al. (2017): Educational and Health Outcomes of Children Treated for Attention-Deficit/Hyperactivity Disorder. JAMA Pediatr. 171(7):e170691; doi: 10.1001/jamapediatrics.2017.0691.

58 Libutzki, B., May, M., Gleitz, M. et al. (2020): Disease burden and direct medical costs of incident adult ADHD: A retrospective longitudinal analysis based on German statutory health insurance claims data. Eur Psychiatry, 63(1), e86; doi: 10.1192/j.eurpsy.2020.84.

59 Daley, D., Jacobsen, R. H., Lange, A. M. et al. (2019): The economic burden of adult attention deficit hyperactivity disorder: A sibling comparison cost analysis. Eur Psychiatry. 61:41-48; doi: 10.1016/j.eurpsy.2019.06.011

60 Ohlmeier, D. M. (2019): ADHS und Sucht. Nervenheilkunde 38(09): 657-661; doi: 10.1055/a-0979-0610.

Ridinger, M. (2016): ADHS und Sucht im Erwachsenenalter. Stuttgart: Kohlhammer Verlag.

Groenman, A. P., Oosterlaan, J., Rommelse, N. et al. (2013): Substance use disorders in adolescents with attention deficit hyperactivity disorder: a 4-year follow-up study. Addiction 108(8):1503-11; doi: 10.1111/add.12188.

61 Philipsen, A., Jans, T., Graf, E. et al. (2016): Comparison of Methylphenidate and Psychotherapy in Adult ADHD Study (COMPAS) Consortium. Effects of Group Psychotherapy, Individual Counseling, Methylphenidate, and Placebo in the Treatment of Adult Attention-Deficit/Hyperactivity Disorder: A Randomized Clinical Trial. JAMA Psychiatry, 72(12):1199-210; doi: 10.1001/jamapsychiatry.2015.2146. Erratum in: JAMA Psychiatry. 73(1):90; doi: 10.1001/jamapsychiatry.2015.2803.

62 Groenman, A. P., Oosterlaan, J., Rommelse, N. et al. (2013): Substance use disorders in adolescents with attention deficit hyperactivity disorder: a 4-year follow-up study. Addiction 108(8):1503-11; doi: 10.1111/add.12188.

Nazar, B. P., Bernardes, C., Peachey, G. et al. (2016a): The risk of eating disorders comorbid with attention-deficit/hyperactivity disorder: A systematic review and meta-analysis. Int J Eat Disord. 49(12):1045-1057; doi: 10.1002/eat.22643.

Tsai, M. H., Hsu, J. F. & Huang, Y. S. (2016): Sleep Problems in Children with Attention Deficit/Hyperactivity Disorder: Current Status of Knowledge and Appropriate Management. Curr Psychiatry Rep. 18(8):76; doi: 10.1007/s11920-016-0711-4.

63 Deberdt, W., Thome, J., Lebrec, J. et al. (2015): Prevalence of ADHD in nonpsychotic adult psychiatric care (ADPSYC): A multinational cross-sectional study in Europe. BMC Psychiatry, 15:242; doi: 10.1186/ s12888-015-0624-5.

Libutzki, B., Neukirch, B., Reif, A. et al. (2024): Somatic burden of attention-deficit/hyperactivity disorder across the lifecourse. Acta Psychiatr Scand. 150(2):105-117; doi: 10.1111/acps.13694.

64 Ohlmeier, D. M. (2019): ADHS und Sucht. Nervenheilkunde 38(09): 657–661; doi: 10.1055/a-0979-0610.

Ridinger, M. (2016); ADHS und Sucht im Erwachsenenalter. Stuttgart: Kohlhammer Verlag.

Biedermann, J., Monuteaux, M. C., Mick, E. et al. (2006): Young adult outcome of ADHD, a controlled 10-year follow-up study. Psychol Med, 36(2), 167-79; doi: 10.1017/S0033291705006410.

Chang, Z., Lichtenstein, P., Halldner, L. et al. (2014): Stimulant ADHD medication and risk for substance abuse. J Child Psychol Psychiatry. 55(8):878-85; doi: 10.1111/jcpp.12164.

Luderer, M., Kiefer, F., Reif, A. et al. (2019): ADHS bei erwachsenen Patienten mit Substanzkonsumstörungen. Der Nervenarzt 90, S. 926–931.

Erskine, H. E., Norman, R. E., Ferrari, A. J. et al. (2016): Long-Term Outcomes of Attention-Deficit/Hyperactivity Disorder and Conduct Disorder: A Systematic Review and Meta-Analysis. J Am Acad Child Adolesc Psychiatry. 55(10):841-50: doi: 10.1016/j.jaac.2016.06.016.

65 Wernicke, J., Montag, C. (2021): »Gaming« im Kindesalter. Psychotherapeut 66, 97–104; doi: 10.1007/s00278-020-00488-w.

Dullur, P., Krishnan, V. & Diaz, A. M. (2021): A systematic review on the intersection of attention-deficit hyperactivity disorder and gaming disorder. J Psychiatr Res. 133:212-222; doi: 10.1016/j.jpsychires.2020.12.026.

van Emmerik-van Oortmerssen, K., van de Glind, G., van den Brink, W. et al. (2012): Prevalence of attention-deficit hyperactivity disorder in substance use disorder patients: a meta-analysis and meta-regression analysis. Drug Alcohol Depend. 2012 Apr 1;122(1-2):11-9; doi: 10.1016/j.drugalcdep.2011.12.007.

Barth, G. & Renner, T. (2015): ADHS und Mediensucht bei Kindern und Jugendlichen. SUCHT 61. S. 293-301, doi: 10.1024/0939-5911.a000385.

Paulus, F. W., Ohmann, S., von Gontard, A. et al. (2018): Internet gaming disorder in children and adolescents: a systematic review. Dev Med Child Neurol. 60(7):645-659; doi: 10.1111/dmcn.13754.

Wölfling, K., Bühler, M., Leménager, T. et al. (2009): Glücksspiel- und Internetsucht. Nervenarzt 80, 1030–1039; doi: 10.1007/s00115-009-2741-1.

66 Chang, Z., Lichtenstein, P., Halldner, L. et al. (2014): Stimulant ADHD medication and risk for substance abuse. J Child Psychol Psychiatry. 55(8):878-85; doi: 10.1111/jcpp.12164.

Quinn, P. D., Chang, Z., Hur, K. et al. (2017): ADHD Medication and Substance-Related Problems. Am J Psychiatry. 174(9):877-885; doi: 10.1176/appi.ajp.2017.16060686.

67 Nazar, B. P., de Sousa Pinna, C. M., Suwwan, R. et al. (2016b): ADHD Rate in Obese Women With Binge Eating and Bulimic Behaviors From a Weight-Loss Clinic. J Atten Disord. 20(7):610-6; doi: 10.1177/1087054712455503.

Cortese, S., Moreira-Maia, C. R., St Fleur, D. et al. (2016): Association Between ADHD and Obesity: A Systematic Review and Meta-Analysis. Am J Psychiatry. 173(1):34-43; doi: 10.11 76/appi.ajp.2015.15020266.

Shareghfarid, E., Sangsefidi, Z. S., Salehi-Abargouei, A. (2029): Empirically derived dietary patterns and food groups intake in relation with Attention Deficit/Hyperactivity Disorder (ADHD): A systematic review and meta-analysis. Clin Nutr ESPEN. 36:28-35; doi: 10.1016/j.clnesp.2019.10.013.

Li, Y. J. & Li, Y. M. (2017) Comment on Chen et al. Risk of Developing Type 2 Diabetes in Adolescents and Young Adults With Autism Spectrum Disorder: A Nationwide Longitudinal Study. Diabetes Care 39:788-793. Diabetes Care 40(5):e59; doi: 10.2337/dc16-2223.

68 Nazar, B. P., de Sousa Pinna, C. M., Suwwan, R. et al. (2016b): ADHD Rate in Obese Women With Binge Eating and Bulimic Behaviors From a Weight-Loss Clinic. J Atten Disord. 20(7):610-6; doi: 10.1177/1087054712455503.

Shareghfarid, E., Sangsefidi, Z. S., Salehi-Abargouei, A. (2029): Empirically derived dietary patterns and food groups intake in relation with Attention Deficit/Hyperactivity Disorder (ADHD): A systematic review and meta-analysis. Clin Nutr ESPEN. 36:28-35; doi: 10.1016/j.clnesp.2019.10.013.

Chen, M. H., Pan, T. L., Hsu, J. W. et al. (2018): Risk of Type 2 Diabetes in Adolescents and Young Adults With Attention-Deficit/Hyperactivity Disorder: A Nationwide Longitudinal Study. J Clin Psychiatry. 79(3):17m11607; doi: 10.4088/JCP.17m11607.

69 Buitelaar, N., Posthumus, J., Bijlenga, D. et al. (2021): The Impact of ADHD Treatment on Intimate Partner Violence in a Forensic Psychiatry Setting. J Atten Disord. 25. 1021-1031; doi: 10.1177/1087054719879502.

Retz, W. & Rösler, M. (2009): The relation of ADHD and violent aggression: What can we learn from epidemiological and genetic studies? Int J Law Psychiatry 32(4):235-43; doi: 10.1016/j.ijlp.2009.04.006.

Canu, W. H., Tabor, L. S., Michael, K. D. et al. (2014): Young adult romantic couples' conflict resolution and satisfaction varies with partner's attention-deficit/hyperactivity disorder type. J Marital Fam Ther. 40(4):509-24; doi: 10.1111/jmft.12018.

Leemis, R. W., Friar, N., Khatiwada, S. (2022): The National Intimate Partner and Sexual Violence Survey Report on Intimate Partner Violence The National Intimate Partner and Sexual Violence Survey: 2016/2017 Report on Intimate Partner Violence Acknowledgment Background and Definition; doi: 10.13140/RG.2.2.36747.46883.

Ellsberg, M., Jansen, H. A., Heise, L. et al. (2008): Intimate partner violence and women's physical and mental health in the WHO multi-country study on women's health and

domestic violence: an observational study. Lancet. 371(9619):1165-72; doi: 10.1016/S0140-6736(08)60522-X.
Buitelaar, N.J.L., Posthumus, J.A. & Buitelaar, J.K. (2020): ADHD in Childhood and/or Adulthood as a Risk Factor for Domestic Violence or Intimate Partner Violence: A Systematic Review. J Atten Disord. 24(9):1203-1214; doi: 10.1177/1087054715587099.
Wymbs, B., Molina, B., Pelham, W. et al. (2012): Risk of intimate partner violence among young adult males with childhood ADHD. J Atten Disord. 16(5):373-83; doi: 10.1177/1087054710389987.
Bihlar Muld, B., Jokinen, J., Bölte S. et al. (2013): Attention deficit/hyperactivity disorders with co-existing substance use disorder is characterized by early antisocial behaviour and poor cognitive skills. BMC Psychiatry. 13:336; doi: 10.1186/1471-244X-13-336.

70 Matthies, S.D. & Philipsen (2014): A. Common ground in Attention Deficit Hyperactivity Disorder (ADHD) and Borderline Personality Disorder (BPD)-review of recent findings. Borderline Personal Disord Emot Dysregul. 1:3; doi: 10.1186/2051-6673-1-3.

71 Schöttle, D., Schimmelmann, B. & Tebartz van Elst, L. (2019): ADHS und hochfunktionale Autismus-Spektrum-Störungen: Komorbidität oder Differenzialdiagnose? Gemeinsamkeiten und Unterschiede in der Diagnostik und Behandlung. Nervenheilkunde. 38. S. 632-644; doi: 10.1055/a-0959-2034.
Tebarzt van Elst, L. (2022): Autismus, ADHS und Tics. Zwischen Normvariante, Persönlichkeitsstörung und neuropsychiatrischer Krankheit. Stuttgart: Kohlhammer Verlag.
Kittel-Schneider, S., Arteaga-Henriquez, G., Vasquez, A.A. et al. (2022): Non-mental diseases associated with ADHD across the lifespan: Fidgety Philipp and Pippi Longstocking at risk of multimorbidity? Neurosci Biobehav Rev. 132:1157-1180; doi: 10.1016/j.neubiorev.2021.10.035.
Suen, Y. N, Chau, A.P.Y., Wong, S.M.Y. et al. (2024): Comorbidity of autism spectrum and attention deficit/hyperactivity disorder symptoms and their associations with 1-year mental health outcomes in adolescents and young adults. Psychiatry Res. 331:115657; doi: 10.1016/j.psychres.2023.115657.

72 Kittel-Schneider, S., Arteaga-Henriquez, G., Vasquez, A.A. et al. (2022): Non-mental diseases associated with ADHD across the lifespan: Fidgety Philipp and Pippi Longstocking at risk of multimorbidity? Neurosci Biobehav Rev. 132:1157-1180; doi: 10.1016/j.neubiorev.2021.10.035.
Libutzki, B., Neukirch, B., Reif, A. et al. (2024): Somatic burden of attention-deficit/hyperactivity disorder across the lifecourse. Acta Psychiatr Scand. 150(2):105-117; doi: 10.1111/acps.13694.

73 Tsai, M.H., Hsu, J.F. & Huang, Y.S. (2016): Sleep Problems in Children with Attention Deficit/Hyperactivity Disorder: Current Status of Knowledge and Appropriate Management. Curr Psychiatry Rep. 18(8):76; doi: 10.1007/s11920-016-0711-4.

74 Barkley, R.A. (2024): Das große Handbuch für Erwachsene mit ADHS. Göttingen: Hogrefe.

75 Buitelaar, N.J.L., Posthumus, J.A., Bijlenga, D. et al (2021): The Impact of ADHD Treatment on Intimate Partner Violence in a Forensic Psychiatry Setting. J Atten Disord. 25(7):1021-1031; doi: 10.1177/1087054719879502.
Retz, W. & Rösler, M. (2009): The relation of ADHD and violent aggression: What can we learn from epidemiological and genetic studies? Int J Law Psychiatry 32(4):235-43; doi: 10.1016/j.ijlp.2009.04.006.
Canu, W.H., Tabor, L.S., Michael, K.D. et al. (2014): Young adult romantic couples' conflict

resolution and satisfaction varies with partner's attention-deficit/hyperactivity disorder type. J Marital Fam Ther. 40(4):509-24; doi: 10.1111/jmft.12018.

76 Barkley, R. A./Fischer, M.: »Hyperactive Child Syndrome and Estimated Life Expectancy at Young Adult Follow-Up: The Role of ADHD Persistence and Other Potential Predictors«, in: J Atten Disord., 23(9):907-923, Juli 2019

Anhang

Übersicht Online-Material

Online-Material 1
Kurzfragebogen, Anamnesebogen, Elternfragebogen, Partnerfragebogen

Online-Material 2
Screening-Test mit Selbstbeurteilungs-Skala für Erwachsene V1.1 der WHO

Online-Material 3
Adressen, Aufklärungs- und Informationsbroschüren

Sie finden die Zusatzmaterialen zum Download auf www.klett-cotta.de.
Geben Sie im Suchfeld auf unserer Homepage den folgenden Such-Code ein:
OM98874

Adressen, Aufklärungs- und Informationsbroschüren

Deutschland

ADHS Deutschland e. V.

Bundesweit organisierte Selbsthilfegruppe
Umfangreiches Angebot an Informationen & Broschüren zu ADHS / ADHS bei Erwachsenen
Rapsstraße 61
D-13629 Berlin
info@adhs-deutschland.de
www.ADHS-Deutschland.de

AG ADHS e. V.

hier organisieren sich Ärzte zu diesem Thema
Postfach 500128
D-22701 Hamburg
info@ag-ADHS.de
www.ag-ADHS.de

Juvemus e. V.

Vereinigung zur Förderung von Kindern und Erwachsenen mit Teilleistungsschwächen
Brückenstraße 25
D-56220 Urmitz
info@juvemus.de
https://www.juvemus.de

SeHT

Selbständigkeitshilfe bei Teilleistungsschwächen e. V.
Pielachtalstr. 39
D-67071 Ludwigshafen
bv@seht.de
https://seht.de

Aspies e. V. – Menschen im Autismusspektrum

Selbsthilfeforum
Haus der Demokratie und Menschenrechte
Greifswalder Str. 4
D-10405 Berlin
verein@aspies.de
https://selbsthilfeforum.aspies.de

Österreich

ADAPT Arbeitsgruppe zur Förderung von Personen mit ADHS
Kohlmarkt 12/13
A-1010 Wien
kontakt@adapt.at
www.adapt.at

Schweiz

Elpos
Selbsthilfegruppen, Informations- und Beratungsstelle Schweiz
Zwinglistrasse 16
CH-3007 Bern
info@elpos.ch
https://elpos.ch/

ADHS 20+
Informations- und Beratungsstelle für ADHS-Betroffene in der Schweiz
Hirschengraben 28
CH-8001 Zürich
info@adhs20plus.ch
https://adhs20plus.ch

Unternehmen der pharmazeutischen Industrie bieten unterschiedliche Informationsangebote zu ADHS an (Auswahl)

ADHS hat viele Gesichter: Takeda
www.takeda-adhs.de
www.takeda-adhs.de/erwachsene/services/
(auch Broschüren, Hilfsmittel, Praxismanagement, Studien, Fortbildungen)

Gemeinsam ADHS begegnen: Medice
www.adhs-infoportal.de/adhs-bei-erwachsenen
(auch u. a. Broschüren, Fachinformation)

Mehr vom Tag: Janssen
www.janssenmedicalcloud.de

Informationsmaterialien und online-Plattformen zu ADHS

Fokus ADHS Go
für Ärzte: umfangreiche Informationen und Videos für Diagnostik und Behandlung für Ärzte, kann bei Takeda angefordert werden
https://www.fokus-adhs-go.de

zentrales adhs-netz / Infoportal ADHS
Universitätsklinikum Köln
Bundesweites Netzwerk zur Verbesserung der Versorgung von ADHS-Patienten
www.zentrales-adhs-netz.de
www.adhs.info

ADHS Pedia
www.adhspedia.de

Blog ADHS-Spektrum
www.adhsspektrum.com

ADHS Ausbildungskompass
www.adhs-ausbildungskompass.de

Informationen auf Social Media über ADHS

Facebook

ADHS & ich (Takeda)
https://www.facebook.com/ADHSundIch/

Hilfe mein Kind hat ADS / ADHS
https://www.facebook.com/groups/262442303793438/

ADHS – anders normal
https://www.facebook.com/groups/249440075387340/

ADS/ADHS bei Kindern – ADS / ADHS bei Erwachsenen
https://www.facebook.com/adhs.bei.Kindern.Erwachsenen/

ADHS Deutschland
https://www.facebook.com/Aufmerksam.fuer.Menschen/

Instagram

ADHS & ich (Takeda)
https://www.instagram.com/accounts/login/?next=/adhs.und.ich/

Spektrum Frau
https://www.instagram.com/spektrumfrau/

Kirmes im Kopf
https://www.instagram.com/kirmesimkopf/

ADHS Deutschland
https://www.instagram.com/adhs_deutschland/

The Mini ADHD Coach (englisch)
https://www.instagram.com/the_mini_adhd_coach/

ADHDoers (Zeitschrift, englisch)
https://www.instagram.com/adhdoers/

Digitale Gesundheitsanwendungen (DiGa)

Oriko

von der Firma Takeda, wird demnächst zugelassen und kann auf Kosten der Krankenversicherungen verordnet werden. Gutes Tool, liefert Information, Psychotherapie, Psychoedukation, Übungen. Es sind gute Erklärungen, Videos und Strategien darin enthalten, die sehr hilfreich für ADHS-Betroffene sind.

Apps zu ADHS, die von meinen Patienten empfohlen wurden, ohne Anspruch auf Vollständigkeit

Goblin Tools

App kann priorisieren, sortieren, Vorschläge machen

Aristolo

Digitaler Begleiter für wissenschaftliches Arbeiten und Schreiben

Bring!

Listen, Einkaufsliste zum teilen

TickTick

Erstellt Listen mit Reminder, Pomodoro etc.

Finanzguru

Schafft Überblick über Finanzen, Rechnungen, Verträge, Ausgaben

Digital Wellbeing

Blockt und kontrolliert Bildschirmzeit, erinnert an Selbstfürsorge und Wohlfühlzeit

Todoist
Aufgabenlisten und Projektvorlagen, detaillierte To do-Listen anlegen, Terminerinnerungen, Einkaufslisten, Essensplanung, Reiseplanung

Habitica
Aufbau von Gewohnheiten

Inflow ADHD
Lernressourcenentwickler, wie manage ich mein ADHS

Remember the milk
Kompakte Aufgabenliste

Focus Keeper
Pomodoro-Technik

Focus@Will
Spielerische Fokussierungen, mit Musik, Aufgabenverwaltung, To do-Listen

Forest
Produktivitätsapp, die auf Fokussierungen ausgelegt ist

Easy-do
Kreatives Tool, um Ideen umzusetzen. Von ADHS-lern entwickelt

Die Autorin

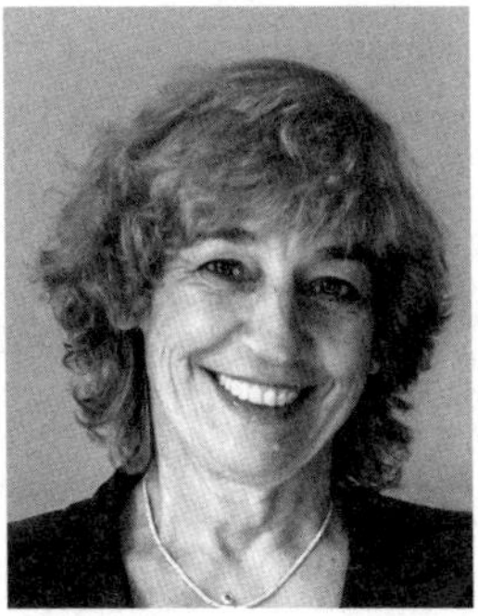

Astrid Neuy-Lobkowicz, Dr. med., ist Fachärztin für Psychotherapie und Psychosomatik. Sie gründete mit anderen Kollegen das ADHS-Zentrum in München und hat eine Facharztpraxis mit Schwerpunkt ADHS in Aschaffenburg. Zum Thema ADHS hält sie viele Vorträge und hat weitere Bücher mit Kollegen veröffentlicht.
Sie ist selbst Betroffene und Mutter von fünf Kindern, von denen drei ADHS haben.